WE WANT TO CHALLENGE YOU,

as we challenge ourselves, to move toward plant-based foods. We all have a responsibility to stand up for our health and the health of the planet. Let's take this stand together.

– BEYONCÉ AND JAY-Z

PFLANZLICHE

ERNÄHRUNG

GESUNDER

KÖRPER

BESSERE

WELT

MARCO BORGES

1. Auflage

Die englischsprachige Originalausgabe erschien 2018 by Harmony Books, an imprint of the Crown Publishing Group, a division of Penguin Random House LLC of 1745 Broadway, New York, New York, 10019, the United States of America, unter dem Titel: *The Greenprint: plant-based diet, best body, better world / by Marco Borges*

Cover and Book Design Laura Palese Design, 2018
This translation published by arrangement with Harmony Books, an imprint of Random House, a division of Penguin Random House LLC

Projektleitung: Eva M. Salzgeber
Übersetzung: Jochen Stremmel
Producing & Satz: bookwise medienproduktion gmbh, München
Korrektorat: Constanze Lüdicke

Druck & Verarbeitung: Mohn Media Mohndruck GmbH, Gütersloh
Printed in Germany

Klimaneutral
Druckprodukt
ClimatePartner.com/12537-1707-1001

MIX
Papier aus verantwortungsvollen Quellen
FSC www.fsc.org
FSC® C011124

Verlagsgruppe Random House FSC ® N001967
ISBN 978-3-517-09874-6

www.suedwest-verlag.de

FÜR MEINE
GROSSARTIGE FAMILIE
UND DIE HERRLICHE
WELT, DIE SIE ERBEN
WIRD. MIT EUCH IST
NICHTS UNMÖGLICH.

INHALT

TEIL 1

DIE GREENPRINT-GESETZE

TEIL 2

NACH DEN GREENPRINT-GESETZEN LEBEN

EINLEITUNG

VON

JAY-Z

BEYONCÉ

Als wir Kinder bekamen, veränderte sich unser Leben grundlegend. Inzwischen ist uns klarer denn je, dass wir die meisten Dinge, die wir uns wünschen, auch der Welt wünschen: Frieden, Glück, Liebe, Wohlstand und vor allem Gesundheit. Gesundheit war früher für uns Sache der Ernährung – manche Lebensmittel waren gut für uns, manche nicht. Als wir Gesundheit nicht mehr als Sache der Ernährung, sondern als Wahrheit ansahen, wurde es zu unserer Aufgabe, diese Wahrheit und diesen Lebensstil so vielen Menschen wie möglich mitzuteilen.

Es geht uns nicht darum, anderen vorzuschreiben, wie sie ihr Leben führen sollen. Jeder entscheidet, was für ihn am besten ist. Wir plädieren nur dafür, dass wir alle mehr pflanzliche Nahrung zu uns nehmen sollten. Wie unser Freund und Ernährungs-Guru Marco zu sagen pflegt: »Je mehr du dich den Pflanzen zuwendest, desto besser geht es dir.«

Die Fakten zur pflanzlichen Ernährung sind schwer zu ignorieren. Die Vorteile einer pflanzlichen Mahlzeit pro Tag können eine tief greifende Wirkung auf unsere Gesundheit und die Umwelt haben. Chronische Krankheiten scheinen weiter verbreitet zu sein als je zuvor. Es ist kein Armuts- und kein Minderheitenproblem, sondern eins, das uns alle angeht. Die Welt ändert sich nicht von selbst. Wir müssen sie ändern. Die Entscheidung jedes einzelnen Menschen kann nicht nur eine persönliche Veränderung bewirken, sondern auch zu positiven Veränderungen in seiner Familie, seiner Gemeinschaft und für die ganze Welt führen.

Wir möchten dich – genau wie uns – dazu auffordern, dich pflanzlichen Nahrungsmitteln zuzuwenden. Wir sind alle dafür verantwortlich, für unsere Gesundheit und die des Planeten einzutreten. Setzen wir dieses Zeichen gemeinsam. Verbreiten wir die Wahrheit. Machen wir aus der Aufgabe eine Bewegung. Lasst uns zum »Greenprint« werden.

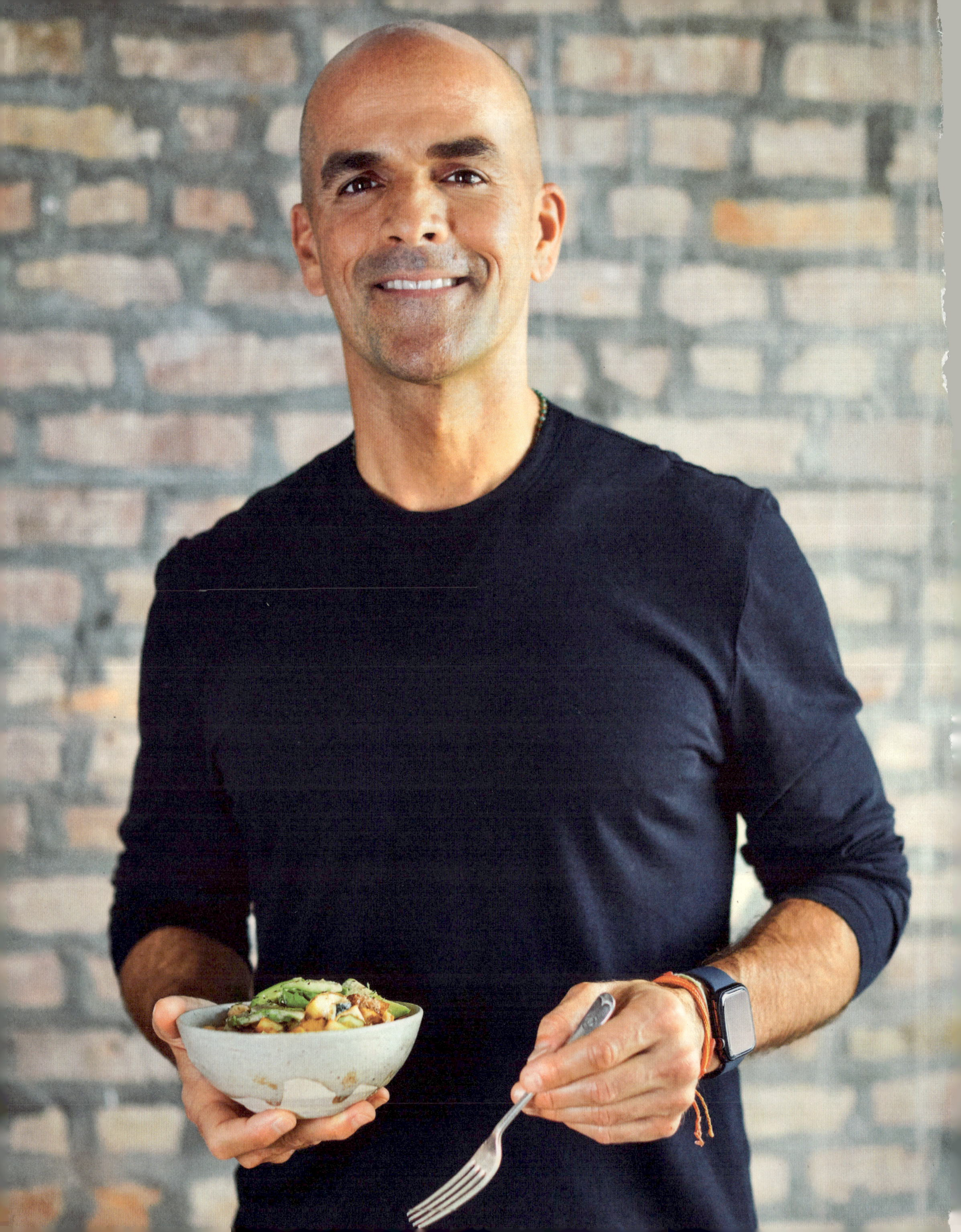

ERSTE SCHRITTE

WILLKOMMEN BEI GREENPRINT!

Du bist dabei, die wichtigste in deiner Macht stehende Entscheidung zu treffen, um Krankheiten zu verhindern und zu heilen, an einem Programm zu rascher, nachhaltiger Gewichtsabnahme und besserer Gesundheit teilzunehmen. Es wird dein Leben, deinen Körper und den Planeten revolutionär verändern. Und am Anfang stehen Pflanzen.

IM GRUNDE GENOMMEN ist Greenprint eine Sammlung bahnbrechender Regeln, die auf Basis klinischer Daten und jahrelanger Erfahrung entwickelt wurden und dir ermöglichen, deine Gesundheit ein für allemal in den Griff zu bekommen. Weil die Vorteile einer pflanzlichen Ernährung immer klarer hervortreten, ist Greenprint mehr als ein Buch – es ist eine Bewegung, und du gehörst fast schon dazu.

Als Sportphysiologe, Firmenboss und Gründer von 22 Days Nutrition habe ich es zu meiner Lebensaufgabe gemacht, andere darin zu bestärken, ihre Ernährung umzustellen, damit sie abnehmen, chronische Erkrankungen vermeiden (und in manchen Fällen heilen) und ihre Energie steigern können.

Warum ich das mache? Weil ich am Wohlergehen anderer, an dem meiner Kinder und dem ihrer Kinder interessiert bin. Ich möchte, dass andere so gut und gesund wie möglich leben. In den letzten 100 Jahren hat sich unsere Ernährung radikal verändert – und zwar zum Schlechteren. Während wir früher gesunde Dinge aßen, die nahrhaft und gut für den Körper waren, essen wir heute industriell verarbeiteten Mist, der viel Fett, Zucker, Zusatz-, Gift- und Füllstoffe enthält, aber kaum wichtigen Nährstoffe. Während wir früher pro Jahr knapp 50 kg Fleisch (von grasgefütterten Tieren und ohne Chemikalien) zu uns nahmen, essen wir heute im Durchschnitt mehr als 100 kg, fast ausschließlich aus Massentierhaltung – vollgepumpt mit Antibiotika und Hormonen, um die Nachfrage nach billigem, leicht erhältlichem Fleisch zu befriedigen. Kein Wunder, dass wir die bis jetzt dickste und am wenigsten gesunde Generation sind.

Die Art, wie wir leben, ist einfach nicht vertretbar.

Weder für uns.

Noch für den Planeten.

Und hier kommt die Greenprint-Bewegung ins Spiel. Sie bietet einen ungewöhnlichen Plan, wie man fitter und gesünder wird – und das durch den Verzehr von Lebensmitteln, die umweltfreundlicher und für uns besser sind. Das Besondere an Greenprint ist, dass es alle wesentlichen Schritte bietet, die dich darin unterstützen, deine gesundheitlichen Ziele mit pflanzlicher Ernährung zu erreichen. Du wirst die wirksamste Methode anwenden, um deinen Körper und dein Leben zu verändern. Die 22 Greenprint-Gesetze bieten Ratschläge und Inspiration, und man kann sie ganz einfach nach und nach umsetzen.

In dieser Zeit wirst du eine bessere Art zu essen und zu leben kennenlernen, die zugleich entscheidend zur Verbesserung und Zukunftsfähigkeit der Erde beiträgt. Du erhältst sogar einen handfesten Beweis für die Wirksamkeit deiner Entscheidungen: Ich werde dir eine unterhaltsame und einfache Methode nennen, mit der du deinen persönlichen Einfluss auf den Planeten messen kannst. Du kannst dich darauf einstellen, dass du eine erstaunliche Reise mit mir antrittst, die dir zu einem längeren, besseren Leben verhilft und die Welt für zukünftige Generationen lebenswerter macht.

Bevor ich ins Detail gehe, wirst du wissen wollen, was ein Greenprint ist.

Ein Greenprint ist eine Maßeinheit für die Auswirkung unserer Nahrungsmittel auf unser Gewicht, unsere Gesundheit und unseren Planeten. Wenn man etwa dazu übergeht, sich nur noch pflanzlich zu ernähren, kann die Auswirkung dieser Änderung – der Greenprint – in Lebenszeit gemessen werden: Studien zeigen, dass Vegetarier, besonders wenn sie nicht rauchen und nur wenig Alkohol trinken, vier bis sieben Jahre länger leben als Menschen, die tierische Produkte zu sich nehmen. Auch ihre Gesundheitsparameter ändern sich: Blutdruck, Blutfette und Blutzucker werden gesenkt. Wer sich pflanzlich ernährt, ist im Durchschnitt 10 kg leichter als jemand, der Fleisch isst.

Und was deinen persönlichen Greenprint für den Planeten angeht: Der kann gewaltig sein. Man kann zum Beispiel Tiere retten. Die meisten Tiere, die für den menschlichen Verzehr aufgezogen werden, haben kein schönes Leben. Auch wenn sie unter Biobedingungen und frei laufend aufwachsen, haben sie ein kurzes Leben und wenig Freiheit. Nach Angaben der PETA (People for the Ethical Treatment of Animals) können jährlich 200 Tiere am Leben bleiben, wenn nur eine Familie auf Fleisch, Milchprodukte und Eier verzichtet.

Und was die Umwelt anbelangt, spart man durch rein pflanzliche Ernährung eine erstaunliche Energiemenge. Die Erzeugung von 1 kcal tierischen Proteins erfordert die 8,5-fache Energiemenge der Erzeugung von 1 kcal pflanzlichen Proteins. Und dabei ist noch nicht berücksichtigt, wie viele Bäume pro Jahr gefällt werden, um zusätzliches Weideland zu schaffen.

ANDERS GESAGT: Greenprint ist die Ernährungsweise, mit der jeder zu einer positiven CO_2-Bilanz beitragen kann. Gemessen an der Reduzierung der Mengen des von jedem Menschen direkt oder indirekt verursachten Treibhausgasen. CO_2 beeinträchtigt unsere Umwelt dramatisch, indem es den Treibhauseffekt und die Erderwärmung verstärkt. Greenprint misst den Einfluss der Ernährung auf die individuelle Gesundheit ebenso wie auf die CO_2-Bilanz.

Wenn man sich nur noch pflanzlich ernährt, kann man seinen CO_2-Fußabdruck pro Jahr um 1560 kg Kohlenstoffdioxid verringern. Das ist eine größere Reduktion, als wenn man von einem spritschluckenden Geländewagen auf ein Hybridelektrofahrzeug umstiege.

Selbst mit einer schrittweisen Ernährungsumstellung kann man viel bewirken. Wenn man beispielsweise ein Jahr lang einen Hamburger pro Woche weniger isst, entspricht das fast 500 weniger gefahrene Kilometer mit dem Auto.

Wenn man seinen Fleischkonsum nur um die Hälfte reduziert und die Differenz durch gesunde Vollkornprodukte, Hülsenfrüchte, Gemüse, Obst, Nüsse und Getreide ersetzt, kann man viel für die Umwelt tun. Deshalb ist es für die Erde von großer Bedeutung, fleischlose Gerichte zu sich zu nehmen – selbst wenn es nicht jedes Essen an jedem Tag ist.

Dein Greenprint hat eine außerordentlich positive Wirkung auf deine Gesundheit. Hier folgt ein kurzer Überblick über einige der gesundheitlichen Vorteile pflanzlicher Lebensmittel. Forschungen haben gezeigt, dass pflanzliche Ernährung …

- … zu einer schnellen und beständigen Gewichtsabnahme führt und Übergewicht und Fettleibigkeit verhindert, weil pflanzliche Lebensmittel mit weniger Kilokalorien schneller sättigen.
- … Diabetes verhindert. In Deutschland sind rund 10 % der Bevölkerung an Diabetes oder Prädiabetes erkrankt; er ist eine der führenden Todesursachen.
- … kardiovaskuläre Risikofaktoren wie Bluthochdruck, Arterienverstopfung und Bildung von Blutgerinnseln senkt und dadurch das Herz gesund hält.
- … den Körper auf natürliche Weise entgiftet und Karzinogene hemmt.
- … Arthritis und Gelenkschmerzen lindert.
- … das Immunsystem stärkt, sodass man selten krank wird.
- … das Gedächtnis unterstützt und Demenz entgegenwirkt.
- … die Sehfähigkeit bewahrt und die Augen vor dem grauen Star und der Makula-Degeneration schützt.
- … Haut, Haar und Nägel zum Strahlen bringt.

Das alles liegt in der Macht der Pflanzen!

GEBURTSSTUNDE EINER PFLANZENBASIERTEN REVOLUTION

Bei meinem Greenprint geht es darum, was ich esse, welche Entscheidungen ich treffe und was für ein Leben ich führe. Als vierfacher Familienvater weiß ich, dass meine heutigen Entscheidungen die Gesundheit meiner Kinder und die Erde beeinflussen, die sie bald erben werden.

Die Entwicklung des Greenprint-Programms ist tief in meiner Familiengeschichte verankert. Ich bin in den 70er-Jahren aufgewachsen und habe viele schöne Erinnerungen an meine Jugend. Mein Bruder, meine Schwester und ich wuchsen bei unserer Mutter auf. Unseren Vater sahen wir etwa jede zweite Woche.

Wir verbrachten viel Zeit im Haus meiner Großmutter, die wir Mima nannten. Sie war sehr lustig, ohne es zu wollen. Jeden Tag sagte oder tat sie irgendetwas, womit sie uns schlagartig zum Lachen brachte. Dann schaute sie uns an und fragte, warum wir lachten *(»De que se ríen?«)*, worauf wir nur noch mehr lachen mussten.

Mein Bruder Alfredo, den ich als kleiner Kerl Tito nannte, weil ich Alfredito (es ist im Spanischen ganz normal, -ito an den Namen eines Jungen zu hängen, um ihn jugendlicher zu machen) nicht aussprechen konnte, ging furchtbar gern zu Mima, weil er wusste, dass ihn dort Abenteuer erwarteten. Ich kann immer noch den Eiswagen vorbeifahren hören, aus dessen Lautsprecher das Bimmeln ertönte. Beinahe zeitgleich hörte man im ganzen Viertel die Jungs schreien – *»El heladero!!! El Heladero!!!«* (»Der

Eismann!!! Der Eismann!!!«) –, und alle rannten mit Kleingeld nach draußen und hinter dem Eiswagen her. Der Fahrer tat oft so, als sähe er uns nicht hinter seinem Wagen herlaufen. Er fuhr noch ein paar Querstraßen weiter (so fühlte es sich zumindest an – in Wirklichkeit waren es nur ein paar Meter) und lachte dann mit uns, während wir außer Atem unsere Bestellungen aufgaben. Eine tolle Zeit.

Mima hatte kein Auto, aber sie ging gerne aus. Wir gingen jeden Tag stundenlang spazieren und besuchten alle Läden, Bodegas und Häuser, zu denen sie uns mitnahm.

In Mimas Haus war immer was los. Sie machte uns Mittagessen (normalerweise etwas mit Huhn), und es war immer köstlich. Zur Mittagszeit nahm sie auch immer all diese winzig kleinen Pillen. Mima hatte Probleme mit dem Herz. Sie sagte mir, jeder in ihrer Familie wäre herzkrank. Ich hielt es für normal, weil sie alt war. Ich erinnere mich, dass sie manchmal kurzatmig war und sich dann eine kleine Pille unter die Zunge legte, worauf es ihr ein paar Minuten später viel besser ging. Später fand ich heraus, dass diese kleinen Pillen Nitroglyzerin waren, gegen ihre Brustschmerzen, die von mangelnder Blutzufuhr zu ihrem Herz verursacht wurden.

Mima war nicht meine einzige Verwandte mit Gesundheitsproblemen. Andere waren entweder krank oder nahmen irgendwelche Medikamente gegen erhöhten Blutdruck, Diabetes oder Angstzustände. All das als Kind mit anzusehen löste bei mir den Wunsch aus, Medizin zu studieren. Ich kann mich erinnern, wie ich zu Mima sagte: »Wenn ich groß bin, werde ich Arzt und kümmere mich um dich.«

Viele Jahre Schnellvorlauf, und trotz der Medikamente hat sich wenig verbessert. Tatsächlich wurde alles schlimmer. Mein Großvater väterlicherseits erblindete wegen seinem Diabetes. Die Großmutter meiner Mutter starb an Krebs. Der Vater meiner Mutter auch. Mein Vater starb an Herzversagen. Mima erlitt einen Schlaganfall und war anschließend gelähmt; bevor sie starb, war sie jahrelang bettlägerig.

Jeder dieser Verwandten wurde gut über 80 – mein Großvater brachte es auf 96 –, aber ihre Lebensqualität war miserabel; tragisch in meinen Augen, denn ein Leben in schlechtem gesundheitlichem Zustand ist doch kein gutes Leben.

Ich dachte gründlich darüber nach. Mein Vater nahm Tabletten gegen hohen Blutdruck, schon bevor ich geboren wurde – er war Mitte 30. Mima war bei meiner Geburt erst Mitte 40 und nahm schon Medikamente, die sie bis an ihr Lebensende weiternahm.

Warum hat ihnen niemand gesagt, dass es sinnvoll wäre, ihre Ernährung umzustellen? Warum haben sie ihre Lebensweise nicht umgestellt? Warum? War es ihnen egal? Nein, das war es nicht – sie hatten nur nicht die richtigen Informationen.

Ich wollte Mima und meinen anderen Familienmitgliedern unbedingt dabei helfen, wieder gesund zu werden. Das war der Hauptgrund, warum ich Arzt werden wollte. Das Vorhaben, Medizin zu studieren, gab ich irgendwann auf, weil mir klar wurde, dass ich mehr Menschen durch eine vorbeugende Lebensweise helfen konnte als durch rückwirkende medizinische Maßnahmen. Ich wollte das Leben meiner Mitmenschen beeinflussen und dafür sorgen, dass sie nicht unter den Folgen übernommener

Gewohnheiten und schlechter Entscheidungen leiden mussten.

Als ich Ernährungswissenschaften studierte, erfuhr ich, welche Kraft in Pflanzen lag, aber ich wollte mehr wissen. Ich las weiter, recherchierte und sprach mit anderen Verfechtern pflanzlicher Ernährung, wohin ich auch ging. Je mehr ich erfuhr, desto mehr überzeugte mich dieses Konzept. Schließlich begriff ich, dass ich es an mir selbst ausprobieren musste. Und das tat ich. Zuerst gab ich Milchprodukte auf. Das bekam mir so gut, dass ich aufhörte, rotes Fleisch und Schweinefleisch zu essen, dann Hühnerfleisch und Eier. Das letzte tierische Produkt, auf das ich verzichtete, war Fisch.

Das machte ich schrittweise, aber mit der Zeit wurde ich kühner. Ich wurde ein entschiedener Befürworter pflanzlicher Ernährung. »Esst Pflanzen« wurde mein Mantra.

Was mich in dieser neuen Lebensweise bestärkte, war das Bewusstsein, dass ich zum ersten Mal in meinem Leben wahrhaft meine Gesundheit im Griff hatte und mit meiner Umwelt in Einklang lebte. Zugleich beeinflusste ich andere, es genauso zu machen. Dies wurde das Konzept, das ich irgendwann als Greenprint bezeichnete.

Viele meiner Verwandten haben lange gelebt. Aber beim Greenprint geht es nicht nur um ein längeres, sondern um ein besseres Leben. Ein erfülltes Leben. Ein Leben, das man noch mit 70, 80, 90 und länger genießen kann. Um das beste Leben. Das Leben, das meine Mima verdient hätte. Das wir alle verdienen. Das Leben, das unser Planet verdient hat.

Aber wo fangen wir an? Was müssen wir tun, um etwas zu bewirken? Wie verändern wir unser Leben und den Planeten mit unserem persönlichen Greenprint?

DIE GREENPRINT-PRÄSENTATION

Im Grunde ist Greenprint ein Gesundheitsprogramm. Außerdem ist es der Entwurf einer pflanzlichen Ernährung. Und richtig, er ist vegan, aber auf eine besondere Art. Eine vegane Ernährung besteht nicht unbedingt nur aus Pflanzen. Man kann sich als Veganer von Kartoffelchips, Salzbrezeln und veganen Hotdogs auf glutenfreiem Brot ernähren. Aber diese industriell verarbeiteten Lebensmittel machen einen genauso krank wie eine Ernährung mit Fleisch und sind nicht Teil einer pflanzenbasierten Ernährung. Wenn ich »pflanzenbasiert« sage, rede ich von einer Ernährung, die zu 100 % aus köstlichen Lebensmitteln besteht, die aus der Erde kommen. Ich rede von einer Ernährung, die deinem Körper wirklich guttut.

Der ultimative Erfolg einer Lebensweise auf pflanzlicher Grundlage basiert auf zwei Faktoren, die einander beeinflussen. Falls du das Leben in vollen Zügen genießen willst und möchtest, dass es dir gut geht, sind diese zwei Faktoren bei Greenprint entscheidend: 22 Gesetze des Lebens auf pflanzlicher Grundlage und die Anwendung dieser Gesetze in deinem Leben.

DIE 22 GREENPRINT-GESETZE

Ob du es glaubst oder nicht, die Suche nach einem Regelwerk für ein gutes Leben liegt in der Natur des Menschen. Und falls du noch nie ausschließlich pflanzliche Lebensmittel gegessen hast, wirst du wissen wollen, wie die wichtigsten und wirksamsten Regeln dafür aussehen. Für Greenprint gibt es 22. Du kannst diese Regeln ignorieren und es vielleicht mit Gewichtszunahme und Gesundheitskatastrophen zu tun bekommen oder sie bei deiner Ernährung berücksichtigen und ein erstaunlich gesundes Leben führen.

Diese Regeln habe ich auf folgenden Grundlagen entwickelt: Den Ergebnissen und Daten aus klinischen Studien, den Erfahrungen aus meiner eigenen Lebensweise auf rein pflanzlicher Basis und den Erfahrungen die ich gemacht habe, als ich anderen half, ihre Ernährung auf pflanzliche Lebensmittel umzustellen. Wenn ich innerhalb der letzten über 20 Jahre irgendetwas gelernt habe, dann das, dass etwas, das unter klinischen Bedingungen klappt, in der wirklichen Welt nicht immer funktioniert. Deshalb sind diese Regeln nicht nur wissenschaftlich, sondern auch praktisch fundiert.

Viele glauben, sie könnten mit ihrer Ernährungsweise »ganz zufrieden« sein. Andere strampeln sich ab und scheitern. Wieder andere wissen nicht, was sie essen oder welchem Speiseplan sie folgen sollen, weil es zu viele Modediäten gibt. Diese werden gehypt, aber dahinter steckt wenig Glaubwürdigkeit. Manche Menschen wünschen sich einen Zaubertrank, das magische Elixier zur Gewichtsabnahme, aber das gibt es offen gestanden nicht. Falls du trotzdem daran glaubst, wirst du dein Leben in einem mit leeren Versprechungen gefüllten Kaninchenbau von Diäten verbringen, aller Wahrscheinlichkeit nach schwach, übergewichtig und krank.

Diäten funktionieren einfach aus dem Grund nicht, weil sie unrealistisch sind und Menschen keine Gelegenheit bieten, gesunde Essgewohnheiten für ein ganzes Leben zu entwickeln – »ein ganzes Leben« ist hier der entscheidende Begriff. Diäten sind eine rasche Lösung für ein langfristiges Problem, dem oft schlechte Essgewohnheiten zugrunde liegen. Eine Diät funktioniert vielleicht ein, zwei Monate lang, aber die meisten brechen sie bald wieder ab.

Deshalb gibt es keinen eindeutigen Maßstab, keine Grenzen, keine Richtlinie, was man essen soll und was nicht. Wir haben vergessen, was es heißt, sich vernünftig zu ernähren. Deshalb brauchen wir diese 22 Gesetze. Ernährungstechnisch leben wir in einer verwirrenden Welt – wie du aus dieser Verwirrung herauskommst, hängt davon ab, ob du meine 22 klaren Gesetze in die Tat umsetzt.

Mit den Greenprint-Gesetzen weißt du alles, was du wissen musst, um deine Gesundheit und die deiner Familie zu bewahren. Die Gesetze dienen als Wegweiser zum Erfolg. In Teil 1 dieses Buchs stelle ich die 22 Greenprint-Gesetze vor. Sie sind eine Art Auftakt – ein Gesamtkonzept für eine gesundheitsfördernde, stärkende und den Planeten schonende Lebensweise. Egal, ob du schon viele Pflanzen isst oder eher jeden Tag ein Steak – die Umsetzung der Greenprint-Gesetze wird dein Leben verändern. Sie zu kennen und zu verstehen ist der erste Schritt in meinem Greenprint-Programm. Wenn du dich entschließt, sie anzuwenden, können sie dich überall hinbringen, wohin du willst.

»

BEI GREENPRINT *GEHT ES NICHT NUR UM EIN LÄNGERES LEBEN – ES GEHT UM EIN BESSERES LEBEN.*

DIE GREENPRINT-ERNÄHRUNG

In Teil 2 werde ich dir zeigen, wie man diese Gesetze mit einem Ernährungsprogramm in die Tat umsetzt, das dir dabei hilft, beachtliche Ergebnisse zu erzielen: nachhaltige Gewichtsabnahme, mehr Energie und Schutz vor Krankheiten, die dein Leben verkürzen.

Das Programm ist so aufgebaut, dass du das Tempo deines Fortschritts selbst bestimmen, experimentieren und lernen kannst. Du sollst dich zunächst schrittweise pflanzlich ernähren – genauso wie ich am Anfang –, bis du schließlich nur noch pflanzliche Nahrung zu dir nimmst. Ich werde dich nicht am ersten Tag überfordern, nicht verlangen, dass du deine Ernährung von einem Tag auf den andern komplett umstellst – es sei denn, du willst es! Diese Möglichkeit hast du. Im Lauf der Jahre habe ich viele Tausend Menschen dazu gebracht, ihre Ernährungsgewohnheiten zu ändern, aber ich habe festgestellt, dass kein Plan existiert, der bei allen funktioniert. Eine Alles-oder-nichts-Strategie kann den Misserfolg garantieren. Hier weicht Greenprint vom üblichen Schema ab.

Das Greenprint-Programm zeigt dir, wie du mit kleinen Änderungen viel für deinen Körper, deine Gesundheit und die des Planeten tun kannst. Das Programm kommt dir dort entgegen, wo du gerade stehst, und hilft dir, deinen persönlichen Greenprint zu verbessern – was deine Taille, deine Gesundheit und deine CO_2-Bilanz betrifft.

Auf Stufe 1 isst du elf Tage lang eine pflanzliche Mahlzeit pro Tag. Auf Stufe 2 genießt du elf Tage lang zwei pflanzliche Mahlzeiten pro Tag. Und auf Stufe 3 – voilà! – bist du bereit, zu 100 % pflanzliche Nahrungsmittel zu dir zu nehmen. Stufe 3 umfasst einen 44-Tage-Plan mit einfachen und köstlichen Rezepten und Vorschlägen, sowie Tipps für deine Speisekammer.

Die schrittweise Methode erleichtert es dir, mit wohlschmeckenden Mahlzeiten zu experimentieren und die Lebensmittel einzubeziehen, die du magst. So gewinnst du nach und nach das Selbstvertrauen, dich ein ganzes Leben nur noch pflanzlich zu ernähren. Mit Greenprint nimmst du dir die Zeit, es richtig zu machen.

DIE HOLY-NAME-STUDIE UND GREENPRINT

Um Greenprint auf die Probe zu stellen, haben mein Team und ich mit dem Holy Name Medical Center zusammengearbeitet – laut dem *U.S. News & World Report* einem der besten Krankenhäuser in New Jersey –, um die Vorteile einer pflanzlichen Ernährung zu untersuchen.

Die Studie entstand aus einem Gespräch zwischen Dr. Angel Mulkay, Leiter der Kardiologie des Holy Name, und dem Vorsitzenden und CEO Michael Maron. Mr Maron wollte eine vegane mit einer vegetarischen Ernährung vergleichen und herausfinden, welche Wirkung sie jeweils auf das allgemeine Wohlbefinden und klinische Kennzahlen haben. Daraus entstand eine Untersuchung, die von der institutionellen Prüfungskommission (IRB) genehmigt wurde.

Diese bahnbrechende klinische Untersuchung maß die Wirkung von drei verschiedenen Ernährungsweise im Lauf von 22 Tagen. Mehr als 200 Teilnehmer wurden nach dem Zufallsprinzip auf drei Gruppen verteilt: 1. westliche Ernährung (auf Basis tierischer Produkte), 2. vegetarische Ernährung (Milchprodukte und Pflanzen), 3. pflanzliche Ernährung (weder Milch- noch tierische Produkte). Jeder Teilnehmer unterschrieb eine Einverständniserklärung und führte ein Ernährungstagebuch.

Außerdem erhielt die vegane Gruppe 22 Tage lang abgepackte Mahlzeiten von meiner Firma. Der vegetarischen Gruppe wurden zu Hause Mahlzeiten zubereitet, und die erste Gruppe folgte einfach einem typisch westlichen Speiseplan, zu dem tierische Produkte gehörten.

Alle Teilnehmer unterzogen sich vor und nach den 22 Tagen folgenden Tests:

// **STYKU-Body-Scanning**
Ein 3-D-Scan-System, das neben Taillen-, Hüft- und Brustumfang Hunderte von weiteren Körpermaßen ermittelt und sie mit einer Abweichung von weniger als 1 % berechnet. Man steht auf einer Drehscheibe und hält 30 Sekunden still, während sich die Plattform dreht. Diese Technologie erfasst mit ihren hochauflösenden Infrarotbildern in wenigen Sekunden Millionen von Daten.

// **Blutuntersuchungen**

- **großes Blutbild**
- **Lipidprofil (Gesamtcholesterin, LDL-Cholesterin und Triglyceride)**
- **B_{12} (für die vegane Gruppe)**
- **HbA_{1c} (ein Blutzuckerwert, der das Diabetesrisiko bestimmt)**

Nach 22 Tagen ergaben sich beim Vergleich der veganen mit der vegetarischen Gruppe erstaunliche Unterschiede bei den Blutwerten:

// **5 % Rückgang des Body-Mass-Index (BMI; das Fünffache im Vergleich zur Vegetariergruppe)**

// **19 % Rückgang des LDL-Cholesterins (ein um 85 % höherer Rückgang im Vergleich zur Vegetariergruppe)**

// **13 % Rückgang des Cholesterins (ein um 400 % höherer Rückgang im Vergleich zur Vegetariergruppe)**

// 400 % höherer Rückgang an Körperfett im Vergleich zur Vegetariergruppe (mit STYKU gemessen)

// eine durchschnittliche Gewichtsabnahme von 3,6 kg (fast das Fünffache des Gewichtsverlusts der Vegetarier)

Die Teilnehmer der veganen Gruppe berichteten außerdem,

// sich tatkräftiger zu fühlen,

// bessere Haut und Haare und

// eine bessere Verdauung zu haben,

// tiefer zu schlafen und weniger Schlaf zu brauchen.

Zwei Teilnehmer, die an Migräne litten, berichteten, sie hätten keine Kopfschmerzen während ihrer Diät gehabt und hätten auf ihre vorbeugenden Medikamente verzichten können. Andere berichteten, dass sie ihre Cholesterin- oder Blutdruckmedikamente hätten reduzieren oder ganz absetzen können.

So kann es dir auch gehen! Im Lauf dieses Buchs wirst du auf mehrere Menschen treffen, die von einer zu 100 % pflanzlichen Ernährung profitiert haben. Sie haben es problemlos geschafft, erstaunliche Ergebnisse erzielt, und sie werden dich dazu inspirieren, es genauso zu machen. Wenn du das Greenprint-Programm durchziehst, kannst du mit Folgendem rechnen:

// **ABZUNEHMEN** – bis zu einem Pfund pro Tag –, weil du nur pflanzliche Produkte zu dir nimmst und deinem Körper Konservierungsmittel und Zusatzstoffe ersparst. Woche für Woche wirst du mehr Energie haben und dich leichter fühlen, während du zum Klimaschutz beiträgst. Solltest du schon einmal versucht haben abzunehmen, glaubst du vielleicht, es ginge schlicht darum, weniger Kalorien zu sich zu nehmen, als zu verbrennen. Doch nicht alle Kalorien sind gleich, wie Greenprint beweist. Wenn du bei deiner Ernährung auf Fleisch, Milchprodukte und industriell verarbeitete Lebensmittel verzichtest, verzichtest du zugleich auf die Hauptquellen ungesunden Fetts und verringerst außerdem deine Kalorienzufuhr – ohne unter quälendem Hunger oder Gier nach Zucker zu leiden.

// **DIE GEWICHTSABNAHME ZU BESCHLEUNIGEN.** Du wirst einer Methode folgen, die intermittierendes Fasten genannt wird, das heißt, eine bestimmte Zeit, normalerweise nachts, nichts zu essen. Studien haben ergeben, dass intermittierendes Fasten nicht nur das Abnehmen beschleunigt, sondern auch den Stoffwechsel fördert, entzündungshemmend wirkt, die Zellfunktionen verbessert und damit die Lebensdauer verlängert.

// **KÖSTLICH UND ZUFRIEDENSTELLEND ZU ESSEN** – was dieses Programm so außerordentlich macht. Du wirst lernen, wie man ein erstaunliches Spektrum an Gemüse, Obst, Getreide und pflanzlichem Eiweiß genießen kann. Ich habe Menschen sagen hören: »Ich kann nicht vegan leben – ich bin zu sehr Feinschmecker.« du wirst es nicht für möglich halten, aber ich bin ein unerhörter Feinschmecker. Und glaube mir, noch nie hat dir etwas so gut geschmeckt wie die Gerichte, die du hier kennenlernst. Sogar ausgemachte Fleischesser können die Umstellung ohne große Probleme bewerkstelligen.

// **DEIN HERZ ZU SCHONEN.** Du musst dir keine Sorgen mehr machen, dass du wie bei tierischer Nahrung viele gesättigte Fettsäuren zu dir nimmst. Stattdessen senkst du durch die Wahl ungesättigter Fettsäuren – hauptsächlich aus Nüssen, Samen, Avocados und anderer Vollwertkost – deine Cholesterin- und Triglyceridwerte.

// **DEINEN KÖRPER AUF NATÜRLICHE WEISE ZU ENTGIFTEN.** Du wirst weniger Pestizide, Chemikalien, Hormone und Antibiotika und dafür mehr Pflanzen zur Entgiftung zu dir nehmen, die deinem Körper helfen, sich rund um die Uhr auf natürliche Weise zu reinigen.

// **DEN ALTERUNGSPROZESS UMZUKEHREN UND DEINE GESUNDHEIT ANZUKURBELN.** Wenn du diese Lebensweise annimmst, wirst du erleben, wie deine Energie zunimmt, Entzündungen seltener auftreten, sich deine allgemeine Gesundheit bessert, das Risiko für Krankheiten wie Herzleiden, Krebs und Diabetes sinkt oder ganz verschwindet und sich deine Lebenserwartung verlängert. Es schadet nichts, dass führende Gesundheitsexperten mit wissenschaftlichen Beweisen für die Vorzüge einer pflanzlichen gegenüber einer Ernährung mit tierischen Produkten aufwarten. Du wirst das mithilfe dieses Buchs feststellen.

Und das ist nur die Spitze des Eisbergs!

Wenn du die 22 Gesetze befolgst, wirst du deinen Greenprint deutlich vergrößern. Das Programm ist deshalb so einzigartig, weil es nicht nur als Leitfaden für eine gesunde pflanzliche Ernährung dient, sondern auch als Wegweiser zur Reduzierung von Treibhausgasen, zum Schutz der Tiere und zur Verringerung der Erderwärmung. Und du kannst damit deinen persönlichen Greenprint ermitteln.

Der erste Schritt auf dem erfolgreichen Weg zu einem Leben auf Pflanzenbasis ist eine Veränderung deiner Geisteshaltung: Entscheide, was dir wichtig ist und was du erreichen willst. Willst du deine Gesundheit verbessern, weniger Kilos auf der Waage, die Gewissheit, etwas für den Planeten getan zu haben, oder eine Kombination dieser drei Ziele? Ganz gleich, was dich motiviert, welche Art von Mensch du bist, alles beginnt in deinem Kopf und hört dort auf. Die Idee ist nicht neu – es gibt sie seit der Antike. Du wirst zu dem, worüber du am meisten nachdenkst, und deshalb musst du deine Denkweise ändern, wenn du gesünder oder schlanker werden oder deine CO_2-Bilanz verbessern willst.

Denke nicht daran, was du aufgeben musst, sondern an all die guten Dinge, die du erreichen wirst und die alle in einem Wort zusammengefasst werden können: *Leben*. Ein glückliches. Ein gesundes. Eines voller Freude.

Du hast die Wahl.

= MARCO BORGES

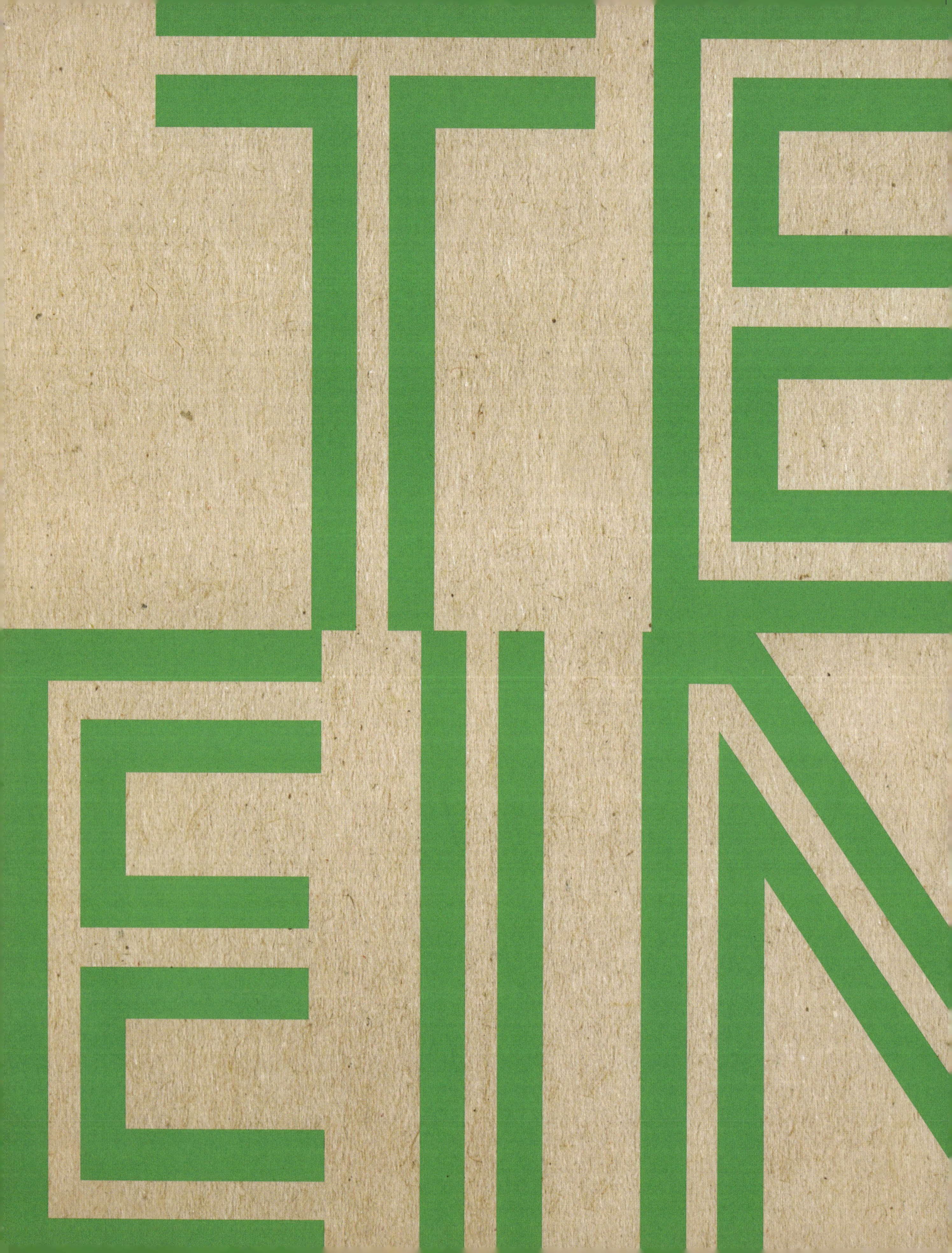

DIE GREENPRINT-

GESETZE

DIE 22 GREENPRINT-GESETZE zeigen im Detail, was zu tun ist, wenn du deine Ernährung schrittweise auf rein pflanzlich umstellen willst. Sie setzen Maßstäbe, nach denen du dich richten kannst und geben praktische Vorschläge für ein Leben mit gesünderen Essgewohnheiten. Ich beginne damit, Nahrungsmittel aufzuführen, die deine Gesundheit positiv beeinflussen. Wenn du weiterliest, erfährst du, wie du mit diesen Nahrungsmitteln auch zu einer Lösung der Erderwärmungsproblematik beitragen kannst.

DIESE GESETZE SIND WICHTIG, weil sie Details enthalten, die sogar äußerst gesundheitsbewussten Essern entgangen sind – Details, die deiner Gesundheit zuträglich sind und zu bleibender Gewichtsabnahme führen.

Jede einzelne Regel ist ein entscheidender Schritt auf dem Weg zu einer dauerhaft besseren Gesundheit. Ich schlage vor, du liest sie nacheinander und überdenkst jede für sich. Was bleibt hängen? Was inspiriert dich? Was motiviert dich zum Handeln?

Die Gesetze sind so angelegt, dass du bessere Gewohnheiten annehmen kannst. Als junger Mensch wollte ich wissen, welches Verhalten in diversen Lebensbereichen erfolgsversprechend ist. Eine Frage trieb mich um: Warum können manche Menschen ihrem Leben eine völlig neue Wendung geben, während andere sich immer wieder mit denselben Problemen abmühen?

Mir wurde klar: Positive Entscheidungen führten zu positiven Ergebnissen. Als ich in der Fitnessindustrie arbeitete, lernte ich die Kraft positiver Gewohnheiten besser kennen. Die meisten Erfolgsmenschen treiben Sport und essen vernünftig. Ohne Gesundheit kein Erfolg.

Bei Gewohnheiten tragen wir oft emotionale Scheuklappen. Wir betrachten uns nicht gern objektiv, weil uns nicht gefallen könnte, was wir da sehen. Aber um zu ändern, was man tut, muss man seine Angewohnheiten objektiv und neutral betrachten. Warum macht man, was man macht? Warum fühlt man, was man fühlt? Warum denkt man, was man denkt? Die Regeln helfen dir herauszufinden, wer du sein willst, wie du dich fühlen willst und was du gesundheitlich erreichen willst.

Wenn du dich sorgst, die Umstellung auf eine pflanzliche Ernährung könnte dir schwerfallen, verharrst du in deinen alten Gewohnheiten. Unser Essen verändert sich zum Schlechteren, und deine Gesundheit hängt von deiner Anpassungsfähigkeit ab. Je mehr du die neue Lebensweise übernimmst, desto mehr wirst du von deiner Fähigkeit überzeugt sein, dich anpassen zu können und positive Gewohnheiten in deinem Leben etablieren zu können.

Es ist nämlich egal, wer man ist, wie viel Geld man hat, ob man fünf Kinder hat oder keins, ob man Mann oder Frau, jung oder alt ist – man hat Gewohnheiten, diese kleinen Dinge, die man Tag für Tag tut, bewusst oder unbewusst. Diese Verhaltensweisen haben dich dahin gebracht, wo du bist, und werden auch in Zukunft dafür sorgen, dass du dort bleibst.

Die Regeln sollen dir helfen, positive Gewohnheiten aufzubauen – und täglich positive Entscheidungen zu treffen, die dich auf lange Sicht wirklich beeinflussen. Also nimm dir bitte diese Regeln zu Herzen. Folge den vorgeschlagenen Richtlinien, um deine gesundheitlichen Ziele zu erreichen. Sie können tatsächlich viel bewirken, wenn man sie konsequent befolgt.

Deine Zukunft ist besser als deine Vergangenheit, wenn du diese Regeln beherzigst.

GESETZ

1

ISS MEHR PFLANZEN

UND WENIGER VON ALLEM ANDEREN

Die Menschen müssen vor allem pflanzliche Vollwertkost essen ... Vollkornprodukte, Obst, Gemüse, Nüsse und Samen. Diese Ernährung hält uns am Leben. Wir sollten ein Alter von 90 oder 100 Jahren erreichen, ohne krank zu werden.

– JOHN MACKEY,

Mitbegründer von Whole Foods Market und amerikanischer Geschäftsführer

DU HAST ES DEIN GANZES LEBEN LANG GEHÖRT: »Iss dein Gemüse.« Wer das gesagt hat, wusste vielleicht nicht genau, warum, aber deshalb hatte er nicht unrecht. Weißt du warum? Pflanzen sind Leben! Deshalb ist dieser bekannte Satz das Gesetz 1. Erlaube mir, dich daran zu erinnern: Iss mehr Gemüse, und wo du schon mal dabei bist, iss *mehr* Gemüse.

Wenn du Obst, Hülsenfrüchte, Nüsse und Vollkornprodukte hinzufügst, kann die breit gefächerte Pflanzenwelt leicht deine *gesamte* Nahrungspalette ausmachen. Pflanzen bieten uns ein derart fantastisches Spektrum an Nahrungsmitteln, dass sie sogar für den größten Gemüseskeptiker etwas bieten, das ihm schmecken wird.

Eine pflanzliche Ernährung kann deinen Körper und deine Gesundheit auf eine Weise revitalisieren, die du nicht für möglich hältst. Die Ergebnisse der Holy-Name-Studie beweisen es: Dein LDL-Cholesterinwert kann sich um bis zu 19 % verringern, und du verringerst deinen gesamten Körperumfang. Erinnerst du dich, die vegane Gruppe nahm bei der Studie im Durchschnitt 3,5 kg in nur 22 Tagen ab. Außerdem hatten die Mitglieder dieser Gruppe am Ende einen niedrigeren Blutdruck und eine bessere Verdauung.

Eine Frau aus der Gruppe war Bridget, die für die Krankenakten des Holy Name Medical Center verantwortlich war. Sie war froh darüber, dass sie zufällig für die vegane Gruppe unserer Studie ausgewählt worden war. Sie lebte nicht vegan, obwohl sie als erklärte Tierliebhaberin mit ihrem Mann alle möglichen Tiere bei sich aufnimmt, von Kaninchen über Ziegen und Schafe bis hin zu ausgesetzten Tieren. »Unser Ziel ist es, Tieren ein gutes Leben zu ermöglichen«, erklärte sie, und Bridget und ihr Mann setzten das auf ihrem Hof in die Tat um.

Bridgets Befund am Ende der 22-tägigen Studie war überraschend. Probleme mit fleckiger Haut verschwanden, ihr Haar begann zu glänzen. Sie nahm 3 kg ab. Sie fühlte sich besser und hatte mehr Schwung. »Ich hatte nie Hunger. Ich war immer satt«, sagte sie. »Alles, was dazu führt, dass man weniger tierische Produkte zu sich nimmt, ist gut.«

Das beweisen ihre Vitalparameter, wie Bridget zu ihrem Erstaunen feststellte. Vor der Studie waren ihre Werte:

Triglyceride: 125
Cholesterin: 230
LDL: 136
Gewicht: 70,8 kg
Body-Mass-Index (BMI): 30,4

Sieh dir an, was nach 22 Tagen mit Bridgets Werten geschehen war:

Triglyceride: 104
Cholesterin: 219
LDL: 122
Gewicht: 67,6 kg
BMI: 29,1

»Ich habe mehr über das, was ich esse, nachgedacht als je zuvor«, fasste Bridget zusammen.

In meinen Augen ist »Esst mehr Pflanzen« ein Gesetz, das einfach zu befolgen ist. Meine Familie und ich nehmen nur pflanzliche Nahrungsmittel zu uns, was, wie Studien zeigen, die einzige Ernährung ist, die Herzkrankheiten verhindern, aufhalten und in vielen Fällen rückgängig machen kann. Wir wissen auch, dass es eine Lebensweise ist, die für den Planeten genauso gut ist wie für uns. Ich habe eine einfache Richtlinie: Ich esse nichts, das von etwas stammt, was ein Gesicht hat. Also kein Geflügel, keine Rinder, Schafe, Schweine oder Fische irgendeiner Art. Ich nehme weder Milch noch Käse, Butter oder Eier zu mir, Mayonnaise und Honig auch nicht.

Auf eine der mir am häufigsten gestellten Fragen »Was isst du denn?« lautet die Antwort, dass ich alles esse, was nicht von Tieren stammt. Gemüse, Obst, Hülsenfrüchte, Getreide und Nüsse, und ich fühle mich nie träge oder schwach und ich bekomme immer genug Eiweiß.

Das ist natürlich die große Frage, wenn du aufhörst, Fleisch zu essen: »Wie bekommst du genug Eiweiß?« Ehrlich gesagt essen wir alle mehr Eiweiß, als wir jemals brauchen. Wir

ICH HABE EINE SIMPLE RICHTSCHNUR:
ICH ESSE NICHTS, DAS VON ETWAS STAMMT, WAS EIN GESICHT HAT.
ALSO KEIN GEFLÜGEL, KEINE RINDER, SCHAFE, SCHWEINE ODER FISCHE IRGENDEINER ART.

leiden nicht an Eiweißmangel, und lass dir von niemandem etwas anderes erzählen. Es gibt zahlreiche Untersuchungen, die das zweifelsfrei beweisen. Tatsächlich haben Studien gezeigt, dass wir umso kränker werden, je mehr tierisches Eiweiß wir essen.

Der durchschnittliche Tagesbedarf an Eiweiß liegt bei 46 g für Frauen und 56 g für Männer. Wissenschaftler an der Loma Linda University in Kalifornien haben die größte Untersuchung zu Nährstoff-Profilen von Vegetariern, Veganern und Nichtvegetariern in der Geschichte durchgeführt. Sie hat die immerwährende Frage »Bekommen Vegetarier und Veganer ausreichend Protein?« ein für allemal beantwortet. Bei der Untersuchung beobachtete man mehr als 70 000 Erwachsene fast sechs Jahre lang und berechnete zusammen mit anderen wichtigen Nährstoffen wie Vitaminen und Mineralien ihren Eiweißverzehr.

Dieser bahnbrechenden Studie zufolge bekommen Nichtvegetarier weitaus mehr Eiweiß, als sie benötigen, und das trifft auch auf alle anderen zu. Durchschnittlich essen Veganer und Vegetarier 70 % mehr Eiweiß, als sie brauchen, und 97 % aller US-Amerikaner bekommen genug Eiweiß.

Also leidet kaum jemand an Eiweißmangel. Aber es gibt einen Nährstoff, von dem 97 % aller US-Amerikaner zu wenig bekommen: Ballaststoff. Ballaststoffmangel trägt zu allen möglichen Arten von lebensbedrohlichen Krankheiten, von Fettleibigkeit über Herzleiden und Diabetes bis zu Krebs, bei. Über diesen Nährstoff sollten wir uns Gedanken machen, nicht über Eiweiß! (Mehr über Ballaststoffe bei Gesetz 3.)

Die meisten von uns sind der Ansicht, tierische Produkte enthielten Eiweiß. Die besten Quellen für Eiweiß sind aber pflanzlicher Natur: Bohnen, Vollkornprodukte, Nüsse und Samen. Sogar Gemüse wie Spinat enthält Eiweiß. Wenn man sich ausgewogen pflanzlich ernährt, bekommt man alle Proteine, die man braucht.

Hören wir also damit auf, von Eiweiß als dem »Heilmittel« gegen Übergewicht, Diabetes und andere Krankheiten zu sprechen. Sprechen wir stattdessen davon, genug von den Nahrungsmitteln zu essen, die aus dem Boden oder auf Bäumen wachsen.

Pflanzen stehen ganz oben auf allen Speiseplänen, die vor Herzkrankheiten, Schlaganfällen, hohem Blutdruck, grauem Star und Makula-Degeneration schützen. Für Krebs werden oft schlechte Gene verantwortlich gemacht. Aber wie Colin Campbell, ehemaliger Professor an der Cornell University und Autor des Buchs *The China Study* sagt, »geht es nicht um Gene. Krebsbekämpfung ist Aufgabe der Ernährung.« Tatsächlich hat er das in der Kuhmilch enthaltene Kasein als »das wichtigste jemals identifizierte chemische Karzinogen« bezeichnet. Ein anderer Fürsprecher pflanzlicher Ernährung, Dr. Caldwell Esselstyn, stellt ähnlich eindeutige Behauptungen zu Herzleiden auf: »Herzkrankheiten muss es nicht geben. Sie sind auf falsche Ernährung zurückzuführen.«

Die Wissenschaft und eine wachsende Zahl von Wissenschaftlern befürworten eindeutig eine pflanzliche Ernährung. Forschungen zeigen, dass hoher Blutdruck und hoher Blutzucker – Risikofaktoren für Diabetes, Herz-Kreislauf-Erkrankungen und Schlaganfälle – *innerhalb von einer Woche* nach Beginn einer veganen Ernährung zu fallen beginnen und sich normalisieren.

Man muss auch keine Tiere essen, um an andere Nährstoffe, abgesehen vom Eiweiß, heranzukommen. Man erhält durch Pflanzen ausreichend Kohlenhydrate, Fette, Vitamine und Mineralstoffe.

Denk mal darüber nach: Woher kommen die Nähstoffe in den Tieren, die du gegessen hast? Von Pflanzen! Pflanzen sind die ursprüngliche Quelle aller Nährstoffe. Wenn du nährstoffreich auf pflanzlicher Grundlage isst, wirst du schlanker und auf lange Sicht gesünder. Du wirst dich großartig fühlen, dein Körper strotzt vor Energie. Das Leben wird so viel leichter. Pflanzliche Ernährung verleiht dir die Energie, die Kraft und Gesundheit, dein Leben erfolgreich zu meistern – die Energie, um positiv, angenehm und mitfühlend zu leben und die richtigen Entscheidungen zu treffen, sodass du gesünder bist als je zuvor, innen und außen. Welche Entscheidungen sind das? Sieh selbst:

HÜLSENFRÜCHTE // Wenn es um pflanzliche Eiweißquellen geht, liegt man mit Bohnen immer richtig. Oder mit Linsen. 100 g gekochte Linsen enthalten sage und schreibe gut 7 g Eiweiß. Schwarze Bohnen, Kidneybohnen und Kichererbsen sind ebenfalls gute Quellen, und – ganz ehrlich – bei Bohnen und anderen Hülsenfrüchten sind die Möglichkeiten wirklich unbegrenzt. Hülsenfrüchte zusammen mit Getreide zu essen ist die einfachste Möglichkeit, alle essenziellen Aminosäuren – die lebenswichtigen Einzelbausteine des Eiweiß – auf einmal zu sich zu nehmen.

GRÜNES GEMÜSE // Ich bin sehr für grüne Gemüsesorten. Ich esse jede Menge davon, weil sie eine Quelle für allerlei gesunde Vitamine, Mineralstoffe und Ballaststoffe darstellen. Wenn auf deinem Teller kein Platz für Pflanzen ist, würde ich sie ins Glas stecken. Mache dir jeden Tag einen grünen Smoothie. Das dauert fünf Minuten und schmeckt auch noch. Sogar meine Kinder fragen danach. Nimm, was dir an frischem Obst und Gemüse zusagt: Spinat, Grünkohl, Mangold, Banane, Beeren oder Birne. Dazu die Flüssigkeit deiner Wahl – ich nehme Wasser (keine Kalorien, keine Milch), aber man könnte auch Mandelmilch nehmen. Die Möglichkeiten sind grenzenlos – dein Smoothie wird jedes Mal anders schmecken, aber immer nahrhaft sein.

DIE PFLANZLICHE ERNÄHRUNG

Viele Menschen kennen den Unterschied zwischen einer vegetarischen, einer veganen und einer 100%ig pflanzlichen Ernährung nicht.

VEGETARISCH

Man isst Milch und Eier, Getreide und Gemüse, aber weder Fleisch noch Fisch. Es gibt vegetarische Varianten: Ovo-Lakto-Vegetarier essen Eier, Milchprodukte und Honig, aber kein Fleisch und keinen Fisch; Lakto-Vegetarier essen weder Eier noch Fleisch und Fisch, aber Milchprodukte und Honig. Pesco-Vegetarier essen Fisch, aber kein Fleisch von anderen Tieren, und Ovo-Vegetarier essen Eier, aber keine Milchprodukte.

VEGAN

Man isst weder Fleisch noch Fisch, Milch, Eier oder Honig, aber Getreide, Gemüse, Obst und oft zu stark verarbeitete vegane Lebensmittel.

PFLANZENBASIERT

Man isst zu 100 % Pflanzen – Getreide, Gemüse und Obst. Man isst weder Fleisch noch Fisch, Milch, Eier, Honig oder verarbeitete vegane Lebensmittel.

BUNTES GEMÜSE // Gemüse in leuchtenden Farben ist mehr als nur schön; es enthält wertvolle bioaktive Stoffe. Diese sekundären Pflanzenstoffe bieten Geschmack, Duft, Farbe sowie Antioxidantien und entzündungshemmende Stoffe, die vor vielen Krankheiten schützen können, darunter Diabetes, Krebs und Herzleiden. Je mehr Farben, desto besser.

OBST // Eine kleine Menge Obst pro Tag kann das Risiko von Herzkrankheiten verringern und die Gesundheit verbessern. Laut einem 2016 im *New England Journal of Medicine* veröffentlichten Artikel haben Forscher in China sieben Jahre lang mehr als ½ Mio. Menschen untersucht und festgestellt, dass rund 100 g frisches Obst pro Tag ausreicht, um das Risiko eines Herzinfarkts oder Schlaganfalls zu verringern. Äpfel, Pfirsiche, Birnen, Beeren und andere Früchte – sie alle enthalten wertvolle Nährstoffe, die das Herz schützen.

NÜSSE UND SAMEN // Beide sind fantastische Eiweißquellen. 30 g Mandelkerne enthalten 8 g Eiweiß, zwei Esslöffel Mandelmus 7 g. Pekannuss-, Walnuss-, Pistazien- und Haselnusskerne sind genauso gut geeignet wie Sonnenblumen- und Kürbiskerne, Hanf-, Chia- und Leinsamen. Sie sind voller gesunder Fettsäuren und Eiweiß und deshalb gut als Snack, aber auch als Zutat für Salate und Beilagen geeignet, enthalten aber auch jede Menge Kalorien.

VOLLKORN // Neuesten Untersuchungen zufolge essen die meisten Menschen ausreichend Getreide, aber nicht genug Vollkorn. Beim ganzen Korn hat man mehr zwischen den Zähnen, auch mehr Nährwert und Geschmack. Die Zahl der Nährstoffe variiert mit der Getreideart, aber grundsätzlich sind Vollkornprodukte reich an Ballaststoffen, Eisen, Kalium, Magnesium, Kalzium, Vitamin B und E. Täglicher Verzehr von Vollkornprodukten führt laut einer 2016 in der Zeitschrift *Circulation* veröffentlichten Studie zu einem um 20 % verringerten Sterberisiko insgesamt und einem um 25 % niedrigeren Risiko, an einer Herz-Kreislauf-Erkrankung zu sterben. Ich esse am liebsten Vollkornreis, Quinoa und Hafergrütze.

Quinoa (die oft für ein Getreide gehalten wird, aber zu den Samen zählt) hat einen hohen Eiweißgehalt. 200 g gekochte Quinoa enthalten 9 g vollwertiges Protein (mit allen essenziellen Aminosäuren), und wenn man sie mit anderen eiweißreichen Lebensmitteln kombiniert, hat man rasch die empfohlene tägliche Eiweißmenge zu sich genommen und dazu den Körper mit vielen wichtigen Nährstoffen versorgt.

VEGANES PROTEINPULVER // Ein gutes pflanzliches Proteinpulver ist super, wenn man eine kleine Eiweißstärkung braucht. Man rührt es als schnellen, gesunden Energieschub zum Frühstück oder nachmittags einfach in einen Smoothie. Oder man kombiniert Proteinpulver mit seinen Lieblingsrezepten wie Brownies, Muffins und Pfannkuchen, um eine eiweißreiche Mahlzeit hinzubekommen. Greife zu Bioprodukten mit kurzen und einfachen Zutatenlisten.

PFLANZLICHE FETTE // Man sollte auf jeden Fall leckere Fette auf Pflanzenbasis wie Brotaufstriche aus Nüssen oder Avocados essen. Gute Fette verlangsamen die Aufnahme von Kohlenhydraten, tragen zur Verhütung von Krankheiten bei und liefern wichtige Nährstoffe. Sie sorgen auch dafür, dass man sich länger satt fühlt. Sie sind tolle Energiespender, und man kann jederzeit ein oder zwei Esslöffel einem grünen Smoothie zufügen.

WENIGER JUNK ESSEN

Der zweite Teil dieses Gesetzes lautet: weniger von allem anderen essen.

»Und was ist ‚alles andere'?«, werde ich oft gefragt. Nun, zum einen ist es Junkfood, und ich bin mir sicher, dass alle genau wissen, was das ist: Nahrungsmittel mit fragwürdigem Nährwert, aber reichlich Zucker und Salz. Limonaden und andere zuckerhaltige Getränke. Industriell verarbeitete, abgepackte Lebensmittel, die mit Geschmacksstoffen auf unwiderstehlich getrimmt wurden. Schnellgerichte, die an jeder Ecke in jeder Stadt verkauft werden. Du erkennst es, wenn du es siehst. Iss es nicht.

Eine Menge Junkfood ist voll von Zusatz- und künstlichen Geschmacksstoffen. Sie täuschen die Geschmacksknospen in einem Maße, dass sie ganz durcheinandergeraten, wenn man etwas Richtiges isst, weil sie so an Chemikalien gewöhnt sind. Aber wenn man keine Lebensmittel mit künstlichen Geschmacksstoffen mehr isst, geschieht etwas Zauberhaftes. Nach ein paar Tagen beginnen deine Geschmacksknospen so zu funktionieren, wie sie es sollten. Plötzlich erfährst du, wie eine Orange oder Möhre wirklich schmeckt. Oder ein Apfel oder eine Mango. Du entdeckst wieder, wie Süße wirklich schmeckt.

Unter der Überschrift »alles andere« finden sich auch Lebensmittel tierischen Ursprungs wie Fleisch und Käse. In der auf Seite 32 erwähnten umfangreichen Studie verglich man auch die Ernährung derer, die im Verlauf der Studie starben, mit der von allen anderen. Im Vergleich hatten Vegetarier und Veganer ein geringeres Sterberisiko als Nichtvegetarier. Zu viel Nahrung auf tierischer Basis kann also Leben verkürzen. Warum sollte man das riskieren? Wenn du dieses Gesetz befolgst, erzielst du tolle Resultate. Wenn sich deine neuen Essgewohnheiten verfestigen, wirst du dich immer besser fühlen – und merken, dass du tatsächlich mit großem Vergnügen mehr Obst und Gemüse isst. Du wirst dich allmählich nach frischen, leckeren pflanzlichen Lebensmitteln sehnen.

Diesen Unterschied bemerkst du sehr schnell. Du fühlst dich besser, bist gesünder und deshalb glücklicher. Deine unglaubliche Energie stammt aus den Pflanzen. Wenn Pflanzen wachsen und die Sonne scheint, wird Energie aus der Luft und durch die Erde aufgenommen, und die Natur verwandelt Licht in Nahrung, die dir Energie verleiht – reine, natürliche Energie, die deine Art, in der Welt zu leben, verändern wird.

DEIN GREENPRINT,

wenn du Gesetz 1 befolgst

Du wirst schlanker, lebst gesünder und deine Lebenserwartung kann steigen. Laut Holy-Name-Studie und dem US-Landwirtschaftsministerium. Danach können die Essgewohnheiten von Vegetariern und Veganern die Gesundheit fördern, indem sie Fettleibigkeit verhindern, das Risiko von Herzkrankheiten reduzieren und die Sterblichkeitsrate senken.

GESETZ

2

NIEMAND PLANT ZU SCHEITERN,

VIELE SCHEITERN NUR AN DER PLANUNG

Erfolg hängt
von der
Vorbereitung
ab.

– KONFUZIUS

WENN DU ZU EINER REIN PFLANZLICHEN ERNÄHRUNG übergehen willst, ist Planung der Schlüssel zum Erfolg – und Vergnügen! Deshalb solltest du deinen Nährstoffbedarf im Voraus berechnen und dir Zugang zu gesunden pflanzlichen Nahrungsmitteln verschaffen. Es ist möglich, gesunde Lebensmittel für alle drei Mahlzeiten am Tag auszuwählen – erfordert aber Planung. Erfordert Aufwand. Gurken kaufen sich nicht von allein!

Manche Leute springen von einer Diät zur nächsten, nehmen ab, dann aber wieder zu. Das ist frustrierend. Wenn du nicht mehr scheitern, sondern diesen Teufelskreis aus Gewichtszunahme und Krankheiten verlassen und in einen neuen Zyklus der Vitalität eintreten willst, sind Planung und Umsetzung der Planung die einzige Möglichkeit. Wenn du nach einem Patentrezept zum Schlankwerden Ausschau hältst, bist du hier falsch. Wenn du nach langfristigen Essgewohnheiten suchst, die Gesundheit und Gewichtsabnahme zur Folge haben, bist du hier richtig, weil du eine wundervolle Reise zu optimaler Gesundheit und Wohlbefinden antrittst. Du wirst sehen, wie es sich anfühlt, wenn du für dich selbst sorgst und dich der besten Version näherst, die es von dir gibt.

Der erste Schritt in die richtige Richtung für deine Ernährung, dein Gewicht und deine Gesundheit, besteht darin, dass du die komplette Verantwortung dafür übernimmst, wo du heute stehst – im Guten wie im Schlechten. Deine Eltern, die wirtschaftliche Lage oder dein Lieblingsschnellimbiss sind nicht schuld daran, sondern du. Du bist zu 100 % für alles verantwortlich, was du tust. Du wirst deine Probleme nie in den Griff bekommen, wenn du jemandem oder etwas anderem die Schuld gibst. Du entscheidest, was du isst, was du tust, wohin du gehst, wann du Sport treibst (oder nicht) und welche Nahrungsmittel du vermeidest.

Sobald das geklärt ist, kannst du die Planung pflanzlicher Ernährung ernsthaft in Angriff nehmen. Wenn du planst, gewinnst du – wenn nicht, scheiterst du.

PLANUNG ZUR DECKUNG DES NÄHRSTOFFBEDARFS

ZUR ERINNERUNG: Pflanzliche Nahrung stellt alles bereit, was man an Nährstoffen braucht. Aber dafür zu sorgen, dass man das »alles« bekommt, erfordert sorgfältige Planung. Man sollte seine Mahlzeiten aus einer Vielfalt erstklassiger, nährstoffreicher Lebensmittel zusammenstellen: Vollkorn, Hülsenfrüchten, Gemüse, Obst, Nüssen und Samen.

Menschen, die nur Pflanzen essen, müssen etwas wachsamer sein als andere, wenn sie ausreichende Mengen bestimmter Vitamine, Mineralstoffe und Fettsäuren zu sich nehmen wollen. Die wichtigsten Nährstoffe sind:

EISEN // Eines der häufigsten, aber falschen Argumente gegen eine pflanzliche Ernährung lautet, dass sie nicht genug Eisen enthalte. Tatsächlich nehmen alle, die sich fleischfrei pflanzlich ernähren, in der Regel nicht nur mehr Eisen, sondern auch mehr Ballaststoffe, Vitamine und Mineralstoffe zu sich. Pflanzliches Eisen, auch Nicht-Häm-Eisen genannt, wird vom Körper nicht so gut absorbiert wie Häm-Eisen (was in Tierblut und -muskeln enthalten ist), aber Studien zeigen, dass die Vermeidung von Häm-Eisen mit einem verringerten Risiko für Herzleiden, Diabetes, Schlaganfällen und anderen chronischen Krankheiten einhergeht.

Zu einer pflanzlichen Ernährung sollten Lebensmittel mit hohem Eisengehalt wie Kidney-, Soja-, schwarze Bohnen, Spinat, Rosinen (die etwas mehr Eisen als Trauben enthalten), Cashewkerne, Hafer, Kohl und Tomatensaft (der mehr Eisen enthält als Tomaten) gehören.

Frauen brauchen täglich 15 mg Eisen, Männer 10 mg. Bei Frauen nach der Menopause sinkt der Wert ebenfalls auf 10 mg. Schwangere benötigen 30 mg. Genug Eisen pro Tag zu bekommen ist nicht schwer, wenn man verschiedene Pflanzen kombiniert: Ein Essen aus 225 g gekochtem Spinat, 185 g Quinoa und 100 g Kichererbsen enthält rund 12 mg Eisen. Ein einfacher Salat aus Spinat, Korinthen, Mandel- und Kürbiskernen sowie ein paar getrockneten Tomaten hat locker 10 mg Eisen.

VITAMIN B_{12} // Vitamin B_{12} ist reichlich vorhanden in Fleisch, Eiern sowie Milchprodukten, und vegane Speisepläne werden oft kritisiert, weil sie nicht genug von diesem Nährstoff lieferten. Aber die meisten wissen nicht, dass Rindfleisch gar nicht mehr viel B_{12} enthält, weil Rinder nicht mehr so viel Gras fressen (die ursprüngliche Quelle dieses Vitamins). Ihnen wird B_{12} gespritzt!

Die empfohlene Tagesdosis Vitamin B_{12} für Erwachsene beträgt 2,4 µg, und bestimmte pflanzliche Prodkute enthalten ausreichend Vitamin B_{12} – Tempeh und Miso etwa, weil es von Gärungsbakterien produziert wird. Man kann Vitamin B_{12} auch über Hefeflocken (ein tolles Gewürz, das wie Parmesan schmeckt) und pflanzliche Lebensmittel und Cerealien aufnehmen, die damit angereichert wurden. Man sollte

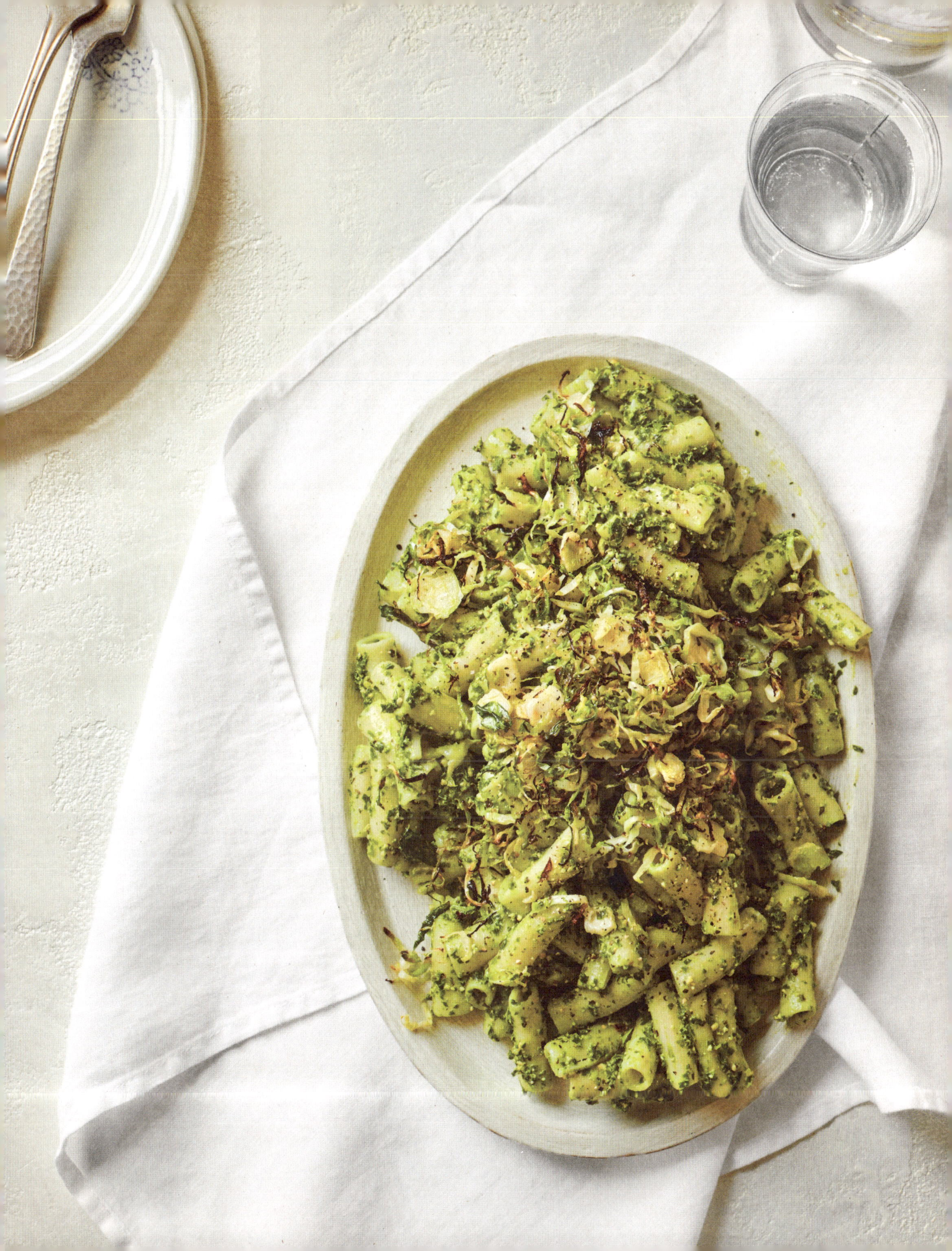

darauf achten, genug von diesem Nährstoff zu sich zu nehmen, weil ein B_{12}-Mangel zu irreversiblen Nervenschäden führen kann. Ich nehme jeden Tag ein B_{12}-Ergänzungsmittel. In unserer Holy-Name-Studie bekam jeder in der veganen Gruppe ein solches Mittel. Die B_{12}-Werte dieser Teilnehmer blieben normal, in manchen Fällen stiegen sie sogar.

OMEGA-3-FETTSÄUREN // Obwohl es keine offiziell empfohlene Tagesmenge für Omega-3-Fettsäuren gibt, spielen sie eine wichtige Rolle bei der Vorbeugung chronischer Entzündungen. Sie können zur Entstehung von Prostaglandinen beitragen, einer Art Lipide, die verschiedene Funktionen hinsichtlich der Entzündungsreaktion, normaler Blutgerinnung und der Elastizität der Blutgefäße beeinflussen. Zu den Lebensmitteln, die Omega-3-Fettsäuren enthalten, gehören Leinsamen und Leinöl, Sojabohnen und Sojaöl, Kürbiskerne und Kürbiskernöl, Tofu, Walnusskerne und Walnussöl sowie Seetang und andere essbare Meeresalgen.

VITAMIN D // Vitamin D kann das Risiko bestimmter Krebsarten und von Depression nachweislich verringern. Es stärkt Knochenbau und Zähne, steuert den Insulinhaushalt und unterstützt die Lungenfunktion und die Gesundheit der Herzkranzgefäße.

Die empfohlene Tagesdosis für Vitamin D liegt bei 800 IE oder 20 µg. Wenn auf unsere Haut jeden Tag 15 Minuten Tageslicht scheint, kann der Körper genug Vitamin D produzieren. Eine andere Möglichkeit, diesen wichtigen Nährstoff aufzunehmen, sind Pilze.

KALZIUM // Da Milch nicht die einzige Quelle dieses knochenbildenden Mineralstoffs ist, sind Argumente, Veganer würden nicht genug Kalzium zu sich nehmen, hinfällig. Man muss nur wissen, welche Pflanzen das Mineral enthalten, und entsprechend planen, um die empfohlene Tagesmenge zu erreichen.

Sie liegt bei 1000 mg pro Tag. Ein Salat aus 200 g Kohl, Mandel- und Sonnenblumenkernen sowie weißen Bohnen mit einem Tahin-Dressing kann 500 mg Kalzium beisteuern. Ein Smoothie aus 250 ml Mandel- oder anderer angereicherter Nussmilch, Mandelmus und Spinat sorgt für weitere 500 mg. Senf- und Rübengrün, Brokkoli, Mangold, Pak Choi und Grünkohl sind ebenfalls reich an Kalzium. Und während 250 ml Vollmilch 288 mg Kalzium enthalten, liefern 30 g Sesamsamen 580 mg Kalzium – fast das Doppelte. Tahin (Sesampaste) ist reich an Kalzium und kann eine köstliche Zutat für Salate, Hummus, Gemüsegerichte und Sandwiches sein.

PROTEINE // Alle pflanzlichen Lebensmittel enthalten Eiweiß. Wie schon erwähnt, sind Hülsenfrüchte (inklusive Erbsen und Linsen) sehr beliebte pflanzliche Eiweißquellen. 180 g gekochte Bohnen enthalten genauso viel Eiweiß wie 60 g Fleisch. Nüsse und Samen stecken ebenfalls voller Eiweiß.

ZINK // Dieses Spurenelement schützt vor Infektionen und hilft dem Körper bei der Wundheilung. Es ist wichtig für Wachstum und Gehirnentwicklung bei Säuglingen und Kindern. Die empfohlene Tagesmenge liegt bei 7 mg (für Frauen) bzw. 10 mg (für Männer). Man deckt seinen Bedarf problemlos, indem man viel Vollkorn, Hülsenfrüchte und Nüsse isst.

MAHLZEITEN PLANEN

Wie erhält man all diese Nährstoffe? Die einfachste Methode, das herauszufinden (außer es zu versuchen), ist es, sich einen Tag im Leben eines Menschen anzusehen, der sich nur von Pflanzen ernährt. Du wirst merken, wie leicht es ist, auf tierische Produkte zu verzichten und trotzdem die nötigen Nährstoffe zu bekommen.

FRÜHSTÜCK: EIN GESUNDER SMOOTHIE

Auch wenn es am Wochenende vielleicht etwas raffinierter sein darf, gibt es an hektischen Vormittagen nichts Besseres als einen gesunden Smoothie, vollgepackt mit Proteinen. Mixe 250 ml Wasser (oder eine pflanzliche Milchalternative), eine Banane, (gefrorene) Beeren, grünes Gemüse, Lein-/Chia-/Hanfsamen und einen Löffel veganes Proteinpulver. So beginnst du den Tag mit vielen Nährstoffen. Du kannst den Smoothie auch auf den Nachmittag verlegen, um eine Heißhungerattacke abzuwenden, und stattdessen eine gesunde Schale Haferbrei mit Obst zum Frühstück essen.

MITTAGESSEN: SUPER SUPPEN UND SALATE

Du kannst mittags Suppen oder Salate oder beides essen! Denk dran, deinen Salat außer mit Grünzeug auch mit herzhaften Zutaten zu bestücken, um deinen Magen lange zu beschäftigen – schwarze Bohnen, Quinoa, Nüsse, Samen. Du kannst die gleichen Zutaten auch auf eine glutenfreie Tortilla legen, falls du einen Wrap willst! Die Möglichkeiten für Suppen sind grenzenlos, aber du wirst feststellen, dass die besten Rezepte eine gute Basis haben: pürierte Süßkartoffel, Blumenkohl oder Brokkoli.

SNACKS UND BEILAGEN

Bei Snacks hast du die Wahl zwischen süß und salzig. Wenn du gesunde Versionen wählst, hast du tagsüber mehr Energie. Obst und Gemüse sind super mit Nussbutter oder Hummus.

ABENDESSEN: DIE HAUPTVERANSTALTUNG

Eine pflanzenbasierte Ernährung bedeutet nicht, dass man auf gutes Essen verzichtet! Suppen, Eintöpfe, Aufläufe, Pizzas, Burger – steht alles auf der Karte! Zu einem typisch veganen Abendessen gehört eine gute Eiweißquelle wie Bohnen oder Linsen, es können aber auch Quinoa, Artischocken, Nüsse, Samen, Spinat etc. sein. Es ist kein Hexenwerk, ein rasches, gesundes Essen aus roten Kidneybohnen, Quinoa und Brokkoli mit einer Cashewsahne zu übergießen. Köstlich!

DEIN GREENPRINT,
wenn du Gesetz 2 befolgst

Eine gut geplante pflanzliche Ernährung versorgt dich mit mehr Fasern, Folaten, Vitamin C und E, Kalium, Magnesium und vielen bioaktiven Stoffen und hat weniger gesättigte Fettsäuren als eine Ernährung mit tierischen Produkten. Das zeigte eine 2009 im *American Journal of Clinical Nutrition* veröffentlichte Studie.

GESETZ

3

ISS MEHR, WIEGE WENIGER

In den letzten
20 Jahren war ich
nur auf Diät.
Insgesamt hab ich
355 Kilo abgenommen.
Eigentlich müsste
ich an einem Bettel-
armband hängen.

– ERMA BOMBECK

DER KAMPF GEGEN FETT ist in den USA zu einem nationalen Wahn geworden, aber man gewinnt ihn oft erst nach einer lebenslangen Schlacht mit großen und kleinen Siegen. Frag den Rapper und Songwriter Todd Gaither, der unter dem Namen Sauce Money auftritt. Er ist ein Urgestein der Hip-Hop-Szene, und die meiste Zeit seines Lebens kämpfte er auf verlorenem Posten mit seinem Gewicht. Zwischendurch wog er über 220 kg, wodurch er eine schmerzhafte Osteoporose in beiden Knien bekam und nicht länger als drei Minuten am Stück stehen konnte. Er litt unter seinem Selbstbild in einer Branche, wo jemand mit Übergewicht oft abschätzig behandelt wird.

»Ich bekam eine schwere Depression – was ich niemandem wünsche –, weil ich so fett war. Ich war ganz offensichtlich zu dick!«, sagte Sauce. »Die Leute in meinem Business starben wie die Fliegen, und ich wusste, dass ich etwas gegen mein Gewicht tun musste. Ich wandte mich

»

EINE PFLANZENBASIERTE ERNÄHRUNG *IST DIE STÄRKSTE, WIRKSAMSTE UND EINFACHSTE ART, UM SCHLANK ZU WERDEN – UND ZU BLEIBEN.*

an Jay-Z. Ein guter Freund seit Kindertagen. Jay-Z war Veganer geworden, und er stellte den Kontakt zwischen Marco und mir her.«

Ich habe mit Sauce eng zusammengearbeitet und ihm beigebracht, unverarbeitete pflanzliche Lebensmittel zu essen. Dass er es schaffen konnte, wusste ich – man wird schließlich nicht umsonst zu einem Star in der Musikbranche. Ich sah in ihm einen schlanken, dynamischen Typ, jemand, der stolz auf sein Aussehen war. Ich verschrieb ihm sofort meinen Speiseplan. Wie bei jeder Umstellung der Lebensweise war es zunächst hart, aber Sauce hielt durch – dank der geistigen Disziplin, die er in seiner Studentenverbindung gelernt hatte.

Sauce ernährte sich einfach: viele Bohnen, Quinoa und Salate. Natürlich gab es kleine Rückschläge, aber er hielt eisern durch. Innerhalb von rund zweieinhalb Jahren nahm Sauce 90 kg ab, und weil er sich vegan ernährte und fünf- bis sechsmal die Woche trainierte – Schwimmen, Cardio- und Kraftsport –, nahm er auch nicht wieder zu. Er hat keine Knieschmerzen mehr. Er kann inzwischen lang stehen und bis spät in die Nacht arbeiten. Die erste Veränderung übrigens, die ihm auffiel – und zwar nach wenigen Tagen schon –, war die deutliche Verbesserung seines Teints; zudem war er zum ersten Mal seit Langem voller Energie.

Sauce sagte mir, die Umstellung auf pflanzliche Ernährung sei »das Beste, was ich je gemacht habe«.

Sauce räumte seiner Gesundheit höchste Priorität ein. Und heute glaubt er fest daran, dass, wenn er abnehmen kann, es jeder kann. In unserem letzten Gespräch äußerte der Rap-Star folgende ermutigende Worte:

»Vereinfache deine Ernährung. Fange damit an, gesunde Lebensmittel zu essen: frisches Obst, Gemüse, Vollkornprodukte und Bohnen. Gib dein Bestes.

Werde im positiven Sinn süchtig danach, wie toll du dich fühlst. Je länger du dich pflanzlich ernährst, desto besser fühlst du dich. Es ist eine Wunderdroge. Du wirst nicht zu deinen alten Gewohnheiten zurück wollen. Du kannst nicht verleugnen, was du jetzt weißt und fühlst. Mache weiter, die Zukunft ist voller Möglichkeiten. Hole dir Unterstützung von Menschen, die dich nie aufgeben. Bei mir waren es Jay-Z und Marco. Sie haben sich Zeit genommen, mir alles beizubringen. Ich verdanke ihnen mein Leben.

Ändere deine Art zu denken: Du musst länger und besser leben wollen, statt schlecht zu essen.«

Ich hätte es nicht besser sagen können, Sauce! Wie er nach Umstellung seiner Ernährung feststellte, hat man sein Gewicht unter Kontrolle, stillt seinen Hunger und fühlt sich nach jeder Mahlzeit angenehm gesättigt. Man kann tatsächlich mehr essen, um abzunehmen!

Ich weiß, diese Regel klingt zu schön, um wahr zu sein, wenn man sich an Diäten gebunden fühlte, bei denen man dauernd hungrig war. Auch wenn »iss weniger« das Mantra der Diätindustrie ist – Schlankwerden muss nicht von Entbehrung und Hunger geprägt sein.

Eine pflanzenbasierte Ernährung ist die stärkste, wirksamste und einfachste Art, um schlank zu werden – und zu bleiben. Und es gibt jede Menge Beweise dafür.

Forscher der American Cancer Society stellten fest, nachdem sie fast 80 000 gesunde Erwachsene zehn Jahre lang regelmäßig untersucht hatten, dass Männer und Frauen, die 19 oder mehr Portionen Gemüse pro Woche aßen, keine abdominale Fettsucht entwickelten – das heißt, sie bekamen am Oberkörper keine Speckröllchen oder Rettungsringe –, Teilnehmer, die mehr als siebenmal pro Woche Fleisch aßen, aber schon! Ein Fettansatz in der Bauchregion wird mit Herzleiden, Diabetes und manchen Krebsarten in Verbindung gebracht.

Das ist nicht die einzige Untersuchung, die nachweist, dass man mit Pflanzen gegen Fett ankämpfen kann. In einer an der University of South Carolina durchgeführten Studie wurden 50 übergewichtige Erwachsene willkürlich einer von fünf Diäten zugeteilt: einer nichtvegetarischen, einer halb-vegetarischen (einmal pro Woche rotes Fleisch, nicht mehr als fünfmal pro Woche Geflügel), einer pesco-vegetarischen, einer lakto-ovo-vegetarischen und einer veganen Diät. Sie folgten ihrer jeweiligen Diät zwei Monate und waren an keine bestimmte Kalorienaufnahme gebunden. Nach dieser ersten Phase ermunterten die Forscher die Probanden, weitere vier Monate ihre Diät beizubehalten.

Alle Teilnehmer nahmen ab, die Veganer aber am meisten – genau wie bei unserer Holy-Name-Studie. Nach sechs Monaten hatten die Veganer im Durchschnitt 7,5 % ihres Anfangsgewichts verloren. Meiner Ansicht nach beweisen die Ergebnisse dieser Studie, dass pflanzliche Ernährung eine wirksame Methode zur Gewichtsabnahme ist. Ich schätze diese wissenschaftlichen Beweise sehr, aber ich bin nicht überrascht. Wenn Klienten zu mir kommen, wollen sie meistens schlanker und fitter werden. Zunächst zeige ich ihnen, wie sie mehr Pflanzen in ihre Ernährung einbeziehen können – in der Hoffnung, sie zu einer rein pflanzlichen Ernährung zu bekehren. Gleichzeitig ermuntere ich sie, auf industriell verarbeitete Nahrungsmittel, mit denen sie sich langsam vergiften, zu verzichten. Sobald sie nur noch Pflanzen essen, sehe ich, wie sie zwischen 5 und mehr als 50 kg abnehmen, während ihr Fett dahinschmilzt und sie sich in eine Welt der Energie und Vitalität katapultieren. Die ganze Zeit essen sie mehr als je zuvor. Sie sind nicht hungrig und nehmen ab. Manche bis zu einem Pfund täglich! Natürlich werden sie gleichzeitig auch gesünder.

Vor ein paar Jahren traf ich in der Schule meiner Kinder zufällig einen Freund. Er erwähnte beiläufig, dass einige seiner Freunde zu einem pflanzlichen Speiseplan umgeschwenkt seien und meinen Ernährungsregeln mit erstaunlichen Ergebnissen folgten. Ich interpretierte seine Bemerkungen als Code für »Ich will's probieren«. Damals brachte er bei einer Größe von 1,95 m 135 kg auf die Waage.

Ich bedankte mich für seine freundlichen Worte und sagte, dass ich ihn gerne beraten würde, wenn er bereit sei, es auszuprobieren. Er wollte noch am selben Tag anfangen, hatte allerdings einen Vorbehalt: »Ich bin Kubaner wie du, und ich liebe kubanisches Essen.« Ich erinnerte ihn daran, dass kubanisches Essen zum großen Teil pflanzlicher Natur ist: schwarze Bohnen, Reis, Mais, Maniok, Kartoffeln, Tomaten, Salat, Gurken und Kochbananen. Eigentlich bestand die ursprüngliche Nahrung der Kubaner hauptsächlich aus Pflanzen, bis die Spanier, die Kuba bis zur vorletzten Jahrhundertwende beherrschten, Rinder und Schweine einführten und Fleisch auf den Speiseplan setzten. Mein Freund war überzeugt.

Nach einem ganzen Tag pflanzlicher Ernährung rief er mich an.

»Kumpel, du weißt doch, dass ich abnehmen will, stimmt's?«

»Ja, weiß ich, warum?«

»Mann, wenn ich das alles esse, was du gesagt hast, werde ich eindeutig zunehmen.« Ich fing an zu lachen und erklärte ihm, dass pflanzliche Lebensmittel mehr Nährstoffe, aber weniger Kalorien enthalten – die Essenz von Gesetz 2. 450 g Spinat haben rund 100 kcal, während dieselbe Menge tierisches Eiweiß die zehnfache Kalorienmenge und null Ballaststoffe hat. Man isst also mehr, nimmt aber weniger Kalorien und viele Ballaststoffe zu sich.

Mein Freund seufzte. »Ich darf essen, bin nicht hungrig und nehme ab? Ich bin dabei.«

Nur wenige Monate später hatte er fast 40 kg abgenommen, ohne einmal hungrig gewesen zu sein.

Schlicht und einfach: Pflanzliche Ernährung bringt bei jedem Menschen, mit dem ich gearbeitet habe, Ergebnisse.

Was ist das Geheimnis? Nun, eines der großen Geheimnisse sind die Ballaststoffe.

Ballaststoffe (oder Fasern) sind ein komisches Zeug. Wir essen es, können es aber nicht verdauen, also durchläuft es den Verdauungstrakt und macht dabei Erstaunliches für das Gewicht und die Gesundheit. Wie schon erwähnt, leiden viele Menschen an Ballaststoffmangel. Das ist ein Problem, um das wir uns wirklich kümmern müssen!

JE MEHR DU WEISST:

BALLASTSTOFFE UND DEINE GESUNDHEIT

Ballaststoffe bewahren die Gesundheit! Sie scheinen das Risiko vieler Krankheiten zu reduzieren:

AKNE UND HAUTAUSSCHLÄGE. Ballaststoffe, auch Fasern genannt, können zur Vermeidung von Hefe- und Pilzbakterien beitragen, was verhindert, dass sie durch die Haut abgesondert werden, wo sie Akne oder Ausschlag auslösen können.

CHRONISCHE ENTZÜNDUNG. Ballaststoffe scheinen entzündungshemmend zu wirken und senken Entzündungsparameter wie das C-reaktive Protein (CRP).

DARMERKRANKUNGEN. Ballaststoffe können das Reizdarmsyndrom (RDS) und andere Darmentzündungen lindern.

DARMKREBS. Ballaststoffe entfernen Gifte und Karzinogene aus dem Verdauungstrakt, was zur Krebsvorbeugung beiträgt.

DIVERTIKULITIS. Ballaststoffe, besonders nichtlösliche, können das Risiko einer Divertikulitis um 40 % senken.

FETTLEIBIGKEIT UND ÜBERGEWICHT. Ballaststoffe unterstützen nachweislich die Gewichtsabnahme bei Übergewicht, vermutlich, weil man sich länger satt fühlt.

GALLENSTEINE. Faserreiche Nahrung kann aufgrund ihrer Fähigkeit, den Blutzuckerspiegel zu senken, das Risiko von Gallensteinen reduzieren.

GEHIRNFITNESS. Ballaststoffe verbessert die Stimmung, Wahrnehmung und Aufmerksamkeit.

HÄMORRHOIDEN. Ballaststoffreiche Nahrung kann das Risiko schmerzhafter und zu Blutungen führender Hämorrhoiden reduzieren.

HERZ-KREISLAUF-ERKRANKUNGEN. Es gibt Anhaltspunkte dafür, dass Ballaststoffe zur Vorbeugung von Herzinfarkten beitragen, und Studien zeigen, dass Menschen mit einer ballaststoffreichen Ernährung um 40 % seltener an Herzkrankheiten leiden.

INFEKTIONEN. Ballaststoffe erhöhen den Bestand an gesunden Bakterien im Darm, was zur Vorbeugung von Infektionen, auch Erkältungen und Grippe, beiträgt.

INSULINRESISTENZ. Ballaststoffe machen Zellen empfänglicher für Insulin. Glukose gelangt leichter in die Zellen, senkt das Insulin im Blut und sorgt für mehr Energie.

SCHLAGANFALL. Wissenschaftler haben festgestellt, dass bei einem um 7 g erhöhten Tagesverzehr von Fasern das Risiko eines Schlaganfalls um 7 % sinken kann.

TYP-2-DIABETES. Lösliche Fasern können den Abbau von Kohlenhydraten und die Aufnahme von Zucker verlangsamen und so zur Kontrolle des Blutzuckers beitragen.

DER WICHTIGE RAT AN UNS ALLE: Esst mehr pflanzliche Fasern, um in den Genuss ihrer enormen gesundheitlichen Vorteile zu kommen.

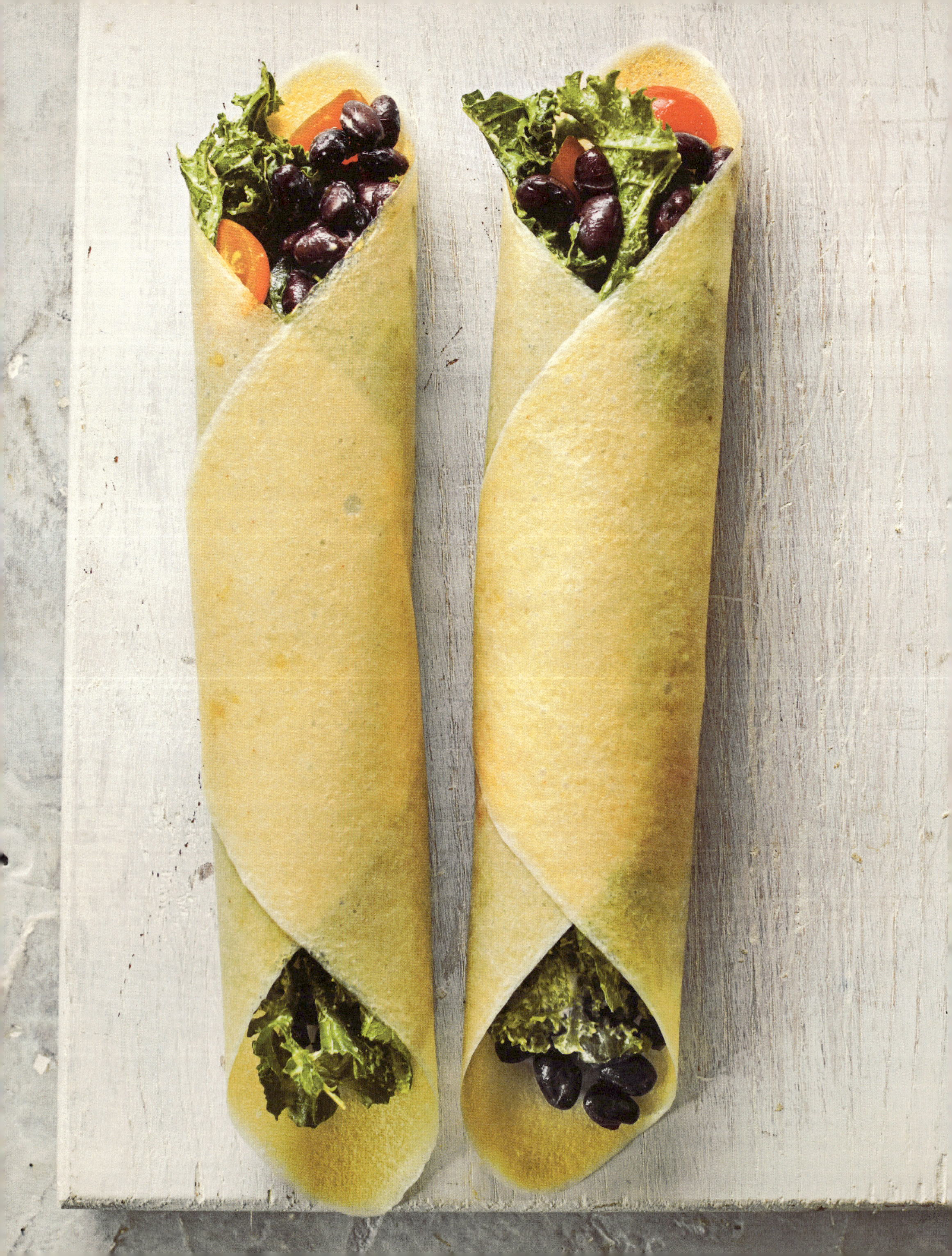

WO FINDEN WIR BALLASTSTOFFE?

Laut Definition finden sich Ballaststoffe nur in pflanzlichen Lebensmitteln. Aber eines der Probleme hinter unserem kollektiven Ballaststoffmangel besteht darin, dass die meisten nicht wissen, was in ihren Lebensmitteln steckt. Mehr als die Hälfte der US-Amerikaner (und nicht nur die) glauben, Steak sei reich an Ballaststoffen.

Es gibt zwei Arten von Ballaststoffen: lösliche und unlösliche. Lösliche Ballaststoffe wirken wie ein Schwamm; sie saugen Cholesterin, Fettsäuren und Toxine auf. Unlösliche Ballaststoffe fungieren wie eine Scheuerbürste; sie »putzen« den Verdauungstrakt, während sie ihn durchlaufen. Wir brauchen den Schwamm und die Scheuerbürste, um unseren Organismus sauber zu halten.

Zu den Nahrungsmitteln, die reich an löslichen Ballaststoffen sind, gehören Hafer und Haferkleie, Gerste, Hülsenfrüchte, Äpfel, Birnen und Zitrusfrüchte (keine Fruchtsäfte). Unlösliche Ballaststoffe sind hauptsächlich in Schalen und Hülsen pflanzlicher Nahrungsmittel vorhanden, während lösliche sich im fleischigen Innern der Frucht befinden. Apfelschalen etwa sind weitgehend unlöslich, das Fleisch eines Apfels vor allem löslich.

Beide Faserarten tragen durch vier Faktoren zur Gewichtsabnahme bei. **Nummer 1:** Ballaststoffe zügeln den Appetit, sodass man nicht zu viel isst. Das Hormon Cholecystokinin (CCK) kontrolliert das Sättigungsgefühl. Ballaststoffe erhöhen seine Produktion und verlängern seine Aktivität, weshalb man sich länger satt fühlt. **Nummer 2:** Ballaststoffe tragen dazu bei, die Kalorien aus dem Fett, das man isst, nicht aufzunehmen. Da der Körper sie nicht abbauen kann, verlassen sie ihn in derselben Form, in der sie hineingekommen sind. Während sie den Körper durchlaufen, nehmen sie Fett mit bis zum Dickdarm, wo beide zusammen beim Stuhlgang den Körper verlassen.

Bei einer Studie des US-Landwirtschaftsministeriums (USDA) setzten Forscher für die freiwilligen Teilnehmer eine Kaloriengrenze fest und änderten den Ballaststoffanteil in ihrer Ernährung. Sie stellten fest, dass mit steigender Ballaststoffzufuhr weniger Kalorien aufgenommen wurden. Wer bis zu 36 g Ballaststoffe am Tag aß, nahm täglich 130 kcal weniger zu sich – automatisch. Im Jahr addiert sich das auf rund 47 000 kcal. Da 1 kg Körperfett rund 7000 kcal entspricht, könnte man mühelos fast 7 kg im Jahr abnehmen, indem man mehr Ballaststoffe isst. **Nummer 3:** Ballaststoffe verlangsamen den Abbau von Kohlenhydraten in Glukose (Blutzucker). Das verhindert Gewichtszunahme, weil Glukose, die nicht zu Energie verbrannt wird, in Triglyceride umgesetzt wird. Diese werden entweder als unerwünschtes Körperfett gelagert oder im Blut akkumuliert, wo sie arterienverstopfende Plaque bilden. Ballaststoffe erhöhen auch die Insulinempfindlichkeit, weshalb Zellen gut auf Insulin reagieren, wenn es ihnen Glukose als Treibstoff liefert. Im Lauf der Zeit hilft der Verzehr von mehr Ballaststoffen deinem Körper, Glukose effizienter zu verbrauchen. **Nummer 4:** Ballaststoffe tragen dazu bei, die Anzahl nützlicher Bakterien (Probiotika) in deinem Magen-Darm-Trakt zu erhöhen. Unser Körper beherbergt Billionen dieser winzigen Viecher, von denen die meisten im Darm rumhängen. Sie bauen Nahrungsmittel ab, helfen bei der Aufnahme bestimmter Nährstoffe und bringen das Immunsystem auf Trab.

Aber es gibt einen Haken: Überraschenderweise wurde belegt, dass die falschen Darmbakterien zur Gewichtszunahme führen können. Forscher entdeckten, dass das Adenovirus-36 – das bekanntermaßen Hähnchen dicker macht – dreimal so oft im Darm fettleibiger Menschen vorkommt als im Darm Schlanker.

Glücklicherweise reicht es, dafür zu sorgen, dass die guten Bakterien die schlechten an Zahl übertreffen. Eine wichtige Methode besteht darin, den guten ihre Lieblingsspeise zu servieren: spezielle präbiotische Ballaststoffe, die man in vielen pflanzlichen Nahrungsmitteln – Spargel, Topinambur, Zwiebeln, Knoblauch und Lauch sowie in Chia-, Lein- und Hanfsamen – findet. Diese nützlichen Kreaturen in deinem Verdauungstrakt zu füttern, könnte ein guter Weg zu einem gesunden Gewicht sein.

Es gibt zahllose schicke Diäten, die man ausprobieren kann. Aber dank der o. g. vier Faktoren besteht die sicherste und natürlichste Methode zum Abnehmen einfach in einer ballaststoffreichen pflanzlichen Ernährung. Ballaststoffe sind eine tolle Geheimwaffe im Kampf gegen Fett! Ich werde dir in Teil 2 zeigen, wie du dieses Wellness-Gesetz in deinem Leben anwenden kannst, aber jetzt möchte ich darüber reden, wie man damit anfängt, es zu integrieren. Wie viele Ballaststoffe brauchst du täglich, um abzunehmen, dein Gewicht unter Kontrolle zu haben und gesund zu bleiben? Derzeit liegt die Empfehlung bei mindestens 30 g und nicht weniger als 25 g. Leider kommen die meisten Erwachsenen auf nur 15 g oder weniger.

Man könnte dieses Ziel erreichen (und überschreiten), indem man im Lauf eines Tages folgende Dinge zu sich nimmt: 150 g Haferbrei (3 g Ballaststoffe), 100 g Himbeeren (7 g), 100 g gekochte Kidney- oder schwarze Bohnen (9 g), einen kleinen Apfel (5 g), 200 g gekochte Linsen (8 g) und 150 g gekochte Erbsen (8 g). Das sind 40 g Ballaststoffe.

Es gibt weitere einfache Maßnahmen, mit denen man automatisch ballaststoffreiche Gewohnheiten annimmt:

- **Eine Schüssel Haferfocken oder Vollkornmüsli zum Frühstück essen.**
- **Das Müsli mit Chia- oder Leinsamen bestreuen.**
- **Zwei Handvoll Grünzeug wie Spinat im Smoothie verwerten.**
- **Zwischendurch frisches Obst oder Nüsse und Samen essen.**
- **Avocados auf Toast und Sandwiches, Salaten und Smoothies verwenden (eine halbe Avocado hat 5 g Ballaststoffe).**
- **Mit ballaststoffreichem Mehl backen. 30 g Kokosmehl etwa haben 11 g Ballaststoffe, dieselbe Menge Sojamehl 5 g.**
- **Reichlich Hülsenfrüchte essen, ein wichtiger Bestandteil vieler traditioneller Speisepläne. 200 g gekochte Bohnen decken bis zu 75 % des täglichen Ballaststoffbedarfs. Mit Hummus und Ähnlichem kann man diese ballaststoffreichen Nahrungsmittel in seinen Speiseplan einbauen.**

- Viel grünes Blattgemüse und Gemüse mit hohem Wasseranteil wie Gurken und Tomaten essen. So hat man eine größere Portion Ballaststoffe und Wasser intus und ist satt, bevor man allzu viele Kalorien gegessen hat.
- Mit einer Bohnensuppe oder einem Bohnensalat als Teil des Abendessens fühlt man sich wunderbar gesättigt.

Viele Leute haben mich gefragt, warum ich mich ballaststoffreich und pflanzlich ernähre, wenn ich doch ohnehin schlank bin und nicht abnehmen muss. Das stimmt – ich hatte nie Gewichtsprobleme. Aber das Schöne an all dem hier ist, dass einem dieses Gesetz nicht nur hilft, sein Gewicht in den Griff zu bekommen, sondern eine ballaststoffreiche Ernährung beseitigt auch Verstopfung und andere Verdauungsprobleme. Zu den anderen Vorteilen gehört, dass sie das Risiko von Herzkrankheiten, Diabetes, Bluthochdruck und einigen Krebserkrankungen verringert. Da es in meiner Familie viele Herzleiden gab, ist es mir wichtig, vorbeugende Maßnahmen gegen diese Krankheiten zu ergreifen. Wenn ich mich ballaststoffreich und pflanzlich ernähre, habe ich das Gefühl, mich vor zukünftigen Problemen zu schützen.

Wie dieses Gesetz feststellt, gestattet dir eine ballaststoffreiche Ernährung, mehr zu essen und zugleich weniger zu wiegen. Das ist auf die Dauer befriedigend genug. Während man bei den meisten Diäten bekanntlich Schwierigkeiten hat, sie durchzuhalten, legt dieses Gesetz Ernährungsprinzipien fest, an die man sich ein Leben lang halten kann.

DEIN GREENPRINT,

wenn du Gesetz 3 befolgst

Mit einer Umstellung auf pflanzliche Ernährung bleibst du auf natürliche Weise schlank. Hier ein paar Fakten: Vegetarier sind deutlich schlanker als Fleischesser. Wissenschaftler der Loma Linda University in Kalifornien haben mehrere Studien analysiert und herausgefunden, dass Vegetarier durchschnittlich fast 8 kg weniger wiegen als Nichtvegetarier. Und Veganer sind die Schlanksten von allen, wie eine britische Studie von 38 000 Fleisch- und Fischessern, Vegetariern und Veganern ergab, die im Juni 2003 im *International Journal of Obesity* veröffentlicht wurde.

DIE TOP-5-BALLAST-STOFFLEBENSMITTEL

IN PFLANZENGRUPPEN GEGLIEDERT

PFLANZENPROTEIN	PORTIONSGRÖSSE	BALLASTSTOFFMENGE (GRAMM)
Zu dieser Gruppe gehören einige ballaststoffreiche Lebensmittel, die auch Eisen, Zink, Vitamine und Mineralien enthalten. Man sollte versuchen, ½ bis 1 Portion von ihnen zu jeder Mahlzeit zu essen.		
Linsen, gekocht	200 g	15,6
schwarze Bohnen, gekocht	200 g	15,0
Limabohnen, gekocht	200 g	13,2
Mandelkerne	30 g (23 Nüsse)	3,5
Pistazienkerne	30 g (49 Nüsse)	2,9

GEMÜSE	PORTIONSGRÖSSE	BALLASTSTOFFMENGE (GRAMM)
Zur Gemüsegruppe gehören rohe und gekochte Gemüsesorten (auch wenn hier alle als gekocht angegeben sind). Sie sind besonders reich an Antioxidantien und sekundären Pflanzenstoffen. Man sollte reichlich von ihnen essen.		
Artischocke, gekocht	1 mittelgroße	10,3
Erbsen, gekocht	200 g	8,8
Rosenkohl, gekocht	200 g	8,8
Rübengrün, gekocht	200 g	5,6
Brokkoli, gekocht	200 g	5,4

OBST	PORTIONSGRÖSSE	BALLASTSTOFFMENGE (GRAMM)
Die Obstgruppe enthält rohe, frische Früchte. Der tägliche Verzehr kleiner Mengen kann das Risiko von Herzkrankheiten bereits reduzieren und deine Gesundheit verbessern. Ich empfehle 1 bis 2 Portionen täglich.		
Himbeeren	200g	9,4
Birne (mit Schale)	1 mittelgroße	5,5
Apfel (mit Schale)	1 mittelgroßer	4,4
Banane	1 mittelgroße	3,0
Orange	1 mittelgroße	3,0

GETREIDE	PORTIONSGRÖSSE	BALLASTSTOFFMENGE (GRAMM)
Die Getreidegruppe ist reich an Vitamin B und mehreren wichtigen Mineralien, darunter Magnesium, das an über 300 gesundheitsfördernden Aktionen im Körper beteiligt ist. Man sollte täglich 1 oder 2 Portionen essen.		
Graupen, gekocht	200g	9,6
Bulgur, gekocht	200g	8,9
Quinoa, gekocht	200g	6,2
Haferflocken, gekocht	200g	4,0
Naturreis, gekocht	200g	3,0

SAMEN	PORTIONSGRÖSSE	BALLASTSTOFFMENGE (GRAMM)
Samen sind klein, haben aber ganz schön was zu bieten. 1 bis 2 Portionen täglich.		
Chiasamen	30g (2 EL)	10,7
Leinsamen	30g (2 EL)	8,5
Kürbiskerne	30g (2 EL)	5,0
Kokosflocken (ungesüßt)	30g (2 EL)	4,6
Esskastanien	30g (2 EL)	2,0

GESETZ

4

WASSER IST LEBENSNAHRUNG

Reines Wasser ist die allererste Medizin der Welt.

– SLOWAKISCHES SPRICHWORT

VOR RUND 15 JAHREN meldete ich mich gemeinsam mit einem sehr guten Freund, der ein ausgezeichneter Sportler ist, zu einem zwölfstündigen Abenteuerrennen in Florida an. Das Rennen bestand aus einer Kombination aus Crosslauf, Mountainbike-, Kajakfahren und Orientierungslauf (den Weg zu verschiedenen Kontrollpunkten im Wald bei absoluter Dunkelheit finden – kein GPS, nur altmodische Landkarte und Kompass). Er musste das Rennen nur erwähnen, schon war ich überredet!

Der Spaß begann um 19 Uhr. Wer am nächsten Morgen um 7 Uhr nicht am Ziel war, wurde automatisch disqualifiziert. Jeder musste alle Kontrollpunkte zu einer bestimmten Zeit passiert haben, wollte er keine Disqualifikation riskieren.

An diese Nacht kann ich mich erinnern, als wäre es gestern gewesen. Ich kam mit meinem Rucksack mit erlaubter Ausrüstung an – Stirnlampe, Sturmstreichhölzer, Kompass etc. Mein Freund und ich waren so aufgedreht, dass wir den Beginn des Rennens kaum erwarten konnten.

Als die Glocke ertönte, flogen wir vom Start los. Nach etwa einer Stunde bekam mein Freund einen Krampf in seiner linken Wade. Krämpfe sind nicht ungefährlich, weil die plötzlich auftretenden Muskelschmerzen so heftig sein können, dass ein Sportler stürzt und sich ernsthafte Verletzungen zuziehen kann. Er trank etwas Wasser und machte weiter.

Eine Stunde später kam der Krampf wieder, aber diesmal im Oberschenkel. Er konnte nichts dagegen tun. Ich konnte wahrhaftig sehen, wie sich die Muskeln seines Oberschenkels unter der Haut zu offenbar furchtbar schmerzhaften Knoten verzogen. Ich machte mir Sorgen um ihn und fragte nach seinem Trinkverhalten – kaum etwas kann einem Sportler mehr zu schaffen machen als eine Dehydration. Wir wurden etwas langsamer, und er brachte es irgendwie fertig zu rehydrieren, was während eines Rennens sehr schwierig ist. Rund acht Stunden später beendeten wir das Rennen als Erste in unserer Altersklasse.

Wasser ist von entscheidender Bedeutung, ob man Sportler ist oder nicht. Man kann wochenlang ohne Essen auskommen, aber ohne Wasser überlebt man im Durchschnitt nicht mehr als drei Tage.

Wasser bedeckt 71 % der Erdoberfläche, und es macht bis zu 70 % unseres Körpers aus. Wasser ist unerlässlich für das Überleben jeder Lebensform. Es ist auch der Spitzenreiter unserer Nährstoffe. Ohne Wasser ist einfach kein Leben möglich.

DER WUNDERNÄHRSTOFF

Wasser bewirkt so viel im Körper. Vor allem kurbelt es den Stoffwechsel an. Mithilfe von Enzymen zerlegt es Essen in Nährstoffe wie Glukose, Stärke, Fettsäuren und Eiweiß zur leichteren Verdauung. Wasser hilft auch dem Körper dabei, gespeichertes Fett umzuwandeln. Eine deutsche Studie hat ergeben, dass man bis zu 50 kcal am Tag zusätzlich verbrennen kann, wenn man rund 2 l kaltes Wasser trinkt. Wissenschaftler vermuten, dass der Stoffwechselschub von dem zusätzlichen Aufwand herrührt, der für die Erhöhung der Temperatur des Wassers auf die des Körpers, 37 °C, nötig ist. Wasser vor dem Essen zu trinken, kann auch zu einem Sättigungsgefühl beitragen.

Wenn der Körper viel Wasser zur Verfügung hat, fühlt man sich energiegeladen. Das liegt weitgehend daran, dass Wasser als Lösungsmittel fungiert, in dem viele Nährstoffe wie die wasserlösslichen Vitamine B und C für den Körper verfügbar gemacht werden. Wasser hält die Energieversorgung auf Touren.

Viele Menschen, die über Müdigkeit klagen, haben eigentlich nur zu wenig Wasser im Körper. Dehydration reduziert den Blutfluss zu den Organen, macht träge und überlastet den Körper. Wenn dein Bindegewebe nicht genug Flüssigkeit erhält, ziehen die Zellen Wasser aus dem Kreislauf, und dein Blut wird dicker. Das strapaziert dein Herz, und du fühlst dich schwach oder benommen.

Wenn du dich pflanzenbasiert ernährst, nimmst du viele Ballaststoffe zu dir. (Erinnerst du dich an Gesetz 3?) Bei einer ballaststoffreichen Ernährung genug Wasser zu trinken ist für deine Gesundheit so wichtig wie die Ballaststoffe selbst. Das liegt daran, dass Ballaststoffe viel Wasser aufnehmen. Während sich Ballaststoffe durch deinen Verdauungstrakt winden und die Abfallbeseitigung vorantreiben, verwandeln sie sich in eine voluminöse Masse. Ein Großteil der Flüssigkeit dieser Masse stammt aus deinem Dickdarm. Wenn du zu wenig Wasser im Körper hast, könnte dein Stuhl hart und dein Stuhlgang schwierig und schmerzhaft werden. Deshalb wirkt Wasser als Erste Hilfe bei Verstopfung.

Wasser ist toll für die Gelenke. Es macht einen großen Teil deiner Gelenk- und Rückenmarksflüssigkeit aus. Falls du, auch nur kurzzeitig, zu wenig Wasser zu dir nimmst, ist von

WASSERGEHALT AUSGESUCHTER PFLANZLICHER LEBENSMITTEL

WASSERGEHALT	LEBENSMITTEL
100 %	Wasser
90 bis 99 %	Cantalupe-Melonen, Erdbeeren, Wassermelonen, Salate, Kohl, Sellerie, Spinat, Gurken, Tomaten, Auberginen, Kürbisse, Zucchini
80 bis 89 %	Äpfel, Trauben, Orangen, Möhren, Brokkoli (gekocht), Birnen, Pfirsiche, Ananas
70 bis 79 %	Bananen, Avocados, Kartoffeln (gebacken), Kidneybohnen, Mais (gekocht)
60 bis 69 %	andere Hülsenfrüchte
1 bis 9 %	Walnuss-, Erdnusskerne (trocken geröstet), Müslis

QUELLE: *US-Landwirtschaftsministerium, Nationale Nährstoffdatenbank, Veröffentlichung Nr. 21*

diesen wichtigen Flüssigkeiten weniger da, um Gelenke und Wirbelsäule zu schützen.

Dein Gehirn besteht zu 70 bis 80 % aus Flüssigkeiten. Du brauchst diese Flüssigkeiten für deine geistige Vitalität und deine gesamte Hirnleistung. In einer Studie, bei der die Fähigkeit von Probanden geprüft wurde, Denksportaufgaben nach einer durch Hitzestress erfolgten Dehydration zu lösen, wurde festgestellt, dass ein Flüssigkeitsverlust von nur 2 % des Körpergewichts einen Rückgang von bis zu 20 % beim Kopfrechnen, Kurzzeitgedächtnis und der Fähigkeit, Objekten visuell zu folgen, bedeuten kann. Eine andere Studie belegte, dass ein Flüssigkeitsverlust von nur 1 % der Körpermasse zu Beeinträchtigungen von Gedächtnis und Aufmerksamkeit führte. Das sollte alle motivieren, so viel zu trinken, dass geistige Vitalität und Konzentration gewährleistet sind.

Angemessene Flüssigkeitszufuhr kann offenbar auch Krebs vorbeugen: In einer Untersuchung wurde festgestellt, dass Menschen mit Harnwegskarzinomen (Blase, Prostata, Niere und Hoden) im Vergleich zu Gesunden deutlich weniger tranken. In einer anderen Studie entdeckten Wissenschaftler, dass Frauen, die mehr als fünf Gläser Wasser pro Tag tranken, im Vergleich zu Frauen, die zwei Gläser oder weniger tranken, ein um 45 % niedrigeres Darmkrebsrisiko hatten.

Warum scheint angemessene Wasserzufuhr den Körper vor Krebs zu schützen? Einer Theorie zufolge spült man, je mehr man trinkt, Toxine und karzinogene Substanzen umso schneller aus dem Körper, wodurch sich die Wahrscheinlichkeit vermindert, dass sie lang genug dort verweilen, um Gewebeveränderungen zu verursachen.

Ohne Wasser wäre keine biologische Reaktion oder Funktion möglich. Man braucht es, um den Körper abzukühlen, Muskel- und Hauttonus zu bewahren und um Ohren-, Nasen- und Rachenschleimhäute feucht zu erhalten. Wasser wird benötigt, um Zellen, Neuronen, Haut und mehr zu nähren. Wasser spült Abfallprodukte aus, indem es Salze und Harnstoff in den Nieren auflöst und als Urin abführt. Wasser macht das Blut flüssiger, damit es Nährstoffe und Sauerstoff leichter transportieren und Blutgerinnseln vorbeugen kann. Es lässt dich sogar attraktiver aussehen, weil es deiner Haut jugendlichen Glanz und Elastizität verleiht.

DU KANNST DEIN WASSER ESSEN

Ja, du hast richtig gelesen. Einer der Vorteile von pflanzlicher Ernährung besteht darin, dass der Verzehr von mindestens fünf Portionen Obst und Gemüse täglich rund 20 % deines täglichen Wasserbedarfs abdeckt. Grundsätzlich fördern wasserhaltiges Obst und Gemüse die Hydration auf natürliche Weise und geben dir das Gefühl, satt zu sein. Die saftigsten Früchte sind Melonen, Orangen, Trauben und Äpfel.

WIE VIEL IST GENUG?

Quantität und Qualität der Flüssigkeitszufuhr sind in nährstofflicher und physiologischer Hinsicht ein wichtiges Thema. Wasser ist immer erste Wahl. Ungesüßte Tees sind ebenfalls prima, desgleichen Wasser mit Zitrone, Gurke oder Beeren (falls du deinem Wasser gern etwas Geschmack gibst). Auf Limonade, gezuckerte Tees, zuckrige Säfte und Alkohol verzichtet man besser. Sie enthalten leere Kalorien.

Wie viel Wasser ist genug? Die National Academy of Medicine schlägt vor, dass Männer 3 l und Frauen 2 l am Tag trinken. Hier ein paar Tipps, wie du deine Flüssigkeitsaufnahme tagsüber erreichen kannst:

- **Beginne den Tag mit einem Glas Wasser mit Zitronensaft. Gut für Säure-Basen-Balance, Verdauung und Rehydration.**
- **Trinke bei jeder Mahlzeit ein Glas Wasser und auch dazwischen, damit du nicht zu viel isst und dich zwischen den Mahlzeiten satt fühlst.**
- **Trinke vor, während und nach dem Sport je ein Glas Wasser. Dehydration beeinträchtigt deine Trainingsleistung.**
- **Trinke mehr Wasser, wenn es heiß ist. Wasser, das der Körper durch Schwitzen verliert, muss ersetzt werden.**
- **Warte nicht auf den Durst, bis du trinkst; sobald man Durst hat, leidet man schon an Wassermangel.**

Wenn man feststellen will, ob man genug Wasser trinkt, schaut man sich am besten seinen Urin an. Grundsätzlich sollte man innerhalb von 24 Stunden sechs- bis achtmal urinieren. Ein praktisch farbloser Urin ist ein gutes Zeichen dafür, dass man genug getrunken hat. Sollte man feststellen, dass er eher die Farbe von Apfelsaft hat, ist das eine Mahnung, mehr Wasser zu trinken.

Andere Kennzeichen dafür, dass man zu wenig trinkt, sind dunkle Ringe um die Augen, Abschuppung der Haut oder Akne, eine trockene oder rote Nase, Kopfschmerzen und ein trockener Mund.

DEIN GREENPRINT,

wenn du Gesetz 4 befolgst

Außer den gesundheitlichen Vorteilen einer adäquaten Wasserversorgung gibt es eine Auswirkung auf die Umwelt – je nachdem, wo dein Wasser herkommt. Um Getränkeflaschen und -dosen zu produzieren, wird viel Energie benötigt. Und Kohlenstoff wird während Herstellung, Transport und Kühlung dieser Flaschen und Dosen freigesetzt. Die meisten landen dann auf Deponien. Dein »grünstes« Getränk ist daher gefiltertes Leitungswasser. Und statt aus Plastikflaschen sollte man Wasser aus Glas- oder Edelstahlflaschen trinken. Man kann seinen Greenprint erhöhen und seine CO_2-Bilanz senken, indem man Kaffee oder Tee zu Hause macht, statt sie in Flaschen oder Bechern zum Mitnehmen zu kaufen.

GESETZ

5

SCHÜTZE DEIN HERZ

> Wenn du die übliche Kost zu dir nimmst, die von den meisten Menschen in der modernen Welt gegessen wird, wirst du höchstwahrscheinlich herzkrank.
>
> **– JOEL FUHRMAN**

ICH ERINNERE MICH noch gut daran, als meine Frau zum ersten Mal schwanger war und ich den ersten Herzschlag unseres Kindes hörte … *bumm, bumm, bumm,* jenes kostbare erste Lebenszeichen. Es war für mich ein emotionsgeladener Moment, und ich war sofort verliebt.

Dein Herz hat auch seinen ersten Schlag im Schoß deiner Mutter getan. Und es dürfte so ziemlich nonstop weiterschlagen, bis du stirbst. Das sind möglicherweise Milliarden von Schlägen, bei denen sich dein Herz entspannt und mit Blut füllt, sich dann zusammenzieht und Blut in alle Teile deines Körpers pumpt, um deinen ganzen Organismus zu versorgen.

Dein Herz ist untrennbar mit deinem Leben verbunden. Du kannst mit nur einer Niere und ohne Gallenblase leben, aber ohne Herz nicht. Wenn das Leben endet, hört das Herz auf zu schlagen; wenn das Herz aufhört zu schlagen, endet das Leben. Wenn das Herz nicht mehr funktioniert, liegt es wahrscheinlich an Missbrauch oder fehlender Pflege. Unser Lebensstil, was wir essen, die Einstellungen, die wir entwickeln, und was wir so treiben – ob gut oder schlecht –, alles beeinflusst das Herz.

Ich will dir keine Angst machen, aber jeder Schaden, den du deinem Herz zufügst, kann tödlich sein. In den USA sterben pro Jahr rund 610 000 Menschen an Herzleiden – das sind rund 25 %. Die häufigste Todesursache für Frauen sind Herzkrankheiten, nicht Krebs. Jährlich werden bei rund 300 000 US-Amerikanern Herzbypässe gelegt, und rund 735 000 haben einen Herzinfarkt, 210 000 davon ihren zweiten. Und in Deutschland sehen die Zahlen nicht besser aus …

Dein Risiko für eine Herzerkrankung kann fast mit deiner Geburt beginnen. Plaque beginnt sich sehr früh im Leben in den Arterien abzusetzen (Gefäßverkalkung). Plaque ist tatsächlich schon in den Herzen fünfjähriger Kinder festgestellt worden, und eine beträchtliche Ansammlung wurde in den Arterien von Jugendlichen entdeckt – die Folge einer Ernährung mit vielen gesättigten Fettsäuren und Cholesterin. Damit sind schon viele Jugendliche gefährdet, herzkrank zu werden.

Könnte so etwas dir oder deinen Kindern zustoßen?

Falls dir diese Frage in den Sinn gekommen ist: die Antwort hängt von deiner Lebensweise ab. Wenn du regelmäßig trainierst, hauptsächlich pflanzliche Lebensmittel isst und ein ideales Gewicht hast, ist es weniger wahrscheinlich, dass du Herzprobleme bekommst.

Die gute Nachricht: Es ist nie zu spät, seine Lebensweise zu ändern, um das Risiko einer Herzkrankheit zu reduzieren. Doch wie ändere ich mein Leben am besten? Dutzende von Büchern und Artikeln preisen die »perfekte« Ernährung an, um Herzkrankheiten vorzubeugen oder zum Guten zu wenden. Das Problem ist, dass viele dieser Vorschläge nur Verwirrung stiften und keine klare Lösung anbieten.

ABER ES GIBT EINE KLARE LÖSUNG: Pflanzliche Nahrungsmittel essen. Bevor ich schwere wissenschaftliche Geschütze auffahre, möchte ich dir von meinem Freund Steve erzählen, einem supererfolgreichen Geschäftsmann, der in seinem Leben gewaltige Hindernisse überwinden musste. Sein Vater war nicht oft da, und wenn er da war, war er ein schlechtes Vorbild für Steve. Er wuchs in der falschen Gegend auf, umgeben von Drogen und Alkohol, und die Gleichaltrigen in seinem Umkreis hatten keinen guten Einfluss auf ihn. Aber Steve beschloss mit eisernem Willen, sein Schicksal selbst in die Hand zu nehmen und nicht ein Produkt seines Umfelds zu sein.

Steve hatte Erfolg, aber wie viele andere aß er gern die falschen Dinge und hatte selten Zeit zum Trainieren. Mit 45 ging er zur jährlichen Routineuntersuchung und erfuhr, dass er gefährlich hohen Blutdruck hatte und kurz davor war, Diabetiker zu werden.

Am Tag nach seiner Untersuchung trafen wir uns zum Frühstück.

»Wie konnte mir das passieren?«, fragte er geknickt. »Ich will 100 Jahre alt werden, und gerade fängt das Leben an, mir Spaß zu machen. Aber ich will nicht von Medikamenten anhängig sein oder ihre Nebenwirkungen hinnehmen. Ich bin bereit, alles zu tun, was nötig ist.«

»Das ist einfach«, sagte ich. »Stelle deine Ernährung auf pflanzliche Lebensmittel um und bleibe dabei.«

Er hatte mich oft davon reden hören, aber ohne seine Diagnose war er nicht bereit, wirklich zuzuhören. Steve fackelte nicht lange. Er nahm sofort nur noch pflanzliche Lebensmittel zu sich und war so bei der Sache, wie ich ihn noch nie gesehen hatte.

Ein anderer Freund fragte ihn: »Mann, ziehst du wirklich dieses Pflanzending durch?« Seine Antwort war ernst und komisch zugleich: »Verdammt noch mal, ja! Ich habe mein Todesurteil gehört – hoher Blutdruck und Diabetes –, aber ich sagte: ‚Auf keinen Fall, nicht mit mir!'«

Vier Monate später ging Steve wegen einer Nachuntersuchung wieder zu seinem Arzt, und seine Untersuchungsergebnisse waren geradezu ein Wunder. Sein Cholesterin war vollkommen normal, sein Blutdruck perfekt, und sein Prädiabetes war völlig verschwunden.

Wie war das möglich und warum hatte sein Arzt ihm diese Ernährung nicht verschrieben? Das kann ich nicht beantworten, aber ich kann sagen: »pflanzliche Ernährung« hört man lieber als »Bypass-OP« oder »Herzinfarkt«. Es ist nun mal so, dass pflanzliche Ernährung das entscheidende Mittel gegen Herzkrankheiten ist. Das ist Tatsache – ich mache keine Werbung für meine persönlichen Ansichten, sondern betone die Wahrheit darüber, wie man Risikofaktoren kontrollieren und in seiner Ernährung Vorkehrungen treffen kann, um die Risiken eines Herzinfarkts oder Schlaganfalls zu senken.

PFLANZENSCHUTZ FÜR DEIN HERZ

Vielleicht isst du schon weniger Hamburger, aber der Verzicht auf Big Macs allein reicht nicht, um dir wesentliche gesundheitliche Vorteile für dein Herz zu verschaffen. In einer Studie, die 2017 im *Journal of the American College of Cardiology* veröffentlicht wurde, untersuchten Wissenschaftler mehr als 200 000 Erwachsene und bestätigten nochmals den Befund, dass die Einhaltung einer ballaststoffreichen pflanzlichen Ernährung mit einem niedrigeren relativen Risiko einer koronaren Herzkrankheit (KHK) verbunden ist.

Allerdings stellte die Studie auch fest, dass eine fleischlose Diät, die beträchtliche Mengen an raffiniertem Getreide und gezuckerten Getränken enthielt – im Grunde genommen Junkfood –, mit einem höheren Risiko von KHK einherging. Der entscheidende Punkt ist, dass man auf die Qualität der Lebensmittel achtet, die man isst. Vollkorngetreide etwa ist viel gesünder als raffiniertes Getreide, weil im Raffinierungsverfahren Ballaststoffe, Eisen und viele B-Vitamine aus den Getreiden entfernt werden. Ganze Früchte sind auch besser als Fruchtsäfte, weil sie Ballaststoffe enthalten, die beim Entsaften verloren gehen.

Wenn du im Moment ein Herzleiden hast, könntest du deine Beschwerden durch eine rein pflanzliche Ernährung verbessern oder lindern. Wissenschaftler der angesehenen Cleveland Clinic haben 198 Patienten beobachtet und bei ihrer Ernährung beraten. Bei ihnen war eine Herz-Kreislauf-Erkrankung (HKE) diagnostiziert worden, und sie waren daran interessiert, zu einer pflanzlichen Ernährung (als Ergänzung zu ihrer normalen kardiovaskulären Versorgung) überzugehen. Sie sollten auf Milchprodukte, Fisch, Fleisch und zusätzliches Öl verzichten.

Die meisten freiwilligen Patienten mit HKE nahmen die Beratung gut an, und bei denjenigen, die im Durchschnitt 3,7 Jahre bei ihrer pflanzlichen Ernährung blieben, kam es selten zu weiteren kardialen Komplikationen. Die Wissenschaftler kamen zu dem Schluss, dass »pflanzliche Ernährung das Potenzial für eine große Wirkung auf die HKE-Epidemie hat«. Oder, wie ich gern sage, eine pflanzliche Ernährung ist der beste Bodyguard für dein Herz!

UND HIER KONKRET DIE BESTEN PFLANZLICHEN LEBENSMITTELGRUPPEN ZUM SCHUTZ DEINES HERZENS.

GEMÜSE // Ich liebe Gemüse – seinen Geschmack, wie es sich verändert, wenn man es in den Backofen schiebt und röstet, und wie köstlich es in Kombination mit Getreiden, Nüssen und Samen schmeckt. Gemüse ist wundervoll – besonders für dein Herz. Dunkles Blattgemüse etwa ist reich an Kalium, was zur Blutdruckregulation beiträgt, Antioxidantien und sekundären Pflanzenstoffen.

Blattgemüse wie Kohl, Spinat und Mangold enthält Nährstoffe, die deinen Körper bei der Zellbildung für die Blutgefäßwände unterstützen. Gesunde, elastische Arterien wiederum produzieren reichlich Stickstoffmonoxid, ein nützliches Molekül, das dafür sorgt, dass die Blutgefäße geweitet und entspannt bleiben.

OBST // Gibt es in deiner Familie Herzkrankheiten? Dann iss mehr frisches Obst. Studien deuten darauf hin, dass das Essen von Obst das Risiko für Herzkrankheiten bei Menschen mit genetischer Veranlagung reduzieren kann. Das liegt an verschiedenen darin enthaltenen herzschützenden Verbindungen. Eine davon ist Quercetin, ein sekundärer Pflanzenstoff in Äpfeln, Trauben, Kirschen und Beeren sowie in manchen Gemüsen, der antioxidative und entzündungshemmende Eigenschaften hat. Und viele Früchte enthalten jede Menge Kalium, ein Mineral, das den Blutdruck senkt. Das antioxidative Vitamin C, das in Obst und manchen Gemüsen vorkommt, kann vor Herzleiden schützen, indem es Blutgefäße entspannt und Arterienablagerungen stabilisiert, sodass sie sich nicht lösen und einen Herzinfarkt verursachen.

Dann wäre da die Avocado (ja, eine Frucht). Avocados sind so gut für das Herz, dass selbst die US-Lebensmittelbehörde (FDA) ihr das Etikett »herzgesund« zugestanden hat. Ich mag diese Frucht so sehr, dass ich sie sogar als Grundlage für Pasteten und Puddings verwende.

NATIVES OLIVENÖL EXTRA // Das Tolle daran ist, dass es voller Verbindungen steckt, die Entzündungen der Arterien und die Bildung von Arterienablagerungen reduzieren. Eine 2007 in *Clinical Cardiology* veröffentlichte Studie aus Griechenland berichtete, dass die ausschließliche Verwendung von Olivenöl in der Küche – im Vergleich zu Haushalten, in denen keines verwendet wird – mit einem um 47 % verringerten Risiko eines akuten Koronarsyndroms (plötzlich reduzierter Blutstrom zum Herz) einhergeht.

WIE LAUTEN DIE IDEALEN *CHOLESTERIN-EMPFEHLUNGEN?*

Medizinexperten haben die folgenden wünschenswerten Orientierungswerte für Cholesterin festgelegt:

GESAMT- *CHOLESTERIN*
UNTER **200**

LDL- *CHOLESTERIN*
UNTER **100**

HDL- *CHOLESTERIN*
60 ODER HÖHER

TRIGLYCERIDE
UNTER **150**

VLDL- *CHOLESTERIN*
UNTER **30**

WIE LAUTEN DIE

CHOLESTERIN-RICHTLINIEN?

Die Ernährungsrichtlinien des US-Landwirtschaftsministeriums sprechen folgende Empfehlungen aus, um einen niedrigen Cholesterinspiegel zu erreichen:

CHOLESTERIN	Nimm so wenig Cholesterin wie möglich mit der Nahrung zu dir (es gibt keine festen Grenzwerte). Cholesterin findet sich nur in tierischen Nahrungsmitteln wie Fleisch, Milchprodukten, Meeresfrüchten und Eigelb.
GESÄTTIGTE FETTSÄUREN	Begrenze diese Fettsäuren, die sich hauptsächlich in Fleisch und Milchprodukten finden, auf weniger als 10 % der am Tag verzehrten Kalorien.
UNGESÄTTIGTE FETTSÄUREN	Ersetze so oft wie möglich gesättigte durch ungesättigte Fettsäuren (die sich vor allem in pflanzlichen Lebensmitteln finden). Es gibt keine Obergrenze für ungesättigte Fettsäuren.
TRANSFETTSÄUREN	Iss wenig bis keine synthetischen Transfettsäuren, weil sie Entzündungen hervorrufen können.

NÜSSE // Nüsse sind in den letzten Jahren zu Unrecht kritisiert worden, weil gesagt wurde, sie würden »viel Fett« und viele Kalorien enthalten. In Wirklichkeit haben Nüsse, in Maßen genossen, jedoch viele gesundheitliche Vorteile – darunter eine deutliche Verbesserung deiner Herzgesundheit.

Einige Studien, die kürzlich in Harvard durchgeführt wurden, ergaben, dass ein regelmäßiger Verzehr von Nüssen das Risiko einer Herzkrankheit reduzieren kann. Diese umfangreichen Studien zeigen beständige Ergebnisse – wenn man täglich (oder zumindest ein paarmal in der Woche) Nüsse isst, kann man das Infarktrisiko um 30 bis 50 % reduzieren. Diese Studien veranlassten die US-Lebensmittelbehörde zu dem Hinweis, dass ein Speiseplan, auf dem 30 g Nüsse pro Tag stehen, das Risiko von Herzkrankheiten verringern könne.

Wie also tragen Nüsse zu einer besseren Herzgesundheit bei? Vor allem enthalten sie eine Menge ungesättigter (guter) Fettsäuren, die »schlechte« (LDL) Cholesterinwerte senken und »gute« (HDL) erhöhen können. Nüsse sind außerdem reich an Omega-3-Fettsäuren, die dazu beitragen, einen unregelmäßigen Herzrhythmus zu regulieren und das Risiko für Blutgerinnsel zu reduzieren. Nüsse enthalten außerdem die Aminosäure Arginin, die dem Körper hilft, Stickstoffmonoxid zu produzieren. Stickstoffmonoxid wiederum entspannt die Blutgefäße, was den Blutdruck senkt. Und darüber hinaus nimmt man mit ihnen auch Vitamin E, Folsäure, Ballaststoffe und Kalium zu sich.

Und was ist mit ihren Kalorien? Bei rund 185 kcal pro 30 g hilft es deiner Gesundheit wenig, wenn du Nüsse zu deiner Ernährung einfach nur hinzufügst, denn die Kalorien summieren sich schnell. Doch wenn du einen weniger gesunden Snack durch sie ersetzt, hilft es durchaus.

Zu den Nüssen, die gut für dein Herz sind, gehören Pekannuss-, Pistazien-, Haselnuss-, Mandel- und Walnusskerne. Also schnapp dir ein paar Nüsse! Streu sie auf Müslis und Salate oder kombiniere sie mit Trockenfrüchten. Dein Herz wird es dir danken.

SAMEN // Samen sind kleine Kraftpakete. Ich mag besonders Chia- und Leinsamen. Beide liefern Omega-3-Fettsäuren. Leinsamen enthalten Lignane, starke Antioxidantien, und cholesterinsenkende Ballaststoffe.

Einer meiner Lieblingssamen ist außerdem Quinoa. Ich koche damit seit mehr als 15 Jahren, weil ich ihren nussigen Geschmack und die leichte Konsistenz schätze. Außerdem ist sie reich an Eiweiß und Ballaststoffen und enthält all die essenziellen Aminosäuren, die unser Körper braucht.

GETREIDE // Mehrere Untersuchungen weisen auf die Rolle von Vollkornprodukten zur Vorbeugung von Herzkrankheiten hin. In der Iowa Women's Health Study aus dem Jahr 2000 hatten Frauen mit einem hohen Vollkornverzehr ein um 30 % verringertes Krankheitsrisiko, verglichen mit jenen, die weniger Vollkornprodukte aßen. Vollkornprodukte enthalten mehr Antioxidantien als verarbeitetes Getreide, und sowohl Hafer als auch Gerste sind reich an Beta-Glucan, einem Ballaststoff, der den Cholesterinspiegel senkt und die Insulinempfindlichkeit verbessert.

HÜLSENFRÜCHTE // Hülsenfrüchte schenken dir womöglich mehr Geburtstagskerzen. Als Wissenschaftler die Ernährung älterer Erwachsener in Japan, Griechenland, Schweden und Australien analysierten, entdeckten sie, dass alte Leute umso länger lebten, je mehr Hülsenfrüchte sie aßen. Und wenn man mindestens vier Portionen Bohnen in der Woche isst, könnte man das Risiko einer Herzerkrankung laut einer Untersuchung von fast 10 000 Frauen und Männern in den USA um 22 % senken. Bohnen sind eine Fundgrube vieler herzschützender Nährstoffe: Kalium, Magnesium, Folsäure, cholesterinsenkende Ballaststoffe und glukoseabbauende resistente Stärken.

Meine Eltern sind Kubaner, und deshalb bin ich mit schwarzen Bohnen quasi abgestillt worden – sie sind in Kuba ein Grundnahrungsmittel.

Das Besondere an schwarzen Bohnen ist ihr hoher Anteil an Antioxidantien, vor allem Anthocyanidinen, Farbstoffen, die schwarzen und blauen Früchten, Beeren und Bohnen ihre Farbe verleihen. Schwarze Bohnen haben viel Eiweiß, Ballaststoffe, Zink, Kupfer und Molybdän (ein weniger bekanntes, aber wichtiges Mineral, das mit einem langen Leben konnotiert wird). Fürchte nicht die mit dem Essen von Bohnen verbundenen Blähungen: Wenn du mit kleinen Portionen anfängst, wird sich dein Körper mit der Zeit daran gewöhnen.

WAS FLEISCH DEINEM HERZ ANTUT

Fleischverzehr ist nicht so gut für dein Herz. 2012 veröffentlichten Wissenschaftler an der Harvard School of Public Health Daten von über 120 000 Teilnehmern ihrer gefeierten Langzeitstudien (die sogenannten Health Professionals Follow-Up Study und Nurses' Health Study). Nach 28 Jahren hatten jene, die das meiste rote Fleisch aßen (etwa zwei Portionen am Tag), ein um 30 % höheres Sterberisiko als die, die am wenigsten aßen (eine Portion oder weniger).

Das war nicht das erste Mal, dass eine große Studie rotes Fleisch mit einem kürzeren Leben in Verbindung brachte. 2009 berichteten die National Institutes of Health (NIH) in einer Studie über die Ernährungsgewohnheiten von 500 000 Menschen, dass diejenigen mit dem höchsten Fleischverzehr (rund 150 g täglich) nach zehn Jahren um 30 % wahrscheinlicher starben als die mit dem geringsten (rund 20 g täglich). Es sieht also ganz so aus, als ob du vor deiner Zeit sterben könntest, wenn du zu viel Fleisch isst. Mediziner empfehlen eine Begrenzung des Verzehrs von rotem Fleisch, weil es gesättigte Fettsäuren und Cholesterin enthält, die beide den LDL-Cholesterinspiegel im Blut erhöhen. Wichtig ist auch, industriell verarbeitete Lebensmittel, andere tierische Proteine und Milchprodukte zu meiden, um den Konsum von Cholesterin und gesättigten Fettsäuren zu verringern und so die Endothelzellen deiner Gefäßwände zu schützen.

ES GIBT NOCH EINEN GRUND, AUF ROTES FLEISCH, EIER, MILCHPRODUKTE UND ANDERES TIERISCHES EIWEISS ZU VERZICHTEN: Diese Nahrungsmittel bilden mehr schlechte Bakterien in deinem Darm, die eine Verbindung namens Trimethylamin-N-oxid (TMAO) produzieren. TMAO verursacht Entzündungen, die deine Arterien verstopfen.

Ich treffe so viele Leute, die glauben, es sei schwer, auf Fleisch zu verzichten. Ist es nicht, und Ana, eine Teilnehmerin unserer Holy-Name-Studie, ist der lebende Beweis. Sie ist Leiterin der Krebsstation in einem Krankenhaus in New Jersey.

BALD NACHDEM SIE FÜR DIE STUDIE AUSGEWÄHLT WAR, STAND SIE VOR DER HERAUSFORDERUNG: Konnte sie für die Dauer der Untersuchung auf Fleisch und tierische Lebensmittel verzichten und sich nur pflanzlich ernähren? Es würde schwer für sie werden, eine Hispanoamerikanerin, die seit eh und je Fleisch, Eier, Käse und andere Milchprodukte mit raubtierhafter Begeisterung verzehrt. Und genau wie ich zählt sie sich zu den Feinschmeckern!

»Ich dachte, es würde schwer werden und ich würde hungrig sein, und fragte mich, wie ich an mein Protein käme. Aber ich habe durchgehalten.« Wie viele Leute, mit denen ich gearbeitet habe, war Ana zunächst auf Eiweiß fixiert – obwohl sie sich lieber über Ballaststoffe hätte Gedanken machen sollen. Ihr Verdauungsapparat war träge, sie hatte nur jeden zweiten Tag Stuhlgang und wusste, dass sie dieses Problem unbedingt lösen musste.

Es war gelöst, als sie sich während der Studie rein pflanzlich ernährte. Kein Wunder – Ana aß mit Bohnen, frischem Gemüse, Quinoa, Naturreis und Obst viel mehr Ballaststoffe. Auf ihrer veganen Reise entdeckte Ana, dass sie ihre spanische Küche leicht auf pflanzliche Gerichte umstellen konnte: von Quinoa und Naturreis bis zu veganen Gerichten mit Tomaten. Als Dreingabe: Pflanzen enthalten viel Protein. Langsam, aber sicher probierte ihr Mann viele ihrer pflanzlichen Gerichte – und mochte sie.

Ana fiel auf, was oft passiert, wenn man sich nur noch pflanzlich ernährt: Sie wurde schlanker. »All meine Kleider, auch Jeans, wurden immer weiter.«

Eine der schönsten Überraschungen war der niedrige Blutzuckerspiegel. Wichtig für Ana, weil Menschen spanischer Herkunft gefährdet sind, Typ-2-Diabetes zu entwickeln, eine durch hohe Blutzuckerwerte gekennzeichnete Krankheit, die entweder durch Insulinmangel oder die Unfähigkeit des Körpers verursacht wird, Insulin effektiv zu nutzen. Typ-2-Diabetes kann auch bei jüngeren Menschen auftreten, so die American Diabetes Association.

Anas Hämoglobin A1c – ein Diabetesrisikowert – normalisierte sich genauso wie ihr Blutdruck und ihr LDL-Cholesterinspiegel. Die Enzyme ihrer Leberfunktion ebenfalls.

Die wichtigste Lektion, die Ana lernte: »Fleisch essen tut mir wirklich nicht gut. Ich kann spüren, was mein Körper durchmacht, wenn ich von meiner Diät abweiche.«

Also überlege es dir vielleicht doch noch mal, bevor du den Burger oder das Steak auf den Grill legst.

DEIN GREENPRINT,

wenn du Gesetz 5 befolgst

Wenn du mehr Obst und Gemüse isst (vier oder fünf Portionen pro Tag), reduzierst du dein Risiko für Herzkrankheiten einer Studie des *American Journal of Clinical Nutrition* von 2013 zufolge um 17 %.

GESETZ

6

KÜMMERE DICH UM DEINEN GEIST

> Eins der schwersten Dinge, die du je wirst tun müssen: den Verlust eines Menschen beklagen, der noch am Leben ist.
>
> **– UNBEKANNT**

WIR HABEN ALLE SCHON MAL DIE ERFAHRUNG gemacht, auf einem Parkplatz herumzuirren, weil wir vergessen hatten, wo wir den Wagen geparkt hatten, stimmt's? Kann passieren. Aber man zweifelt doch an seinem Erinnerungsvermögen. Ist es normale Vergesslichkeit oder etwas Unheimlicheres? Erstes Anzeichen von Demenz? Solltest du dir Sorgen um deine Gehirnfitness machen?

Für alle, die ihr Gedächtnis verbessern und einer der beängstigendsten Krankheiten überhaupt – Alzheimer – vorbeugen möchten: Es spricht viel dafür, dass eine pflanzliche Ernährung deine geistige Vitalität bewahrt, und je eher du damit anfängst, umso besser.

Ein wenig Hintergrundwissen: Die Alzheimer-Demenz, bei der ein Zusammenbruch der neuronalen Kommunikation auftritt, ist derzeit die sechsthäufigste Todesursache in den USA. 10 % der Menschen über 65 Jahre haben Alzheimer, und die Zahl der Erkrankten in dieser Altersgruppe soll hier bis zum Jahr 2050 von 48 auf 88 Millionen steigen.

Die normale Therapie besteht aus ein paar Medikamenten, die den Fortschritt der Krankheit lediglich verlangsamen. Deshalb ist es wichtig, wirksamere Methoden zu finden, um die Entstehung dieser Krankheit zu verhindern. Ich bin brennend daran interessiert, welche Rolle die

EIN LANGES LEBEN

& PFLANZLICHE ERNÄHRUNG

HAST DU SCHON MAL VON »BLAUEN ZONEN« GEHÖRT?

Eine Blaue Zone ist eine Gegend, in der Menschen, auch nachdem sie 100 Jahre alt geworden sind, ein aktives Leben führen – geistig und körperlich. Wissenschaftler und Fachleute des Gesundheitswesens haben diese »Hotspots« der Langlebigkeit nach Lebensgewohnheiten eingeteilt, die dazu führen, dass Menschen, die sie praktizieren, älter und glücklicher alt werden als üblich. Loma Linda ist derzeit die einzige Blaue Zone in den gesamten USA.

Eine gute Lektüre zu diesem Thema ist Dan Buettners Buch *The Blue Zones*, in dem die Lebensgewohnheiten, die Ernährung und die kulturellen und familiären Werte geschildert werden, die jede dieser Gesellschaften hochhält. Durch Interviews bietet es Einblicke in das Phänomen, wie und warum diese Menschen 100 Jahre und älter werden. Die wichtigsten Blauen Zonen sind Sardinien, die Nicoya-Halbinsel in Costa Rica, Loma Linda in Kalifornien und Okinawa in Japan.

Obwohl sich die Ernährungsmuster der Blauen Zonen unterscheiden, ist allen gemein, dass sich ihre Bewohner vorwiegend pflanzlich ernähren, also wenig Fett essen. Auf Okinawa etwa macht Protein rund 9 % der Kalorien eines Einwohners aus, und Kohlenhydrate 85 %. Getreide und Hülsenfrüchte sind bei Weitem die wichtigsten Grundnahrungsmittel auf der Insel, gefolgt von Süßkartoffeln.

Und wie beeinflussen diese Lebensmittel die Gesundheit? Herzkrankheiten sind um 80 % seltener als in den USA. Brust-und Prostatakrebs treten zu 75 % seltener auf, Demenz zu 67 %.

Was ist hier der springende Punkt? Jede Ernährungsweise, die nicht immer und immer wieder diese eine simple Regel befolgt – *iss mehr pflanzliche und weniger tierische Produkte* –, bringt es in Sachen Lebenserwartung nicht weit.

Wie heißt es doch auf Englisch? An apple a day keeps the doctor away …

Ernährung – insbesondere eine auf Pflanzenbasis – bei der Verhütung von Alzheimer spielt. Die Natur hat uns mit einer Fülle von Pflanzen beschenkt – Obst, Gemüse und Nüsse, die unseren Planeten verschönern und uns zugleich die beste Ernährung bieten, die wir bekommen können. Sie enthalten eine große Bandbreite von nervenschützenden Nährstoffen, die eine wichtige Rolle bei der Verhütung und eines Tages vielleicht sogar der Heilung verschiedener neurodegenerativer Krankheiten wie Alzheimer spielen könnten.

Bei einer Durchsicht wissenschaftlicher Literatur fand ich, dass der Verzehr von grünem Blattgemüse, Heidelbeeren und Gewürzen wie Safran und Kurkuma gehirnschützende Eigenschaften hat. Andererseits ist der Konsum von vielen gesättigten Fettsäuren und Zucker mit der Entwicklung von Alzheimer verknüpft. In einer Studie über den Zusammenhang zwischen Ernährung und kognitiven Funktionen stellte man fest, dass Menschen, die sich in der Mitte ihres Lebens gesund ernährten (viele pflanzliche Lebensmittel, wenig gesättigte Fettsäuren etc.), verglichen mit Menschen, die viel Fleisch und Milchprodukte aßen, im späteren Leben ein geringeres Demenz- und Alzheimerrisiko hatten. Der Unterschied war erstaunlich: Menschen mit gesunder Ernährung hatten im Vergleich zu solchen, die hauptsächlich Fleisch aßen, ein um 86 bis 90 % geringeres Demenz- und ein um 90 bis 92 % geringeres Alzheimerrisiko.

Eine andere Beobachtungsstudie, die 20 bis 30 Jahre lang lief, ergab, dass Menschen mit einem erhöhten Cholesterinspiegel in mittleren Jahren ein deutlich höheres Risiko (1,5-fach höher) hatten, später im Leben an Alzheimer oder Demenz zu erkranken.

Im *Journal of the American College of Nutrition* schrieben Wissenschaftler 2016: »Die wichtigste Ernährungsursache für die Alzheimerkrankheit scheint der Verzehr von Fleisch zu sein, wobei Eier und fettreiche Milchprodukte ebenfalls mitwirken.«

Warum ist das so? Es hat vor allem mit tierischen gesättigten Fettsäuren in Butter, Käse und Fleisch zu tun.

Laut einer online in der Ausgabe von *JAMA Neurology* am 17. Juni 2013 veröffentlichten Studie verstopfen gesättigte Fettsäuren nicht nur Blutgefäße im Gehirn und lösen Entzündungen aus, sondern entziehen ihm auch ein Protein, das es braucht, um sich vor der Ansammlung toxischer Beta-Amyloid-Ablagerungen zu schützen, die ein Kennzeichen der Alzheimer-Demenz sind.

Was wir uns in den Mund stecken, macht für die Gesundheit unseres Gehirns (und die unserer anderen Organe) viel aus. Wenn du dein Gehirn schützen und das Risiko einer Demenz reduzieren möchtest, dann iss am besten viele Vollkornprodukte, Hülsenfrüchte, frisches Obst und Gemüse. In ihnen stecken jede Menge gesunder Substanzen, die Polyphenole genannt werden.

Polyphenole sind eine Art von Antioxidantien, die chronische Entzündungen bekämpfen. Entzündungen sind die Ursache vieler altersbedingter Krankheiten, zu denen auch Alzheimer gehört. Polyphenole reichern sich oft im Gehirn an, und der Verzehr von Polyphenolen wird mit einem niedrigeren Auftreten altersbedingten geistigen Verfalls in Verbindung gebracht.

Nach einem Jahr rein pflanzlicher Ernährung hatte ich eines meiner bedeutsamsten Erlebnisse auf meiner veganen Reise. Ich ging zu meiner Routineuntersuchung inklusive Bluttest, und als die Ergebnisse vorlagen, waren meine Entzündungswerte so niedrig, dass sie kaum nachweisbar waren. Mein Arzt fragte mich, was ich anders mache, und ich erzählte ihm gern, dass meine Umstellung auf eine pflanzliche Ernährung wirksamer gewesen sei, als ich je für möglich gehalten hätte.

Wenn du etwas für deine Gehirnfitness machen und altersbedingten geistigen Verfall und Alzheimer verhindern willst, dann folge jetzt diesem Gesetz!

ICH SCHLAGE VOR, DASS DU …

// … auf gesättigte Fettsäuren und Transfette verzichtest. Das heißt: Höre auf, Fleisch, Milchprodukte und industriell verarbeitete Lebensmittel zu essen.

// … Fleisch und Milchprodukte durch Gemüse, Hülsenfrüchte, Obst und Vollkorn ersetzt.

// … Vitamin E durch Samen, Nüsse, grünes Blattgemüse und Vollkorn statt durch Nahrungsergänzungsmittel zu dir nimmst. Es schützt deine Arterien, und zwar auch die, die das Gehirn versorgen.

// … deinem Gehirn und Nervensystem durch Beeren (Heidel-, Him-, Erdbeeren) zusätzlichen Auftrieb verleihst. Beeren enthalten viele Flavonoide, eine weitere Gruppe natürlicher Verbindungen, die nur in Pflanzen vorkommen und nervenschützende Wirkung haben können, wie Forschungen zeigen.

// … farbige pflanzliche Nahrungsmittel bei jeder Mahlzeit isst, weil sie gut für dein Gehirn sind.

// … regelmäßig trainierst, weil Sport dafür sorgt, dass dein Gehirn jung und deine Sinne scharf bleiben.

All diese Handlungen beruhen auf Entscheidungen – genauso wie der Verzehr von tierischen Produkten und industriell verarbeiteten Nahrungsmitteln auf einer Entscheidung beruht. Irgendwann werden diese Entscheidungen zur Gewohnheit. In den letzten 15 Jahren habe ich die Gewohnheit gefördert, die herrlichen Dinge zu essen, die die Erde uns bietet. Ich esse Obst und Gemüse, die meine körperliche und geistige Gesundheit maximieren, die nicht nur mein Risiko senken, an Alzheimer, sondern auch an Diabetes oder einem Herzleiden zu erkranken. Das sind meine Gewohnheiten, und sie sind gut für meine Gesundheit und meinen Erfolg in all meinen Lebensbereichen.

Warum nicht jetzt damit anfangen, diese guten Gewohnheiten zu entwickeln?

Es ist noch nicht zu spät, die Auswirkungen von Entscheidungen umzukehren, die du getroffen hast, als du es nicht wusstest oder es dir egal war. Falls du dich angesprochen fühlst und du dich um deinen Geist kümmern willst, ist die Umstellung auf eine pflanzliche Ernährung der erste Schritt. Mit dieser einfachen Korrektur deiner Ernährung tust du etwas Gutes für deine Gesundheit und fügst ihr keinen Schaden zu. Ich hab's geschafft. Dann kannst du es auch.

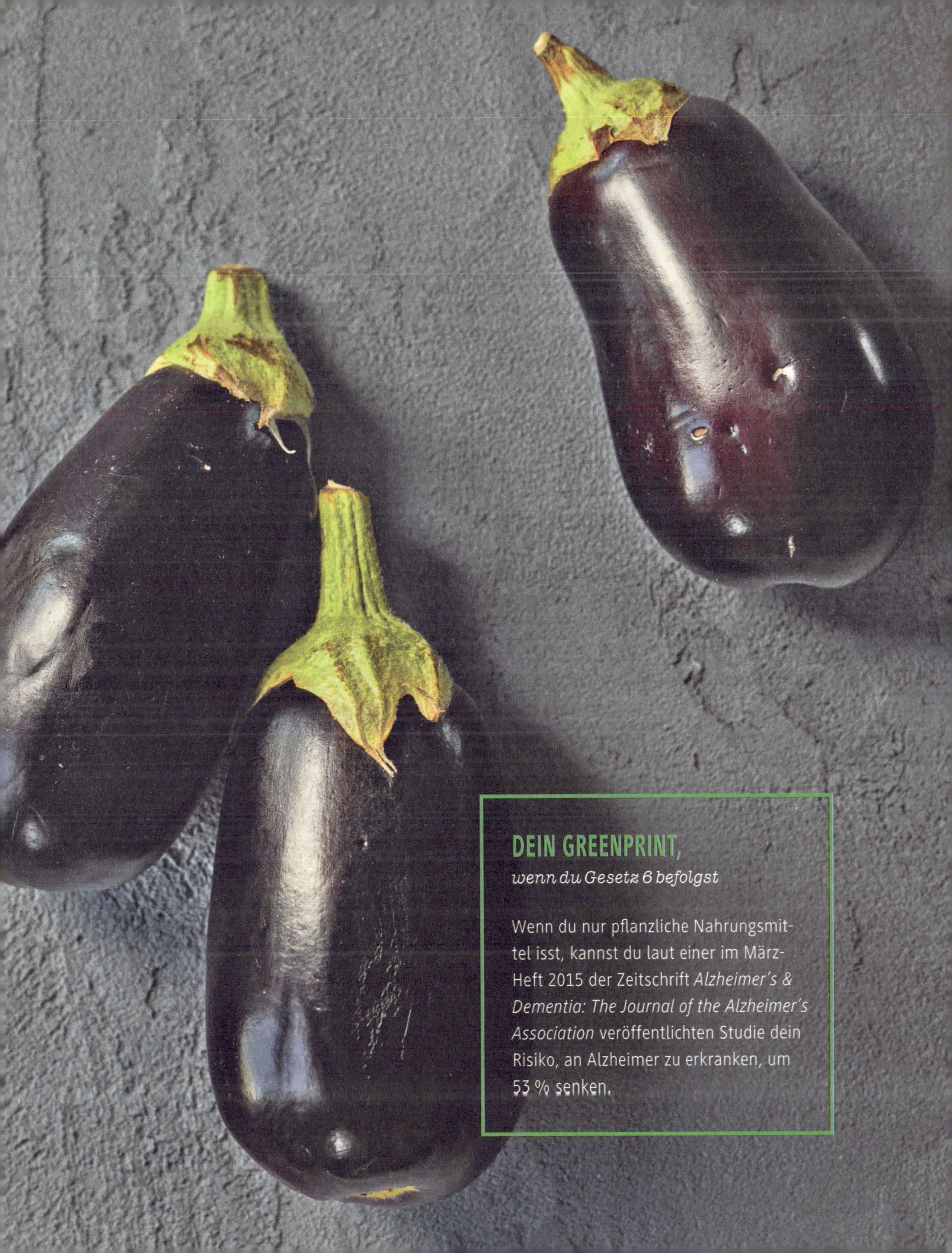

DEIN GREENPRINT,

wenn du Gesetz 6 befolgst

Wenn du nur pflanzliche Nahrungsmittel isst, kannst du laut einer im März-Heft 2015 der Zeitschrift *Alzheimer's & Dementia: The Journal of the Alzheimer's Association* veröffentlichten Studie dein Risiko, an Alzheimer zu erkranken, um 53 % senken.

GESETZ

7

FASTE FÜR GESUNDHEIT UND EIN LANGES LEBEN

Ausruhen
und Fasten
sind die
beste
Medizin.

– BENJAMIN FRANKLIN

ICH BEGANN MIT DEM »INTERMITTIERENDEN FASTEN« oder Intervallfasten vor ein paar Jahren, als ich nach weiteren Lösungen für Klienten suchte, die 25 kg und mehr abnehmen mussten. Das war zu der Zeit, als in wissenschaftlichen Untersuchungen auf die Vorzüge hingewiesen wurde, die das Intervallfasten für alle hat, die abnehmen, Krankheiten vorbeugen und lang leben möchten.

Dieses Gesetz kommt dir vielleicht neu vor, aber das Fasten ist praktisch seit Anbeginn der Zeit fester Bestandteil verschiedener Kulturen und Religionen. Menschen fasteten, um sich spirituell weiterzuentwickeln und ihren Glauben zu vertiefen. Jetzt, da du siehst, wie dieses Gesetz funktioniert, kannst du es zu deiner Gewohnheit machen – und zur Belohnung ein längeres, gesünderes Leben führen.

Intervallfasten ist etwas, das wir schon praktizieren, auch wenn wir es nicht wissen. Man nennt es Schlafen – bis zu 16 Stunden ohne Essen zwischen Abendessen und Frühstück. Das ist die leichteste Form des Fastens, und der Körper verbrennt während dieser Zeit Fett zu Energie. Beim Intervallfasten besteht der Gewichtsverlust zu 85 bis 100 % aus Fett.

Grundsätzlich wird Intervallfasten als Essmuster definiert, in dem sich Perioden von Essen und Fasten abwechseln. Das Augenmerk liegt auf der Zeiteinteilung für den Verzehr der Mahlzeiten. Es gibt verschiedene Varianten des Intervallfastens. Eine ist das 24-Stunden-Fasten (ein ganzer

Tag ohne Essen); bei einer anderen isst man fünf Tage pro Woche regelmäßig und fastet zwei Tage. Oder man fastet einmal pro Woche. Man kann auch jeden zweiten Tag modifiziert fasten, wobei man an diesem Tag nur eine Mahlzeit mit rund 30 % der normalen täglichen Kalorienmenge zu sich nimmt.

Weil diese Methode so beliebt wurde und eine sinnvolle Art der Gewichtskontrolle darstellt, war ich gespannt auf die Ergebnisse einer Studie von Valter Longo, die vom National Institute of Aging und vom National Cancer Institute finanziert worden war. Er bezog pflanzliche Ernährung in seine Untersuchung mit ein, was mich natürlich besonders interessierte. Diejenigen seiner Probanden, die an fünf Tagen im Monat einer besonderen kalorienarmen pflanzlichen Diät folgten, nahmen nicht nur ab, sondern senkten auch ihren Cholesterinspiegel, ihren Blutdruck und ihren Körperfettanteil. An den übrigen Tagen im Monat konnten sie essen, was sie wollten. Diese spezielle Diät gab jedoch vor, dass 750 bis 1100 kcal pro Tag aus pflanzenbasierten Müsliriegeln, Tütensuppen und Tee stammen sollte.

Im Durchschnitt nahmen die Teilnehmer dieser Gruppe rund 2 kg in drei Monaten ab. Auch ihre Entzündungswerte gingen zurück – Werte, die als Indikatoren für Krebs, Herzkrankheiten und Fettleibigkeit gelten. Außerdem hatten sie ihren Blutzucker besser im Griff.

Fasziniert begann ich andere Studien zum Intervallfasten zu lesen und stellte fest, dass wir dadurch länger leben könnten. Harvard-Wissenschaftler etwa bewiesen, dass diese Form des Fastens durch eine veränderte Aktivität der Mitochondrien das Leben verlängern, Alterungsprozesse verlangsamen und die Gesundheit verbessern kann. Mitochondrien sind kleine Energiekraftwerke in unseren Zellen, die in Netzwerken existieren und je nach Energiebedarf ihre Form verändern. Diese Fähigkeit nimmt mit zunehmendem Alter ab.

An Fadenwürmern, die nur zwei Wochen alt werden und sich deshalb für Untersuchungen zur Lebensdauer eignen, stellte man fest, dass das Intervallfasten diese Mitochondrien in einem »jugendlichen« Zustand bewahrt. Zusätzlich stellten Wissenschaftler fest, dass diese jugendlichen Netzwerke die Lebensdauer verlängern, indem sie mit Organellen (sogenannten Peroxisomen) kommunizieren, um den Fettstoffwechsel abzustimmen.

Darüber hinaus unterstützt das Intervallfasten die Autophagie. Falls du davon noch nichts gehört hast, wird es langsam Zeit. Es ist ein neues Wort, das in Wissenschaft und Wellness-Kreisen zirkuliert, und das mit gutem Grund. Autophagie, wörtlich »Selbstverzehr«, ist ein Selbstreinigungsmechanismus unserer Zellen. Stell dir jemanden vor, der zellulären Müll zusammenkehrt, ihn in seine Einzelteile zerlegt und sie als Brennstoff wiederaufbereitet. Ohne diese Selbstreinigung würden Zellen von beschädigten, unnötigen Bruchstücken und Krankheitserregern überhäuft werden und

SIEBEN SUPER VORTEILE DES

INTERVALL-FASTENS

1

Es trägt dazu bei, **DEINEN BLUTZUCKER IM KÖRPER ZU STABILISIEREN,** und verringert dabei die Insulinresistenz, was zur Vorbeugung von Prädiabetes gut ist.

2

Es gewährt deiner Verdauung eine dringend benötigte Pause, löst wichtige zelluläre Reparaturprozesse aus und trägt so auch dazu bei, **ENTZÜNDUNGEN ZU REDUZIEREN.**

3

Es sorgt dafür, dass du **WENIGER KALORIEN ZU DIR NIMMST.** Anstatt die Energie zu verwenden, die du gerade verzehrt hast, zapft dein Körper Fettreserven an. Auf diese Art kann man um den Bauch herum abnehmen.

4

Während längeres Fasten einen Rückgang deines Stoffwechsels zur Folge haben kann, **BESCHLEUNIGT DAS INTERVALLFASTEN DEN STOFFWECHSEL.**

5

ES STIMULIERT DEIN GEHIRN, indem es das Wachstum von Gehirnzellen fördert. Außerdem trägt es dazu bei, das Risiko neurodegenerativer Krankheiten wie Alzheimer und Parkinson zu reduzieren.

6

ES STÄRKT DEIN IMMUNSYSTEM, indem es die Produktion neuer weißer Blutkörperchen ankurbelt, was den Körper in die Lage versetzt, Infektionen zu bekämpfen.

7

ES VERLANGSAMT DEN ALTERUNGSPROZESS deines Körpers.

schließlich sterben. Warum ist Autophagie für dich von Bedeutung? Hier sind ein paar Gründe:

- **Sie reguliert sowohl den Stoffwechsel als auch den Fettabbau.**
- **Sie beeinflusst das Energieniveau.**
- **Sie trägt zum Muskelaufbau bei.**
- **Wenn die Autophagie nicht richtig funktioniert, können Zellen bestimmte Krankheiten wie Krebs, Diabetes, Muskelschwund, Alzheimer und Parkinson nicht wirksam bekämpfen.**
- **Sie kann Entzündungen und das Immunsystem beeinflussen.**
- **Sie verlangsamt den Alterungsprozess.**
- **Sie unterstützt die Hirnfunktion und reduziert neurologischen Zellverfall.**

Essen verlangsamt die Autophagie, weshalb es nur logisch ist, dass Intervallfasten – die kurzen Zeitphasen, in denen du nicht isst – diesen Prozess unterstützt. Anders gesagt: Intervallfasten intensiviert die Autophagie. Tatsächlich könnte die Autophagie die Erklärung für viele der positiven Forschungsergebnisse zum Intervallfasten sein.

Aufgrund dieses Wissens, meiner Erfahrungen und der Studien zum Thema wurde ich ein großer Befürworter des Intervallfastens. Es trägt dazu bei, dass wir länger leben – und das in einem schlankeren, leistungsfähigeren Körper!

WIE INTERVALLFASTEN FUNKTIONIERT

Bei der Nahrungsaufnahme kennt der Körper zwei Zustände – den »Sattzustand« und den »Fastenzustand«. Wenn man anfängt, zu essen und zu verdauen, geht der Körper in den »Sattzustand«. Wenn man mit dem Essen fertig ist, bleibt der Körper drei bis fünf Stunden in diesem Zustand, und man ist nicht hungrig (vor allem bei pflanzlicher Ernährung). Im »Sattzustand« ist der Insulinspiegel hoch, und der Körper muss kein Fett verbrennen, um an Energie zu kommen.

Nach drei bis fünf Stunden ist der »Sattzustand« allerdings vorbei, und der Insulinspiegel beginnt zu fallen. Wenn man nach dem Abendessen 10 bis 16 Stunden keine Nahrung zu sich nimmt, beginnt der Körper die Energie zu verbrennen, die im Fett gespeichert ist. Solange man isst, verbraucht der Körper die Energie dieser Nahrungsmittel und verbrennt keine Fettreserven. Aber wenn man fastet, verbrennt der Körper zunächst überschüssigen Zucker, bevor er die Fettspeicher anzapft. Je länger man den Abstand zwischen Abendessen und Frühstück ausdehnen kann, umso besser kann der Körper Fett verbrennen. Wenn man beispielsweise um 18 Uhr zu Abend isst, sollte man versuchen, sein Frühstück am nächsten Tag erst um 10 Uhr zu sich zu nehmen. Auf diese Weise hat man eine Pause von 16 Stunden, in denen der Körper Fett verbrennen kann.

FASTEN *IST PRAKTISCH SEIT ANBEGINN DER ZEIT TEIL VERSCHIEDENER KULTUREN UND RELIGIONEN.*

PROBIER ES AUS!

Ich rate meinen Klienten, die das Intervallfasten ausprobieren wollen, an mehreren Abenden in der Woche zu fasten. Sie essen nach dem Abendessen 16 Stunden lang nichts und brechen ihr Fasten dann am nächsten Tag mit einem späten Frühstück. Ihre anderen Mahlzeiten nehmen sie dann innerhalb eines 8-Stunden-Fensters nach dem Frühstück zu sich.

Dir wird das Intervallfasten leicht fallen, wenn du es gewöhnt bist, eine Mahlzeit auszulassen, oder öfter mal zu viel zu tun hast, um zu essen. Probier es ruhig – lass dann und wann eine Mahlzeit aus, wenn du die Vorteile des Intervallfastens nutzen willst.

Entscheide dich in der Zeit, in der du isst, für Qualität: Obst, Gemüse und Vollkornprodukte, die im Verhältnis zu ihren Kalorien viele Nährstoffe haben. Sie halten dich lange satt, sodass du während deiner Fastenperiode keinen Hunger empfindest.

DEIN GREENPRINT,

wenn du Gesetz 7 befolgst

Du sorgst dafür, dass dein Körper natürlich schlank und gesund bleibt. 2015 wurden 40 Studien ausgewertet und die die Ergebnisse in der Zeitschrift *Molecular and Cellular Endocrinology* veröffentlicht: Intervallfasten führt in zehn Wochen zu einer Gewichtsabnahme von durchschnittlich 3 bis 5 kg.

GESETZ

8

DENK AN DIE ERDE, BEVOR DU ETWAS ISST

Die Umwelt ist da, wo wir uns alle begegnen; woran wir alle ein gemeinsames Interesse haben; sie ist das Eine, das uns alle vereint.

– LADY BIRD JOHNSON

WIR LEBTEN ALLE LANGE IN DER ANNAHME, wir hätten die gesündeste und ungefährlichste Ernährung überhaupt. Wir machten uns wenig Gedanken über die Auswirkungen dieser Ernährung auf die Erde. Auch nicht über ihren Bestand – ihre Nachhaltigkeit.

Jetzt haben wir erkannt, dass unsere westliche Ernährung ungesund und gefährlich ist. Moderne Landwirtschaft zerstört unseren Boden, vergiftet natürliche Lebensräume, und Tiere werden zum Essen produziert, als wären sie leblose Gegenstände. Es fällt schwer, sich ein System vorzustellen, das verschwenderischer, schädlicher, untragbarer ist.

Jetzt sind wir klüger. Wir wissen, dass wir uns jeden Tag für Lebensmittel entscheiden können, die nicht nur auf unseren Körper einen wesentlichen Einfluss haben, sondern auch auf den Planeten. Wir können Ernährungsgewohnheiten entwickeln, die sich stark auf unseren persönlichen Greenprint auswirken – und auf unsere Gesundheit. Wie wir etwas Gutes für die Erde tun können, indem wir darüber nachdenken, was wir essen, folgt hier.

WERDE ZUM »LOCAVOREN«

Alles, was du isst, kommt irgendwoher. Hast du je über seine Herkunft nachgedacht? Ich wette, du gehst jede Woche in dieselben ein, zwei Läden, durch dieselben Gänge und kommst mit denselben Produkten nach Hause. Und das meiste von dem, was du kaufst, ist Hunderte oder Tausende von Kilometern transportiert und mit Chemikalien konserviert worden, damit es wochenlang in Lkws und auf Regalen liegen kann, bis du es mit nach Hause nimmst. Das macht natürlich viele Lebensmittel ungesund, aber du kannst dagegen angehen, indem du zum »Locavoren« wirst.

Das Lexikon definiert einen »Locavoren« als »jemanden, der sich von Produkten aus der Region ernährt«. Sich dieser Klasse von lokalen Verbrauchern anzuschließen ist tatsächlich sehr wichtig – für deine Gesundheit und für den Planeten.

Zum einen werden Lebensmittel nicht so weit transportiert, was Treibhausgas-Emissionen reduziert. Außerdem erhält es Arbeitsplätze in der Region, weil Bauern ihre Produkte innerhalb ihrer Umgebung verkaufen können.

In der Region angebautes Obst und Gemüse sind gesünder. Sie werden zur rechten Zeit geerntet. Je weniger Zeit zwischen dem Feld, auf dem sie wachsen, und deinem Tisch verstreicht, umso größer die Zahl der erhaltenen Nährstoffe. Das Institut für Lebensmittelforschung berichtet, dass frisches Gemüse, das lange Wege zurücklegt, bis zu 45 % seines Nährwerts verliert – von der Ernte, bis es im Geschäft ins Regal kommt.

Ein weiterer Vorteil von regionalem Obst und Gemüse ist, dass es besser schmeckt. Nachdem ich Tomaten aus der Gegend probiert hatte, schmeckten andere im Vergleich einfach nicht mehr so gut. Wenn dir ein Gemüse gut schmeckt, isst du auch mehr davon.

Regionale Nahrungsmittel erhalten Land und Tierwelt. Wenn Bauern durch regionale Vermarktung mehr Geld für ihre Produkte bekommen, ist die Wahrscheinlichkeit höher, dass sie ihr Land nicht zur Bebauung verkaufen. Gut geführte Bauernhöfe bewahren die Fruchtbarkeit des Bodens, schützen Wasservorkommen und halten Kohlenstoff aus der Atmosphäre. Sie bieten einen Flickenteppich aus Feldern, Wald und Teichen, die Lebensräume für Tiere zur Verfügung stellen.

KAUFE AUF BAUERNMÄRKTEN

Am liebsten kaufe ich auf meinem lokalen Bauernmarkt ein. Solche Märkte gibt es fast überall, und sie sind ideal, um saisonale Angebote aus der Umgebung zu entdecken. Wenn du den Einkauf auf dem Markt zu einem festen Teil deines Wochenablaufs machst, haben sowohl du als auch deine Familie etwas davon. Wenn du dort etwas siehst, was du nicht kennst, frag einfach, was es ist. Der Standbetreiber kann dir sicher gute Tipps geben, wie du zu Hause daraus etwas Leckeres zubereiten kannst.

Lebensmittel vom Markt sind mit hoher Wahrscheinlichkeit saisonal. Sie werden nicht in Treibhäusern kultiviert oder Hunderte von Kilometern entfernt angebaut, vorzeitig geerntet und über lange Strecken transportiert. Sie sind nachhaltiger für den Planeten, weil weniger Ressourcen und Energie für ihren Anbau und Transport benötigt werden.

Wenn du direkt bei einem lokalen Bauern kaufst, stärkst du die traditionellen Bande zwischen Erzeuger und Esser. Bauern zu kennen verleiht Einblicke in die Jahreszeiten, das Land und deine Nahrung. Wenn du deine Kinder mitnimmst, gibst du ihnen die Chance, etwas über Natur, Ernährung und Landwirtschaft zu lernen.

ZIEHE SoLaWi IN ERWÄGUNG

Während die einen regelmäßig zu einem Markt gehen können, ist es für andere einfach nicht machbar. Eine schöne Alternative ist es, an einem SoLaWi-Programm (Solidarische Landwirtschaft) teilzunehmen. Es ist eine wunderbare Möglichkeit, mit Bauern aus deiner Region in Kontakt zu treten und an frische, regionale Produkte heranzukommen und gleichzeitig die regionale Ökonomie und eine wichtige Industrie – die Landwirtschaft – zu unterstützen.

Bei der SoLaWi schließt man einen Vertrag mit einem regionalen Landwirt, indem man ihm eine Abnahmegarantie für seine Produkte gibt und dafür Einblick in und Einfluss auf die Produktion erhält. Das kann grundsätzlich auf drei Arten geschehen: (1) durch einen Kooperationsvertrag eines Erzeugers mit einzelnen Abnehmern, (2) über eine Abnehmerkorporation, die einen Kooperationsvertrag mit dem Erzeuger schließt und die Verteilung der Produkte übernimmt, und (3) eine gesellschaftsrechtliche Beteiligung der Abnehmer am Erzeugerunternehmen.

In jedem Fall erhältst du regelmäßig, beispielsweise einmal pro Woche, eine kleine, mittlere oder große Kiste mit frischem Obst und Gemüse. Teilweise kannst du deine Kiste nach deinen Bedürfnissen zusammenstellen und zum Beispiel bestimmtes Obst oder Gemüse ein- oder ausschließen. Es ist für beide Seiten eine gute Vereinbarung – du bekommst frisches Gemüse, und der Landwirt erhält ein regelmäßiges Einkommen.

Für den Anfang solltest du herausfinden, ob es in deiner Region einen Betrieb gibt, der Solidarische Landwirtschaft betreibt – am einfachsten online.

WERDE BIO

Bio ist mehr als nur eine angesagte Modeerscheinung. Wie Nahrungsmittel angebaut werden, hat Auswirkungen auf unsere Umwelt und unsere Gesundheit, weil Biolebensmittel ohne chemische Pestizide und Kunstdünger angebaut werden. Darüber hinaus müssen sie (laut Gesetz) ohne Wachstumshormone und sogenannte GVOs erzeugt werden.

Obwohl die Vorzüge von Biokost auf der Hand liegen, verzichten viele immer noch darauf. Wenn man sich allerdings die Statistiken ansieht, stellt man fest, dass es immer mehr Gründe für Naturkost gibt, während die Argumente dagegen auf der Strecke bleiben. Warum ist bio so viel besser als die Alternative?

VORTEIL NR. 1

MEHR NÄHRSTOFFE

Eine Reihe wissenschaftlicher Studien hat gezeigt, dass Biogemüse höhere Konzentrationen an Nährstoffen und niedrigere an Pestiziden enthält. Pestizidfrei angebautes Obst und Gemüse enthält mehr Antioxidantien und weniger Kadmium.

Falls du glaubst, dass das vermutlich keinen großen Unterschied macht, interessieren dich diese Infos vielleicht: Bioheidelbeeren enthalten 50 % mehr Anthocyane (die Verbindung, die ihnen ihre Farbe verleiht und Antioxidantien enthält) als ihre Pendants aus konventionellem Anbau.

VORTEIL NR. 2

KEINE GVOs

Mit dem Bio- oder Ökosiegel ausgezeichnete Lebensmittel dürfen nicht aus gentechnisch verändertem Saatgut stammen und somit zu den gentechnisch veränderten Organismen (GVOs) zählen. Es gibt keine einzige Studie, die dem Verzehr von gentechnisch veränderten Lebensmitteln gesundheitliche Vorteile zuspricht. Langfristige Gesundheitsrisiken sind dagegen nicht auszuschließen.

VORTEIL NR. 3

KEINE PESTIZIDE

Es gibt mehr als 400 verschiedene Arten von Pestiziden, die in der konventionellen Landwirtschaft eingesetzt werden, mit der Folge, dass mehr Energie und mehr Wasser nötig sind und die Fruchtbarkeit des Bodens sinkt. So wird unser Körper der Nährstoffe beraubt, die wir für unsere Gesundheit brauchen, und er wird den gefährlichen Auswirkungen unnötig ausgesetzt. Auf Lebensmittel mit einem hohen Pestizidanteil zu verzichten, kann auch dabei helfen, die Risiken bestimmter Krankheiten wie Alzheimer, Parkinson und Endometriose zu verringern.

Obwohl Obst und Gemüse normalerweise gewaschen werden, bevor sie in die Supermarktregale kommen, können sie noch Rückstände von schädlichen Chemikalien aufweisen. Tatsächlich können bis zu 65 % landwirtschaftlicher Erzeugnisse Pestizide enthalten. Aber welche Lebensmittel sind die schlimmsten Missetäter?

Jedes Jahr stellt die Environmental Working Group (EWG), eine 1993 in Washington, DC, gegründete gemeinnützige Organisation, die zwölf Nahrungsmittel mit den höchsten Pestizidwerten fest. Hier folgt das aktuelle »Dreckige Dutzend« der EWG:

1 // Erdbeeren
2 // Spinat
3 // Nektarinen
4 // Äpfel
5 // Weintrauben
6 // Pfirsiche
7 // Kirschen
8 // Birnen
9 // Tomaten
10 // Sellerie
11 // Kartoffeln
12 // Paprikaschoten

Äpfel, die weit oben auf der Liste stehen, sind bei Weitem die schlimmsten – 99 % der auf konventionelle Weise angebauten Äpfel sind auf irgendeine Art positiv auf Pestizidrückstände getestet worden. Weintrauben, besonders beliebt bei Kindern, können bis zu 15 Arten von Pestiziden auf einer einzelnen Traube haben, was allen Eltern klar sein sollte.

Am anderen Ende des Spektrums gibt es viele Produkte mit dicker Schale, die niedrigere Pestizidwerte aufweisen: Ananas, Mangos und Auberginen. Wenn pestizidfreie pflanzliche Lebensmittel nicht zu bekommen oder unbezahlbar sind, kann man sich alternativ für Lebensmittel entscheiden, die weiter unten auf der Liste stehen. Falls man doch einmal Erzeugnisse von der Liste weiter oben kaufen muss, sollte man sie vor dem Verzehr gründlich waschen. Sie zu schälen kann ebenfalls die Pestizidrückstände verringern.

Bionahrung zu essen ist im Grunde die beste Methode, den Kontakt mit gefährlichen Chemikalien zu reduzieren. Und wenn man beim frischen Obst und Gemüse keine Bioprodukte findet, sollte man in der Gefrierkost-Abteilung nach Erdbeeren, Pfirsichen, Erbsen und Ähnlichem aus biologischem Anbau suchen.

Chemische Pestizide sind schädlich für die Umwelt, können ins Grundwasser gelangen, auf Dauer den Boden schädigen, in den sie sickern, und können Spätfolgen für den Körper haben. Biogemüse, das weniger pestizidbelastet ist und auf natürliche Abwehr (durch gute Bakterien) setzt, ist die bessere Alternative.

VORTEIL NR. 4

BESSER FÜR DIE UMWELT

Wenn es einen Grund gibt, sich für eine fleischlose ökologische Lebensweise zu entscheiden, ist es der, den Planeten zu retten! Für konventionelle landwirtschaftliche Produkte wird eine gewaltige Menge an Chemikalien benutzt, und deren langfristiger Schaden für

JE MEHR MAN WEISS:

GVOs

Über gentechnisch veränderte Organismen (GVOs) läuft derzeit eine hitzige Debatte. Sind sie gesund? Sollte man GVO-Lebensmittel essen? Welche Auswirkungen haben sie auf die Umwelt?

FÜR DEN RICHTIGEN ÜBERBLICK IST WICHTIG ZU VERSTEHEN, WAS GVO GENAU IST

Zu einer gentechnischen Veränderung kommt es, wenn im Labor Gene eines Organismus in eine Frucht oder ein Gemüse injiziert werden. Das Ergebnis ist ein gentechnisch veränderter Organismus. So entstehen Kombinationen pflanzlicher, tierischer, bakterieller und viraler Gene, die weder in der Natur noch bei traditionellen Kreuzungsversuchen vorkommen.

Solche Veränderungen werden oft vorgenommen, um Obst oder Gemüse widerstandsfähiger und dürreresistenter oder undurchlässig für bestimmte Pestizide und Herbizide zu machen, besonders das von Bayer unter dem Markennamen Roundup vertriebene Breitbandherbizid Glyphosat.

Glyphosat ist übrigens nicht »nur« ein Herbizid. Es wurde zunächst als sogenannter Chelator patentiert. Chelatoren *binden Mineralstoffe* aus den Lebensmitteln, wodurch der Körper sie nicht mehr aufnehmen kann – man könnte statt der glyphosatbelasteten Pflanze also genauso gut einen kleinen Kieselstein essen. Selbstverständlich entstehen gesundheitliche Probleme, wenn man durchgehend Lebensmittel isst, deren lebenswichtige Nährstoffe der Körper nicht aufnehmen kann.

Außerdem ist Glyphosat als *Antibiotikum* patentiert. Leider tötet es wie alle Antibiotika außer den schlechten Bakterien auch nützliche Boden- und Darmbakterien, die für die Gesundheit des Menschen wichtig sind.

GVOs, die mit Glyphosat besprüht wurden, haben niedrigere Nährwerte als Biolebensmittel. Außerdem enthalten sie ungewohnte und deshalb hochallergene Proteine sowie höhere Pestizidmengen mit erwiesenermaßen gesundheitsschädlicher Wirkung.

Große Populationsstudien zeigen, dass vermehrter Verbrauch von Glyphosat mit einem vergleichbaren Anstieg von mehr als 30 Krankheiten einhergeht.

Mir ist klar, dass diese Fakten erschreckend sind, aber es gibt eine einfache Möglichkeit, GVO-Nahrungsmittel zu vermeiden: Iss Biokost, die per definitionem nicht gentechnisch verändert werden darf, oder halte auf Etiketten Ausschau nach der Aufschrift »ohne Gentechnik«.

GENTECHNISCH VERÄNDERTE KULTURPFLANZEN GEHEN MIT EINIGEN POTENZIELL PROBLEMATISCHEN ÖKOLOGISCHEN HERAUSFORDERUNGEN EINHER

KONTAMINATION VON NUTZPFLANZEN

Pollen von GV-Nutzpflanzen (bis auf Sojabohnen) und -Bäumen können Feldfrüchte, Bäume und Wildpflanzen in der Umgebung durch Kreuzbestäubung verunreinigen.

GIFTIGKEIT

Studien haben gezeigt, dass pestizidproduzierende Feldfrüchte Bäche im Umkreis kontaminieren und möglicherweise das Leben in den Gewässern beeinflussen. In der Folge bleiben toxische Rückstände zurück, während die Nährstoffe der Umgebung entzogen werden.

SCHÄDIGUNG NÜTZLICHER INSEKTEN

Bienen und Schmetterlinge sind wichtige Bestäuber vieler Feldfrüchte, aber durch moderne Agrartechnik wie GV-Nutzpflanzen werden sie extrem gefährdet. Neben Bienen und Faltern sind auch Vögel durch GV-Pflanzen bedroht.

SUPERUNKRAUT

Unkraut, das Resistenzen gegen Herbizide entwickelt, wird zu einem »Superunkraut«, gegen das Bauern dann noch stärkere Gifte wie 2,4-D (ein wichtiger Bestandteil von Agent Orange) einsetzen. GVO-kontaminiertes Superunkraut kann auch in natürliche Ökosysteme eindringen.

WASSERVERSCHMUTZUNG

Die Bewässerungssysteme für GV-Nutzpflanzen befördern all diese Probleme in unser Grundwasser und bringen Insekten und andere Tiere mit den Giftstoffen in Berührung.

Man sollte sich immer darüber informieren, wie moderne Agrartechnik unsere Nutzpflanzen und unsere Erde beeinflusst. Das ist eine weiterer Grund, dieses Gesetz anzuwenden.

den Boden in der Umgebung sollte Anlass zu ernster Sorge sein. Bioanbau verhindert nicht nur, dass Pestizide in Boden und Grundwasser sickern, sondern trägt zur Gesundheit der Wildtiere bei, deren Nahrung und Wasser dadurch nicht kontaminiert werden.

Und da bei Bioprodukten keine Chemikalien verwendet werden, die die Haltbarkeit erhöhen, werden sie vor allem regional verkauft, sodass deutlich weniger Treibhausgas produziert wird, um Lebensmittel zum Verkaufsort zu transportieren. Noch besser wäre es, einen Bauernhof in der Nähe deines Wohnorts zu finden und dort dein Obst und Gemüse selbst auszusuchen!

VORTEIL NR. 5
SCHMECKT GROSSARTIG!

Viele Obst- und Gemüsesorten im Supermarkt werden mit »Versiegelungsmitteln« behandelt, um die Produkte beim Transport vom Feld bis ins Regal haltbar zu machen. Diese Mittel beeinträchtigen oft den Geschmack. Darüber hinaus sorgt der höhere Anteil an Antioxidantien in Biokost dafür, dass sie besser schmeckt.

Pflanzliche Nahrungsmittel sind gut, und wenn sie biologisch angebaut wurden, sind sie sogar noch besser – für uns und für den Planeten.

PFLANZE SELBST AN

Der Vormarsch der Naturkost hat dazu geführt, dass Schrebergärten wieder en vogue sind. Wenn man sein eigenes Obst und Gemüse anbaut, hat man alles unter Kontrolle. Außer Sonnenlicht und Wasser braucht man keine Chemikalien – und deine Lebensmittel sind zu 100 % biologisch.

Wenn man nicht der Schrebergartentyp ist oder in einer Stadtwohnung lebt, kann man es mit einem Container-Garten versuchen. Viele Gemüsesorten sind mit einem Kasten Erde zufrieden. Kräuter, vor allem Basilikum, Rosmarin, Minze und Thymian wachsen in Blumentöpfen oder -kästen, und die meisten brauchen nur einen sonnigen Fleck am Fenster und regelmäßig Wasser.

Sprossen lassen sich besonders leicht zu Hause ziehen. Am besten versuchst du es mit den Samen von Brokkoli, Radieschen, Mungobohnen, Linsen und Alfalfa. Die Samen einfach in ein von einem Netz bedecktes Glas legen, mit Wasser übergießen und einweichen lassen. Das Einweichwasser abgießen und die Samen zweimal am Tag – morgens und abends – abspülen, ohne sie aus dem Glas zu nehmen. Dadurch förderst du die Keimung. Die Samen bis zum Sprießen bei einer Temperatur von 10 °C bis 20 °C halten. Nach dem Sprießen sofort verwenden – in Salaten, Sandwiches oder Wraps.

Oder experimentiere mit einem vertikalen Garten, bei dem du Gemüse in einem Kasten anpflanzt und an einer Wand oder einem Spalier hochranken lässt. Dafür eignen sich unter anderem Kürbisse, Tomaten, Bohnen, Gurken und Erbsen.

Durch das Kultivieren von Gemüse zu Hause spart man außerdem Geld, und es kann eine schöne Aktivität für die Familie sein.

Eine Pflanze zu säen, ihr Wachstum zu begleiten und sie in voller Blüte zu erleben fördert eine gesunde Beziehung zu allem, was lebt. Gartenarbeit sorgt dafür, dass man eine bewusste Verbindung zur Erde bewahrt.

KEINE VERSCHWENDUNG

Wenige wissen, dass Nahrungsmittel den größten Anteil in unseren Mülldeponien einnehmen. Die Umweltschutzbehörde der USA berichtete 2012 von mehr als 36 000 000 t Essensabfällen. Verrottende Lebensmittel sondern viel Methan ab, eines der Treibhausgase, das zur Erderwärmung beiträgt.

Mache dir eine No-Waste-Mentalität zu eigen. Durch einen wöchentlichen Speiseplan und entsprechend abgestimmte Einkäufe – mit anderen Worten: keinen Großeinkauf! – vermeidet man Abfälle (unser Essensplaner eignet sich sehr gut dafür: mealplanner.22daysnutrition.com). Falls man zu viel eingekauft oder gekocht hat, kann man es einfrieren oder zu einer Suppe oder einem Eintopfgericht verarbeiten. Unverarbeitete Lebensmitteln sind industriell verarbeiteten vorzuziehen, weil Letztere nicht nur mehr Energie bei der Produktion verbrauchen, sondern auch meistens mehr Verpackungsmüll zurücklassen. Und nicht nur das, die meisten verpackten Lebensmittel bringen auch deine Abnehmpläne aus dem Konzept.

Durch die Beachtung von Gesetz 8 erneuerst du deine Beziehung zur Erde und ernährst dich ganzheitlich gesund durch die pflanzlichen Nahrungsmittel, die von der Natur angeboten werden. Und diese nährende Beziehung ist eine der wichtigsten Verbindungen auf der Erde.

DEIN GREENPRINT,

wenn du Gesetz 8 befolgst

Du hinterlässt den kleinsten CO_2-Fußabdruck. Wissenschaftler der Loma Linda University haben berichtet, dass Pflanzenesser eine um 41,7 % kleinere Menge an Treibhausgasen erzeugen als Fleischesser.

GESETZ

9

LIEBE ESSEN, DAS DEINE LIEBE ERWIDERT

Iss nichts,
was deine
Ururgroßmutter
nicht als Essen
erkennen würde.

– MICHAEL POLLAN

ICH LIEBE ESSEN: den Geruch, den Geschmack, verschiedene Kombinationen, das Erlebnis, sich mit der Familie und guten Freunden zu einem köstlichen Abendessen an den Tisch zu setzen. Ich experimentiere unheimlich gern in der Küche mit den subtilen und weniger subtilen Variationen, die mit Kräutern und Gewürzen zu erreichen sind. Das mache ich leidenschaftlich gern, und es lassen sich tolle Sachen damit anrichten.

Essen kann verführerisch sein. Wir essen, um uns zu trösten und denken währenddessen nicht daran, dass unsere Sachen uns nicht mehr passen, wir Pickel oder Blähungen bekommen, Herzleiden oder Diabetes.

Solche Symptome haben ernste Folgen für unser Leben. Sie haben auch globale Folgen: Weltweit leiden mehr Menschen an Übergewicht als an Hunger, und zwar sind das mehrere hundert Millionen. Und es wird schlimmer. Mitte des 21. Jahrhunderts wird einer von drei Menschen auf der Erde Diabetes haben. Wenn du isst, was du willst, wann du willst und so viel du willst, wird weder dein Gewicht noch deine Gesundheit deinen Wünschen entsprechen.

Als kleiner Junge hatte ich ein Schlüsselerlebnis, was Essen anging. Eines Morgens auf dem Schulweg aß ich ein Plundergebäck. Ich dachte mir nichts dabei – bis ich direkt danach einen Ausschlag auf dem Arm bekam.

Ich versuchte ihn zu ignorieren, aber er wurde schlimmer. Es juckte, und mein Arm schwoll an. Ich konnte mich nicht auf die Schule konzentrieren und ging zur Schulschwester. Sie fragte mich, ob ich irgendwelche Allergien hätte, und ich wusste, dass das Gebäck das Einzige war, was ich gegessen hatte. Und das war das Schlüsselerlebnis: Etwas Schlechtes zu essen verursacht Probleme. Oder anders gesagt: Das Gebäck erwiderte meine Liebe nicht!

Meine Reise zu gutem Essen und gesunder Ernährung begann in diesem Moment. Ich fing an, auf meinen Körper zu hören und alles über Nahrung und Gesundheit zu lernen, was mir in die Finger geriet. Die Umstellung auf pflanzliche Ernährung machte ich schrittweise, gab zunächst Milchprodukte auf, dann Fleisch, Eier und schließlich Fisch. Sobald ich nur noch Pflanzen aß, ging es mir physisch, emotional und mental besser denn je.

Irgendwann hatte ich noch ein Schlüsselerlebnis, das zur Entwicklung dieses Gesetzes führte: Liebe Essen, das deine Liebe erwidert – das dich gesünder und lebendiger macht. Industriell verarbeitete Lebensmittel, Zucker, Süßigkeiten, Limonaden, Fast Food, Junkfood – die lieben dich nicht. Sie machen dich krank. Vielleicht liebst du sie, aber sie erwidern dieses Gefühl nicht.

Stell es dir wie eine Beziehung zu einem anderen Menschen vor. Du liebst ihn vielleicht, aber wenn er dich nicht auch liebt, ist es für dich eine ungesunde Beziehung. Du fühlst dich die ganze Zeit traurig, deprimiert und zurückgewiesen. Warum solltest du mit jemandem zusammen sein wollen, der dich nicht liebt?

Genauso solltest du Sachen essen und genießen, die du liebst – und die deine Liebe erwidern. Es könnte sein, dass du einiges an Ernährungsgehirnwäsche wieder verlernen musst – etwa, dass es okay sei, deine geliebten Spaghetti mit Fleischbällchen zu essen, wenn du am nächsten Tag zwei Stunden trainierst. Das ist Unsinn, und der Grund dafür, dass Millionen Menschen ungesund essen. Sie leben, um zu essen, und vergessen, dass wir essen sollten, um zu leben. Wir sollten mehr daran denken, was wir unserem Körper zumuten und wie unser Körper darauf reagiert. Ich bin der festen Überzeugung, dass wir Essen lieben können, wenn wir die nötigen Korrekturen vornehmen, um dafür zu sorgen, dass es uns auch liebt.

Wenn du dich an dieses Gesetz hältst, verspreche ich dir, dass es dir nichts ausmachen wird, Salat statt Junkfood zu essen, auf Süßes, Limonaden und einfache Kohlenhydrate zu verzichten. Du wirst gern ballaststoffreichen Hafer und Obst wie Papayas, Guaven und Äpfel essen. Anstatt drei Hamburger zu verputzen, wirst du lieber zu Bohnenburger und gebackenen Süßkartoffeln greifen. Du wirst auf gedünsteten Brokkoli mit Meersalz stehen.

Der Grund dafür ist, dass sich deine Geschmacksknospen an die Veränderung gewöhnen. Nachdem ich zahllose Klienten im Lauf von 20 Jahren beraten habe, kann ich mit Gewissheit sagen, dass unsere Geschmacksknospen leicht zu überzeugen sind und lernen, die Sachen zu mögen, die wir ihnen vorsetzen.

Binnen zwei Wochen hat sich dein Geschmackssinn an pflanzliche Nahrungsmittel gewöhnt, und du wirst sie bevorzugen und mögen. Die Vorteile deiner Ernährungsumstellung gehen aber weit darüber hinaus. Deine Geschmacksknospen werden empfindlicher gegenüber Salz – und du wirst dein Essen weniger salzen. Dasselbe gilt für Zucker und chemische Zusatzstoffe. Wenn dein Speiseplan aufgeräumt ist und deine Geschmacksknospen entgiftet sind, wird all dieser lebensmittelverändernde Unfug unangenehm schmecken. Du wirst tolles Essen lieben, das dich auch liebt.

ICH MAG ES BESONDERS GERN, KINDERN DIESES GESETZ BEIZUBRINGEN: dass die Sachen, die am besten schmecken, auch gut für den Körper sind. Wenn Kinder »gesunde« Lebensmittel ablehnen, weil sie annehmen, es schmecke schlecht, machen wir zu Hause etwas falsch. Diese Einstellung hat unsere Kultur uns eingebläut, und nur Kultur kann da Abhilfe schaffen. Zum Glück ist die operative Einheit der Kultur die Familie, sodass wir dieses Problem zu Hause bewältigen können.

Denk mal darüber nach: Essen ist das einzige Baumaterial für den wachsenden Körper eines Kindes, das du liebst. Willst du nicht, dass deine Kinder sich so gut wie möglich ernähren? Ich schon! Lebensmittel üben ein ganzes Leben lang einen massiven Einfluss auf die Gesundheit unserer Kinder aus. Wir sollten ihnen die besten Voraussetzungen für das höchstmögliche Wohlbefinden mitgeben.

Die Gesundheit von Menschen, die man liebt – Freunde, Angehörige, unsere Kinder, wir selbst –, hat weltweit Priorität. Wie wir uns alle unser Leben lang ernähren, wird einen deutlichen und ziemlich vorhersehbaren Einfluss auf unsere Gesundheit und Lebensdauer haben.

Wir wissen zweifellos, dass es überwältigende Beweise für die gesundheitlichen Vorteile einer Ernährung gibt, die einen größeren Schwerpunkt auf Gemüse, Vollkorn, Bohnen, Linsen, Nüsse, Samen und Obst legt. Außerdem ist die Sorge um die Gesundheit unseres Planeten von einer gewissen Dringlichkeit begleitet – dass die Umwelteinflüsse einer Ernährung auf Fleischbasis unhaltbar und unvertretbar sind.

Unser Ziel muss eine Ernährungsweise sein, die uns und dem Planeten guttut. Erfreulicherweise gibt es heutzutage neue und einfachere Wege, um zu diesem Punkt zu kommen, als je zuvor.

DEIN GREENPRINT,

wenn du Gesetz 9 befolgst

Du wirst dich ein Leben lang ausgezeichneter Gesundheit erfreuen – ebenso wie deine Kinder. Die amerikanische Academy of Nutrition and Dietetics stellt fest, dass Vegetarier und Veganer ein geringeres Sterberisiko durch Herzkrankheiten, hohe Cholesterinwerte, hohen Blutdruck, Diabetes, Fettleibigkeit und Krebs haben als Fleischesser.

GESETZ

10

BEWEGUNG ERZEUGT BEWEGUNG

> Meine Großmutter begann mit 60 Jahren fünf Meilen pro Tag zu gehen. Sie ist jetzt 97, und wir haben keinen blassen Schimmer, wo sie ist.
>
> — ELLEN DEGENERES

IM JAHR 1996 ERÖFFNETE ICH IN MIAMI MEIN ERSTES CYCLING-STUDIO. Zunächst war ich der einzige Spinning-Lehrer. Es kamen ein paar Interessenten, aber sie fürchteten, die Kursanforderungen könnten zu hoch und sie nicht fit genug sein. Manche waren über 60, 70, ja 80 Jahre alt. Ich ermunterte sie, es zu probieren – in ihrem eigenen Tempo, ohne Druck. Würde es ihnen nicht gefallen, kein Problem. Aber ich bat sie, wenigstens ein paarmal in die Pedale zu treten.

Die meisten kamen tatsächlich wieder. Indoor-Cycling wurde Teil ihres Tagesprogramms. Manche kamen sogar mehrmals am Tag. Innerhalb eines Monats war jeder Kurs voll, und ich sah immer wieder neue Gesichter. Es gab eine Warteliste. Die Leute saßen auf ihren Rädern, traten in die Pedale, erhoben sich, um härter und schneller treten zu können, und erhöhten den Widerstand, während ihnen der Schweiß von der Stirn tropfte. Sie wollten wirklich ein gesünderes Herz, einen flacheren Bauch, ein gesünderes Leben.

Als ich am Ende jenes ersten Monats die Fortschritte meiner Kursteilnehmer bemerkte, kam mir Gesetz 10 in den Sinn: »Bewegung erzeugt Bewegung.« Je mehr wir uns bewegen, desto aktiver werden wir. Und je

»

WER EINEN GESUNDEN KÖPER MÖCHTE,
MUSS IHN SO BEHANDELN, ALS WÄRE ER DAS KOSTBARSTE, DAS MAN HAT.
DENN DAS IST ER.

aktiver wir werden, desto besser fühlen wir uns. Und je besser wir uns fühlen, desto mehr können wir erreichen. Die Motivation kommt von dem Impuls, den man erzeugt, indem man einen kleinen Schritt macht. Das von jener Bewegung ausgelöste Glücksgefühl setzt sich fort. Es mag einem schwer oder gar unmöglich erscheinen, aber um jemanden zu einer zweiten Trainingseinheit zu motivieren, ist nichts wirkungsvoller als eine erste.

Ich würde so weit gehen zu sagen: Bewege dich jeden Tag, auch wenn du nur einmal um den Block gehst. Trainieren muss sich nicht wie Arbeit anfühlen, lästig sein oder eine bestimmte Struktur haben (20 Minuten Joggen oder zehn Wiederholungen irgendeiner Übung), um äußerst positiv für deine Gesundheit zu sein.

Trainieren ist also eine Gewohnheit. Je mehr du dich durch ein angeeignetes Ritual wohlfühlst, desto wahrscheinlicher bleibst du dabei. Schreibe das Training in deinen Kalender und suche dir eine Tätigkeit, die dir Spaß macht. Du musst dich nicht jeden Tag ans Zähneputzen erinnern; es ist eine Gewohnheit. Trainieren kann auch eine feste Angewohnheit werden. Und wenn du etwas oft genug machst, wird es sich bald selbstverständlich anfühlen. Bald wirst du es lieben, ins Fitnessstudio oder um den Block zu gehen. Ja, ich habe »lieben« gesagt.

Nimm dir vor, jeden Tag zu trainieren, auch wenn es nur 15 Minuten sind. Brauchst du noch etwas zusätzliche Motivation? Dann schreibe eine Gedächtnisstütze in deinen Kalender oder ins Handy. Stelle dir einen Wecker zu deiner Trainingszeit.

Und bleibe dabei. Wenn man jeden Monat bezahlt werden will, muss man an seinem Arbeitsplatz auftauchen. Wenn man lieben und geliebt werden will, muss man jeden Tag an dieser Beziehung arbeiten, sich austauschen, teilen und sich liebevoll verhalten. Wer einen gesunden Körper möchte, muss ihn so behandeln, als wäre er das Kostbarste, das man hat. Denn das ist er.

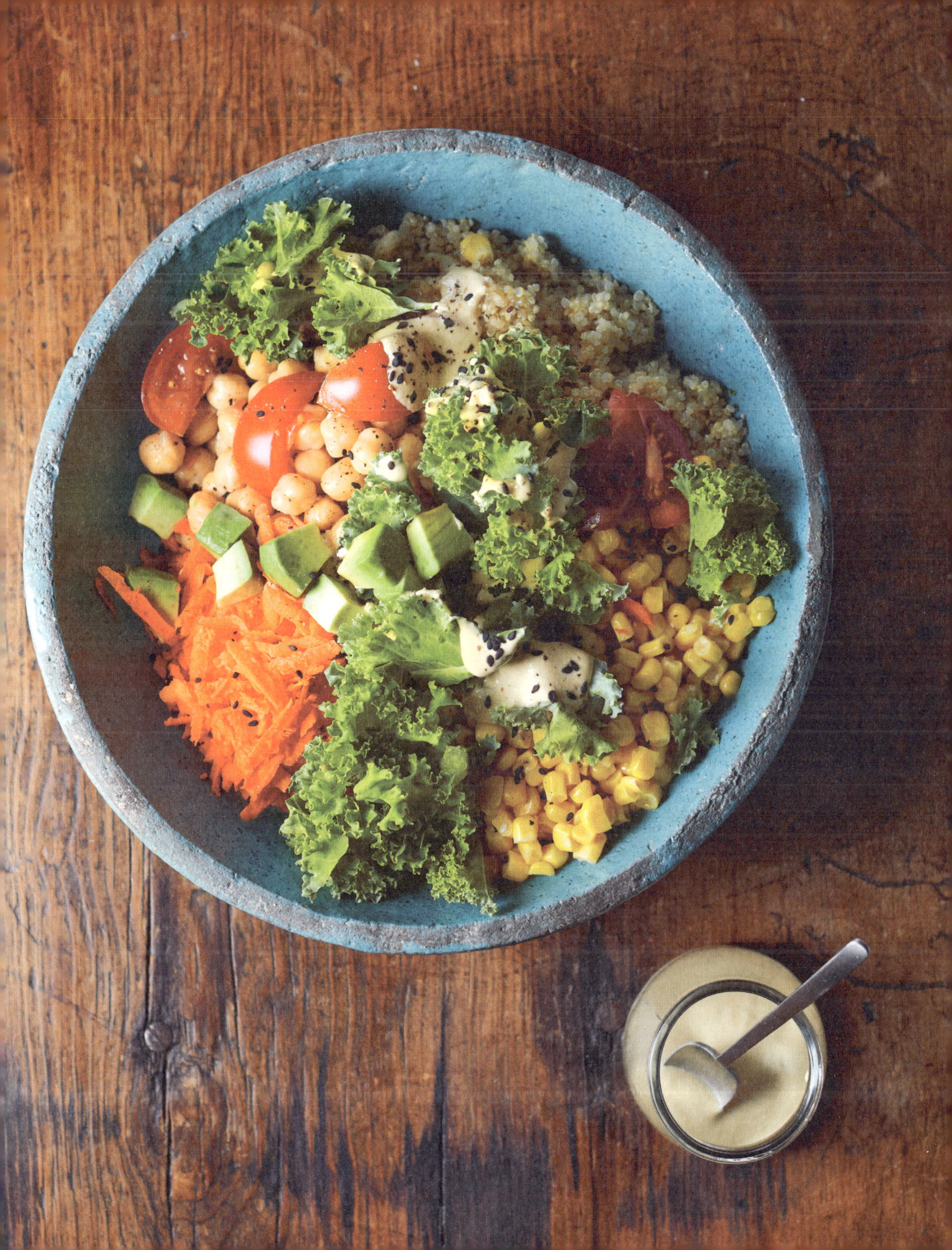

Es ist kein schönes Gefühl, nicht gesund zu sein – frag irgend jemanden, der ernsthaft krank ist, eine Verletzung hat oder nur ein paar Tage erkältet gewesen ist. Je früher du feststellst, dass eine gute Ernährung und konstantes Training nichts anderes sind als immerwährende Selbstliebe und -achtsamkeit, desto leichter wirst du es damit haben.

Übe dieses neue Verhalten, bis du nicht mehr darüber nachdenken musst. Es wird normal werden, ein tägliches Ritual, so tief verwurzelt, dass du nicht mal darank denkst, es auszulassen.

Ich beginne den Tag mit einem Lauf von 5 bis 8 km (manchmal mehr) und danach ein paar Eigengewichtsübungen (Klimmzüge, Liegestütze etc.). Manchmal arbeite ich auch mit Gewichten. Ich beende mein Training mit einer Dehnübung und ein paar Minuten Meditation. Am Wochenende macht meine Familie mit.

Zieh es durch, ob du dazu aufgelegt bist oder nicht. Wir kennen das alle – man hat ein tolles Trainingsprogramm und lässt einen Tag aus … dann noch einen, und ehe man sich versieht, war man eine Woche, vielleicht sogar einen Monat nicht im Fitnessstudio. Wie hält man durch, wenn man keine Lust hat? Man fängt an sich zu bewegen. Mach nur einen Schritt. Entfache den Impuls. Je mehr du dich bewegst, desto mehr verbesserst du dich.

Mache Übungen, an denen du Freude hast, denn wer Spaß an etwas hat, bleibt eher am Ball. Wenn du etwas langfristig machen möchtest, darf es nichts sein, wozu du dich zwingen musst. Letztendlich geht es darum, deinen Körper für dich zu gewinnen. Wenn du nicht auf Tennis stehst oder Laufen nicht ausstehen kannst, mach's nicht! Finde etwas, das du gern machst, denn dann kommt es dir viel einfacher vor, zum Sport zu gehen. Vielleicht liegt dir Karate oder Yoga mehr. Was dir Spaß macht, wirst du nicht als Schinderei betrachten. Die Entscheidung für ein bestimmtes Training ist wie die Entscheidung für einen Beruf. Man muss sich beim Aufwachen auf sein Training freuen, anstatt es zu verabscheuen.

Noch ein paar Fakten zum Training: Um Muskelmasse aufzubauen, zu erhalten und Stärke zu bewahren, während wir älter werden, ist es notwendig, regelmäßig eine Art Widerstandstraining durchzuführen, beispielsweise das Heben von Gewichten. Besonders die alternde Bevölkerung muss zu verstehen beginnen, dass Gewichttraining nicht nur etwas für junge Leute ist, sondern gerade im Alter zur Vorbeugung von Muskelschwund entscheidend ist. Wenn Menschen, die über 60, 70 oder 80 Jahre alt sind, glauben, sie könnten nicht von Krafttraining profitieren, liegen sie falsch. Da man ab einem Alter von 50 Jahren pro Jahr rund 1 % seiner Kraft verliert, muss man ein Trainingsprogramm absolvieren, damit die Muskeln nicht verkümmern. Denn das kann die Anfälligkeit für Knochenbrüche erhöhen.

Außerdem sollte man an mindestens ein oder zwei Tagen pro Woche Dehnübungen machen, um seine Beweglichkeit zu bewahren. Auch wenn du dich nur dehnst, musst du dich vorher aufwärmen und hinterher abkühlen. Um dich für eine Dehnübung aufzuwärmen, solltest du 15 bis 20 Minuten so schnell gehen, dass du fast außer Atem bist. Falls deine Übung des Tages aus einem Spaziergang besteht, versuche mindestens eine halbe Stunde in mäßigem Tempo zu gehen. Nach einem Training empfehle ich immer einen Spaziergang von gut 10 Minuten zum Abkühlen, bevor man mit Dehnübungen beginnt. Muskeln müssen warm sein, um die Vorteile einer Dehnübung nutzen zu können. Stell dir ein Gummiband vor, das im Tiefkühler lag: Es reißt, wenn man es zu dehnen versucht, wenn man es vorher in die Sonne legt, wird es geschmeidiger und lässt sich leicht dehnen. Deine Muskeln reagieren ähnlich.

Am besten passt man sein Training seiner Lebensweise an. Man beginnt früh morgens, um es mit dem Familienleben abzustimmen: Man steht auf, bevor die Kinder wach werden, trainiert, duscht und fühlt sich dem Tag gewachsen.

Man kann auch auf dem Nachhauseweg von der Arbeit trainieren. Dann sollte man die Sporttasche morgens mitnehmen, damit man nicht versucht ist, zu Hause zu bleiben, wenn man seine Sachen abholt.

Warum willst du trainieren? Ob deine Gründe gesundheitlicher Natur sind oder ob du in deinem Badeanzug besser aussehen willst – dein Anliegen sollte so dauerhaft sein, dass deine Motivation nicht verpufft. Training macht unseren Körper, unser Herz und unser Gehirn stark, und es hilft uns, besser zu denken und zu funktionieren. Deine Fitness ist eine Säule, die deine pflanzliche Ernährung darin unterstützt, dich gesünder, schlanker und widerstandfähiger zu machen.

Bewegung ist naturgemäß zwingend notwendig für den Körper. Wieder damit in Kontakt zu kommen, was deinem Körper guttut, kann eine Quelle der Inspiration sein. Also viel Spaß beim Spiel mit neuen Fähigkeiten, neuen Freunden oder was sich sonst aus deinem Trainingsengagement ergibt!

DEIN GREENPRINT,

wenn du Gesetz 10 befolgst

Du nimmst noch eine Umstellung deiner Lebensweise vor – zusätzlich zur pflanzlichen Ernährung –, die dein Leben verlängert. Das National Cancer Institute und Harvard-Wissenschaftler haben festgestellt, dass 150 Minuten Training pro Woche dein vorzeitiges Sterberisiko um 31 % senken. Wenn du dein wöchentliches Pensum auf 450 Minuten pro Woche erhöhst, senkst du dieses Risiko um 39 %.

GESETZ

11

ABFALL MUSS ENTSORGT WERDEN

Wenn wir uns die
ganze Zeit neu erfinden,
ist es nie zu spät,
die Körper zu erschaffen,
die wir möchten, anstatt
jener, mit denen wir
irrtümlich annehmen,
geschlagen zu sein.

– DEEPAK CHOPRA

»DETOX-DIÄTEN« (ENTGIFTUNGSDIÄTEN) SIND DER LETZTE SCHREI, aber die meisten Menschen begreifen nicht, dass wir alle rund um die Uhr entgiften, ohne uns einer strikten Kur zu unterziehen, die Mangelerscheinungen zur Folge haben kann. Entgiftung ist ein Teil des Lebens.

Unser Körper entgiftet auf natürliche Weise durch Lunge, Verdauungstrakt, Leber, Lymphsystem, Haut und Harnwege. Man isst und trinkt, was man braucht, und scheidet aus, was man nicht braucht. Man nimmt Speisen zu sich und entsorgt Abfall. Man trinkt Wasser und scheidet Urin aus. Man atmet Sauerstoff ein und Kohlendioxid aus. Was man los wird, sind hauptsächlich Gifte, nutzlose Abfallprodukte, die Krankheiten verursachen und Zellen beschädigen können, wenn sie zu lang im Körper bleiben.

Entgiftung ist ein zweiphasiger Prozess, zu dem Enzyme gehören, die Speisen aufspalten. Einfach gesagt: Phase 1 löst Gifte, Phase 2 eliminiert sie. Gelöste, aber nicht eliminierte Gifte werden resorbiert und erzeugen unangenehme Nebenwirkungen wie Müdigkeit, Schmerzen, Launenhaftigkeit und allgemeines Unwohlsein. Die ständige Ansammlung von Giften schadet nicht nur deiner Gesundheit und zehrt an deiner Energie, sondern erhöht auch das Risiko für bestimmte Krebserkrankungen und Beschwerden wie Arthritis, Allergien, Fettleibigkeit und Hautprobleme. Außerdem kann eine große Bandbreite von Symptomen wie Kopfschmerzen, Mundgeruch, Müdigkeit, Husten, chronische Nebenhöhlen-, Magen- oder Immunschwächeprobleme mit einer solchen Toxizität verbunden sein.

Was geschieht also, wenn man seinen Körper sich selbst entgiften lässt? Die Erfahrung meines Freundes Emmet beantwortet diese Frage besser, als ich es erklären könnte. Emmet war seit seiner Kindheit bis zu seinem 50. Lebensjahr Fleischesser. Als Erwachsener hatte er Probleme, seinen Cholesterinspiegel in einem akzeptablen Rahmen zu halten, und er kämpfte mit seinem Gewicht – was zu einem schlechten Selbstbild führte. Emmet mochte den Mann nicht, den er im Spiegel sah.

Seine Frau drängte ihn, es mit einer zu 100 % pflanzlichen Ernährung zu probieren, doch er war skeptisch: »Ich hab mich noch nie an eine Diät halten können. Kein einziges Mal.« Doch er hörte auf seine Frau, die vorschlug, meinem Rat zu folgen.

Am Ende des ersten Tags war Emmet hungrig, aber entschlossen weiterzumachen. Schließlich hatte er es seiner Frau versprochen.

Dann kam Tag Nummer drei, und er fühlte sich »unglaublich«, als er aufwachte.

»Von dem Moment an liebte ich es, wie ich mich fühlte«, sagte er.

Die Kilos fielen nur so von ihm ab, und Emmet kaufte zum ersten Mal seit Jahren neue Anziehsachen.

Die Wochen vergingen, und er wurde im positiven Sinn vollkommen süchtig nach seinem Selbstgefühl. Emmet wollte nicht zurück. Nach sechs Monaten hatte er seinen jährlichen Gesundheitscheck, zu dem auch eine Blutuntersuchung gehörte. Sein Arzt war erstaunt. Emmets Cholesterinspiegel war von 260 auf 156 gefallen. »Was machen Sie anders?«, wollte der Arzt wissen.

»Ich lebe vegan«, verkündete Emmet stolz. Heute sagt er jedem, der es hören will: »Ich lebe gesünder und länger.«

Wie Emmet am eigenen Leib erfuhr, hat man dadurch, dass man die Entgiftungsprozesse des Körpers durch pflanzliche Ernährung unterstützt, eine Menge Vorteile: mehr Energie, strahlende Gesundheit, größeres Wohlbefinden, Freude am Leben und inneren Frieden, um nur ein paar Vorzüge zu nennen. Außerdem verbessert die Entgiftung dein Aussehen und Denken, beseitigt Allergien, reduziert dein Gewicht und lässt Alterungserscheinungen abklingen.

Wie kann man seine Entgiftung fördern, ohne sich einer speziellen Entgiftungsdiät zu unterziehen? Das ist leicht: mit einer rein pflanzlichen Ernährung, begleitet von regelmäßigem Training. Beides unterstützt die natürliche Fähigkeit des Körpers, sich von Giftstoffen zu befreien.

ENTGIFTUNGSPFLANZEN

Man muss sich nur pflanzlich ernähren, um seinen Körper auf natürliche Weise zu entgiften. So nimmt man Nährstoffe auf, die die Entgiftung fördern, was tierische Nahrungsmittel nicht tun.

Pflanzliche Lebensmittel liefern auch Antioxidantien, die freie Radikale binden. Toxine sind potenziell schädliche Substanzen, die freie Radikale produzieren können. Deshalb ist es wichtig, genug Antioxidantien zu sich zu nehmen, die vor Gewebeschäden durch diese freien Radikale schützen. Zu den besten Entgiftern gehören:

KNOBLAUCH UND ZWIEBELN // Diese und andere Gemüse aus der Familie der Amaryllisgewächse enthalten sekundäre Pflanzenstoffe und Schwefel, die helfen, Gifte aus deinem Körper zu befördern.

LEBERFREUNDLICHE LEBENSMITTEL // Dazu gehören Birnen, Haferkleie, Äpfel, Hülsenfrüchte, Artischocken, Möhren und Löwenzahn. Bestimmte Kräuter und Gewürze, darunter Kurkuma, Zimt und Koriander, sind ebenfalls gesund für die Leber.

FLAVONOIDREICHE LEBENSMITTEL // Diese natürlichen pflanzlichen Nährstoffe, die in Zitrusfrüchten, Beeren oder auch in grünem Tee vorhanden sind, erhöhen die Aktivität entgiftender Enzyme.

BALLASTSTOFFREICHE LEBENSMITTEL // Der Verdauungstrakt ist Teil des Entgiftungsapparats. Hier wird das Essen in Energie umgewandelt und Gifte werden beseitigt. Ballaststoffe aus Bohnen, Vollkorn, Gemüse, Obst und Nüssen führen zu einer geringeren Aufnahme der Gifte im Körper, indem sie sie aus dem Verdauungstrakt schwemmen. Andere, lösliche Ballaststoffe, enthalten in Hafer, Äpfeln, Birnen, Erdbeeren, Erbsen und Bohnen nehmen die Gifte im Verdauungstrakt auf, sodass sie gemeinsam aus dem Körper befördert werden.

GRÜNES BLATTGEMÜSE // Spinat, Grünkohl, Brunnenkresse und Löwenzahnblätter, um nur ein paar zu nennen, enthalten bestimmte Komponenten, die zur Entgiftung beitragen.

KREUZBLÜTLER-GEMÜSE // Diese Pflanzenfamilie, zu der Weißkohl, Brokkoli, Blumen- und Rosenkohl gehören, liefert Sulforaphan, das Enzyme stimuliert, die krebserregende Substanzen aus dem Körper entsorgen. Weiß-, Blumen-, Rosenkohl und Brokkoli enthalten Glucosinolate, die der Leber bei der Entgiftung von Chemikalien behilflich sind.

ROTE BETE // Dieses Gemüse ist eine ausgezeichnete Quelle für den sekundären Pflanzenstoff Betain. Es unterstützt den Körper bei der Entgiftung von Darm, Blut und Leber und schützt vor den schädlichen Wirkungen von Alkohol.

GLUTATHIONREICHE GEMÜSESORTEN // Spargel, Avocados, Kartoffeln (mit Schale), roher Spinat, Okras und Walnusskerne enthalten Glutathion, eine wichtige Verbindung, die zur Entfernung fettlöslicher Gifte beiträgt.

Bei der Umstellung auf eine pflanzliche Ernährung solltest du auch gleich anderen Giftmüll entsorgen. Soll heißen: Meide raffinierten weißen Zucker, weißes Mehl, gehärtete Fette und andere industriell verarbeitete Lebensmittel.

DER SCHWEISSFAKTOR

Wasser leistet einen großen Beitrag zur täglichen Entgiftung, indem es Gifte durch Urin und Schweiß ausspült. Schwitzen ist besonders gut für die Gesundheit. Eigentlich dazu bestimmt, die Körpertemperatur zu regulieren, bringt Schwitzen zusätzliche Vorteile, weil es Gifte aus dem Körper treibt.

Obwohl Schwitzen als Form der Entgiftung von der modernen Medizin eher verächtlich abgetan wurde, wird es seit der Antike als Methode der Körperreinigung geschätzt. Entsprechend einem Artikel im *Journal of Environmental and Public Health*:

> *Seit langem wird nicht nur das durch physisches Training, sondern auch das durch Wärmereize hervorgerufene Schwitzen als gesundheitsfördernd angesehen. Zu den weltweiten Traditionen gehören römische Bäder, indianische Schwitzhütten, finnische Saunen (trockene Hitze; relative Feuchtigkeit von 40 bis 60 %) und türkische Dampfbäder.*

Der Artikel hob auch hervor, dass Gifte wie Arsen, Kadmium, Blei und Quecksilber mit Schweiß ausgeschieden werden, und wies darauf hin, dass Schweiß therapeutisch genutzt werden sollte, um den Körper von diesen toxischen Spurenmetallen zu befreien.

Schwitzen trägt vielleicht dazu bei, Bisphenol A (BPA) aus deinem Organismus zu leiten. BPA ist ein »endokriner Disruptor«. Das heißt, er wirkt störend auf Hormone deines Körpers ein und bringt dein ganzes endokrines System aus dem Gleichgewicht. Obwohl wir erst jetzt mehr über dieses Gift lernen, ist es als Hormon-Disruptor schon lange bekannt. BPA wurde ursprünglich in den 1930er-Jahren als Östrogenersatz entwickelt. Später entdeckten Wissenschaftler, dass es chemisch manipuliert die sehr stabile Plastiksorte Polycarbonat bildet. Damit wurde BPA wichtiger Bestandteil bei der Verpackung und Herstellung von Konsumartikeln. Und damit kommt dieses Östrogenimitat wie ein Trojanisches Pferd in verschiedenster Form, von Babyflaschen bis zur Innenbeschichtung von Konservendosen, in jeden Haushalt. So gerät BPA in unser Essen und richtet Unheil an.

Die Drüsen deines endokrinen Systems produzieren Hormone, die Stimmung, Wachstum, Entwicklung, Organfunktionen, Stoffwechselvorgänge und Sexualtrieb entscheidend beeinflussen. Diese Hormone sollten nicht durcheinandergebracht werden!

HIER EIN PAAR FASZINIERENDE NEUIGKEITEN: Wissenschaftler haben BPA in menschlichem Schweiß entdeckt, selbst wenn es in Blut- und Urinproben nicht zu finden war. Das heißt, Schwitzen kann eine gute Methode sein, um dieses weitverbreitete Gift aus deinem Körper auszuscheiden.

Es gibt viele Möglichkeiten, deinen Körper stärker zum Schwitzen zu bringen. Fast jede intensive körperliche Aktivität erfüllt den Zweck, obwohl ein Training an der frischen Luft bei warmem Wetter (oder in einem beheizten Raum bei einem Hot-Yoga-Kurs) noch schweißtreibender ist. Du kannst das Schwitzen auch durch einen Saunabesuch fördern, entweder in einer traditionellen oder in einer Infrarotkabine. Ich ziehe Infrarotkabinen vor, weil sie den Entgiftungsprozess durch Erwärmen des tieferen Körpergewebes beschleunigen. Das stärkt den Kreislauf und versorgt deinen Körper mit Sauerstoff. Traditionelle Saunen erwärmen den Körper wie ein Ofen von außen nach innen. Eine Infrarotkabine erwärmt den Körper von innen nach außen, erhöht die Kerntemperatur und stimuliert ein noch reinigenderes Schwitzen. In Studien wurde tatsächlich festgestellt, dass der Körper bei Benutzung einer Infrarotkabine 20 % mehr Gift ausschwitzt, während es bei Benutzung einer traditionellen Sauna nur 3 % mehr sind.

EIN KLEINER TIPP: Schwitzen, besonders starkes Schwitzen, sorgt dafür, dass dein Körper Wasser und Elektrolyte verliert. Wenn du also stark schwitzt, solltest du viel Wasser trinken und Obst und Gemüse essen, um diese Elektrolyte auf natürlichem Weg zu ersetzen. Und nachdem du geschwitzt hast, solltest du dich bald danach abduschen, um die ausgeschiedenen Toxine von deiner Haut zu entfernen.

Das ideale Programm zur Abfallentsorgung besteht aus dem täglichen Verzehr gesunder pflanzlicher Lebensmittel unter Beibehaltung eines aktiven Lebensstils. Das Bewusstsein, durch dieses einfache Handeln deinen Organismus rund um die Uhr funktionsfähig zu erhalten, weil sich Gifte erst gar nicht in ihm festsetzen können, ist überaus motivierend.

DEIN GREENPRINT,

wenn du Gesetz 11 befolgst

Du wirst deine Belastung durch Chemikalien aus industriell verarbeiteten und tierischen Lebensmitteln schlagartig reduzieren. Wissenschaftler der Emory University in Atlanta untersuchten den Urin von Probanden, die jeweils mehrere Tage abwechselnd konventionelle und Bionahrung aßen. Zwei weitverbreitete Pestizide waren während der Biophase nicht einmal nachweisbar, tauchten aber bei der konventionellen Ernährung wieder auf. Ganz klar ist: Ein ideales Entgiftungsprogramm besteht aus einer pflanzlichen Ernährung.

GESETZ 12

DIE ERDE BRAUCHT UNS NICHT,

ABER WIR BRAUCHEN DIE ERDE

Wenn Schlachthöfe Wände aus Glas hätten, wäre die ganze Welt vegetarisch.

– LINDA McCARTNEY

ALS ICH MICH ZU EINER AUSSCHLIESSLICH PFLANZLICHEN ERNÄHRUNG entschied, begann ich mit dem egoistischen Motiv, meinen Körper mit Nährstoffen aufzutanken und mein Krankheitsrisiko zu verringern. Aber dann, fast zeitgleich, dachte ich auch an die Folgen meiner Handlungen auf die Erde und die bessere Behandlung von Tieren.

Ich machte mich über Tierschutz und die verheerenden Auswirkungen landwirtschaftlicher Tierhaltung schlau – Dinge, über die ich zuvor nie nachgedacht hatte. Ich wusste, dass der Verzehr tierischer Produkte ungesund war, und sah ein, dass es grausam war, aber bis ich mehr über die Auswirkungen der Tierhaltung auf die Umwelt zu lesen begann, wusste ich nicht, dass sie unseren Planeten zerstört. Je mehr ich las, desto klarer wurde mir, dass eine pflanzliche Ernährung die Welt retten kann.

Eine in den *Proceedings of the National Academy of Sciences* veröffentlichte Studie der Oxford University skizzierte die unterschiedlichen Auswirkungen von vier verschiedenen Ernährungsweisen – viel Fleisch, wenig Fleisch, vegetarisch, vegan (pflanzenbasierte Ernährung) – auf die weltweite Gesundheit, von heute bis 2050, und kam zu folgendem Ergebnis: Bei wenig Fleisch werden global 5 Mio. Tote pro Jahr weniger erwartet, ohne Fleisch 7 Mio., vegan 8 Mio. Schon eine Reduzierung des Fleischverzehrs bewirkt viel, doch eine pflanzliche Ernährung ohne jegliche tierische Produkte ist für deinen Körper und die Erde eindeutig am besten.

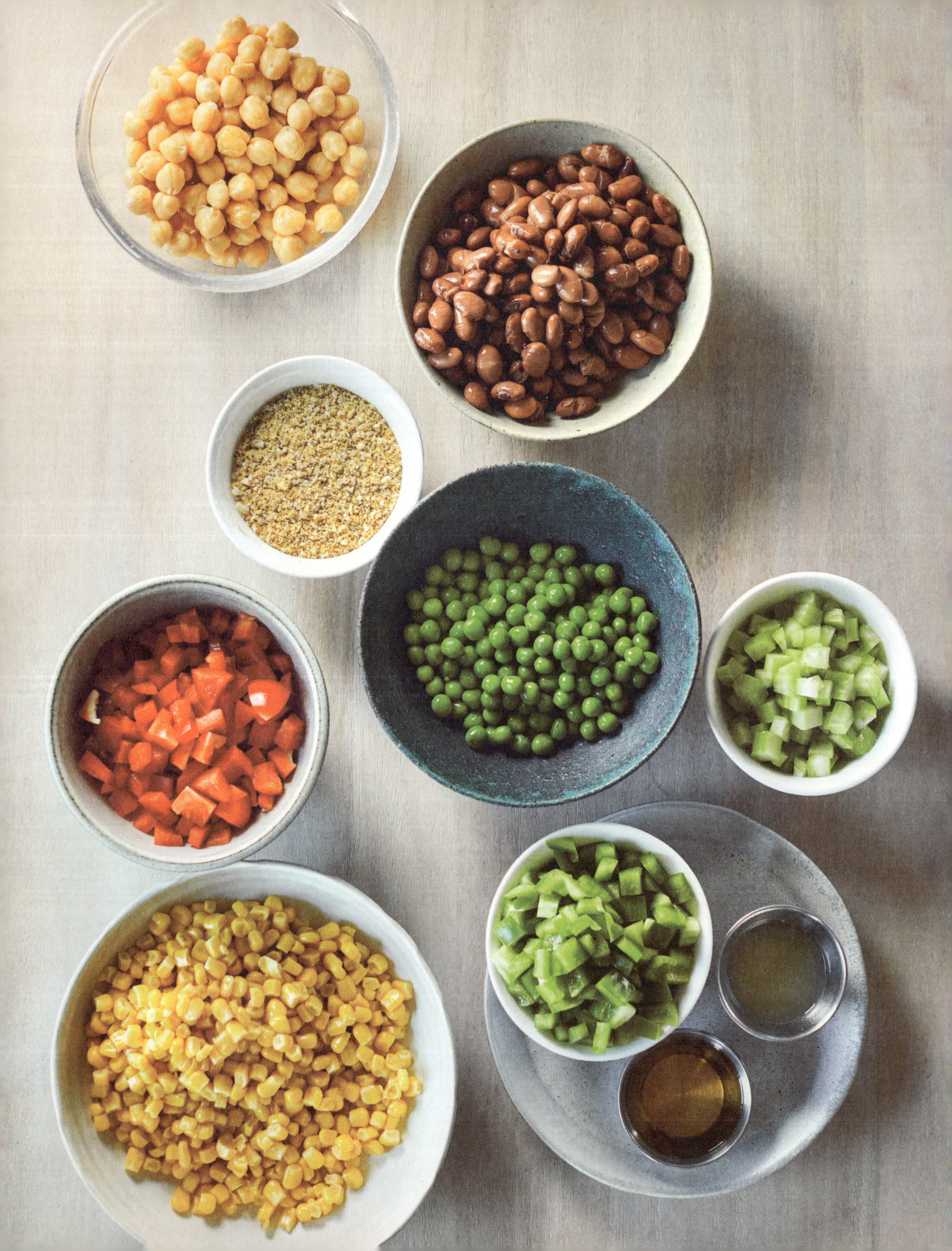

Unsere Entscheidung, was wir essen, hat einen der größten Einflüsse auf die Umwelt. Inzwischen bin ich überzeugt, dass eine rein pflanzliche Ernährung das Beste ist, was ein einzelner Mensch zum Schutz unserer Umwelt und der Tiere tun kann.

Eine 2006 im *European Journal of Clinical Nutrition* zitierte italienische Studie kombiniert den Umwelteinfluss verschiedener Ernährungsweisen mit unterschiedlichen Systemen der Lebensmittelproduktion. Untersucht wurde die Wirkung eines typischen wöchentlichen Verzehrs auf den Planeten. Die Untersuchung ergab, dass eine pflanzliche Ernährung umweltfreundlicher ist als eine Ernährungsweise mit Fleisch. Eine vegane Ernährung mit Biokost hatte den geringsten Umwelteinfluss – den kleinsten Greenprint. Jede nichtvegetarische Ernährung erforderte deutlich größere Mengen an Umweltressourcen wie Land und Wasser. Aber das schädlichste Nahrungsmittel war Rindfleisch: Die Erzeugung von 4 kcal Fleisch erfordert bis zu 100 kcal Getreide. Jeder Schritt der Fleischproduktion – von der Fütterung bis zur Fleischverarbeitung – verbraucht Ressourcen und belastet ein ohnehin schon empfindliches Ökosystem.

(Massen-)Tierhaltung richtet Schaden in großem Maßstab an. Sie trägt mehr zur Erderwärmung bei als alle Autos, Flugzeuge und Schiffe zusammen. Die Aufzucht von Schlachtvieh ist für Emissionen von mehr als 100 000 000 t Methan pro Jahr verantwortlich. Methan ist 23-mal stärker an der Erderwärmung beteiligt als Kohlendioxid.

Aber auch Kohlendioxid ist ein gefährliches Gas, das durch menschliches Handeln in die Umwelt gelangt: Ein durchschnittliches Auto setzt 3 kg Kohlendioxid frei, wenn es den ganzen Tag gefahren wird, während bei der Produktion eines Hamburgers 75 kg freigesetzt werden – was bedeutet, dass der Verzehr eines einzigen Hamburgers genauso viel Schaden in der Atmosphäre anrichtet, wie wenn man mit seinem Auto dreieinhalb Wochen am Stück fährt.

Wenn jeder US-Amerikaner einmal pro Woche Pflanzen statt Hähnchen essen würde – so der Environmental Defense Fund –, wäre die daraus resultierende Einsparung an Kohlendioxid genauso groß, wie wenn man 500 000 Autos von US-Straßen entfernt. Eine kleine Änderung kann viel bewirken!

Der Mist von Schlachtvieh ist ebenfalls ein echtes Problem. Er ist mit Schadstoffen wie Lachgas (fast 300-mal so klimaschädlich wie Kohlendioxid) und Ammoniak (das zum sauren Regen beiträgt) belastet.

Viehwirtschaft, wie sie heute im großen Stil betreiben wird, verunreinigt auch unser Wasser. Mist, Antibiotika und Hormone sickern zusammen mit Chemikalien von Gerbereien, Dünger und Pestiziden, mit denen Futterpflanzen besprüht werden, in unser Grundwasser.

Laut dem Zentrum für Nachhaltigkeit an der University of Wisconsin werden 40 % der Erdoberfläche landwirtschaftlich und 70 % aller landwirtschaftlichen Flächen für die Viehzucht genutzt. Ein Drittel der für den Anbau von Nahrungspflanzen geeigneten Erdoberfläche wird zur Produktion von Viehfutter genutzt. Wenn man den Weidedruck durch Intensivierung der Viehwirtschaft verstärkt, führt dies zu Überweidung und Bodenerosion.

Darüber hinaus sorgt Fleischverzehr für Nahrungsknappheit. Wenn sich mehr Menschen pflanzlich ernähren, sind mehr Nahrungsmittel verfügbar, weil weniger Feldfrüchte an Nutzvieh verfüttert werden müssen.

Viele Menschen, die auf Fleisch verzichten, essen, wie ich, zunächst mehr Fisch, was allerdings ebenfalls Umweltprobleme nach sich zieht. Überfischung bedroht die Existenz vieler Fischarten, und Methoden wie Grundschleppnetzfischerei verursachen unsägliche Kollateralschäden und zerstören das empfindliche Ökosystem des Meeresbodens. Fischzucht verschmutzt Flüsse und Bäche und schadet den dort wild lebenden Fischen. Laut dem Worldwatch Institute benötigt man 5 t Wildfang um 1 t Zuchtlachs zu füttern. Das ist verrückt.

Auch ich wusste schon lange, dass Viehzucht ein widerliches Geschäft ist. Wie jeder andere habe ich die Bilder der furchtbaren Bedingungen gesehen, unter denen Nutztiere in Viehzuchtbetrieben leben – obwohl es unschuldige Wesen mit Gefühlen sind, die zu einem leid- und schmerzvollen Leben verdammt sind.

Falls du mir nicht glaubst, habe ich eine Story für dich. Vor einigen Jahren entkam ein Black-Angus-Rind in Montana seiner Hinrichtung, indem es über einen anderthalb Meter hohen Zaun sprang, stundenlang durch die Straßen rannte, Polizisten, Autos, Lkws, sogar einem Zug auswich. Vor einem Fluss in die Enge getrieben, sprang das verängstigte Tier in die eisigen Fluten und schwamm ans andere Ufer, bis ein Betäubungsgewehr es zur Strecke brachte. Es gewann die Herzen der Anwohner, die es anfeuerten und seine Freiheit forderten. Das Tier erhielt einen Namen, Molly, und durfte bis ans Ende seiner Tage auf einer Farm in der Nähe unter freiem Himmel weiden.

In den meisten Schlachthöfen der USA tötet man mehr als 1000 Mollys pro Tag – stellt sie in eine Reihe, schießt sie in den Kopf, schneidet sie oft noch bei Bewusstsein auf und lässt sie ausbluten: ein entsetzliches Ende voller Gebrüll. Man schätzt, dass im Jahr 1 Mio. Schweine auf dem Weg zum Schlachthof sterben: zerquetscht, erfroren, verdurstet, krank. Hühner werden durch einen Stromschlag betäubt, bevor ihr Kopf mit einer rotierenden Klinge abgeschnitten wird. Anderen wird der Hals gebrochen, oder sie werden mit Kohlendioxid erstickt. Schrecklich, ich weiß.

Schon vor der Schlachtung bekommen die Tiere Hormone gespritzt, damit sie schneller wachsen oder mehr Milch produzieren. Diese Chemikalien gelangen in den Körper der Menschen, die dieses Fleisch essen. Unsere Organismen können mit diesen Stoffen aber nicht umgehen, weshalb sie schließlich unverdaut unser Immunsystem schwächen und zu Krebs führen können.

Interessanterweise sind unsere Körper physiologisch für den Verzehr von Gemüse und Obst geschaffen. Unsere Zähne sind nicht spitz, und unser Darm ist viel länger als wir selbst – ganz wie bei Pflanzenfressern. Raubtiere haben einen kurzen Darm, den Fleisch leicht durchläuft. Bei Menschen ist das anders. Fleisch passiert unser Verdauungssystem nur langsam und ist sehr schwer verdaulich. Es braucht manchmal bis zu 72 Stunden. Pflanzliche Nahrung wird dagegen innerhalb weniger Stunden verdaut.

Letztlich müssen wir nicht unsere Anbaumethoden ändern, sondern unsere Speisepläne. Ich bin der Meinung, dass sich alle Menschen in der entwickelten Welt aus gesundheitlichen und ökologischen Gründen pflanzlich ernähren sollten. Wir müssen uns ändern.

Wir sollten bedenken, dass unsere Nahrung mit anderen Lebewesen verknüpft ist – dann treffen wir mitfühlende Entscheidungen. Mit unseren Kaufentscheidungen tragen wir zur Veränderung unseres unhaltbaren Ernährungs- und Lebensmittelverarbeitungssystems bei, weil Unternehmen auf Nachfrage reagieren. Kleine Dinge spielen eine Rolle – in persönlichen Beziehungen wie in der zur Erde. Deine Entscheidungen haben positive Auswirkungen, die im Nahrungssystem und bei den Menschen in deinem Umkreis nachhallen. Wenn du dich für eine nachhaltige Ernährung entscheidest, wirst du zum lebenden Beweis dafür, dass die Änderung unserer Essgewohnheiten machbar, gesund und erfreulich ist.

DEIN GREENPRINT,

wenn du Gesetz 12 befolgst

Wie schon gesagt: Wenn ihr – du und deine Familie – euch für eine rein pflanzliche Ernährung entscheidet, können 200 Tiere pro Jahr am Leben bleiben. Außerdem hilfst du maßgeblich mit, den Planeten zu retten. Führende Wissenschaftler sagen, wenn jeder Mensch sich genauso ernähren würde wie der durchschnittliche US-Amerikaner, bräuchten wir 3,74 Erden, um die Weltbevölkerung im Jahr 2050 zu ernähren.

GESETZ

13

VERÄNDE-RUNG BEGINNT BEI DIR

Du kannst nicht einen einzigen Tag verbringen, ohne Einfluss auf deine Umwelt zu haben. Was du auch tust, du bewirkst etwas, und du musst dich entscheiden, was du bewirken willst.

– JANE GOODALL

ES IST EIN ERSCHRECKENDES PARADOX: Wir sterben viel zu jung an Herzkrankheiten und Krebs, während man uns sagt, wir sollen weniger Fett und mehr pflanzliche Lebensmittel zu uns nehmen. Aber gleichzeitig machen Landwirtschaft und Ernährungsindustrie diese Lebensmittel schlechter.

Das sieht so aus: Riesige Farmen bauen einzelne Nutzpflanzen unter Zuhilfenahme von Kunstdünger und Pestiziden an. Sie haben vermutlich GVO-Samen gekauft, um Tomaten, Möhren und Obst zu produzieren, die gut aussehen, Krankheiten wider- und einen Transport um die halbe Welt überstehen – und so möglichst viel Gewinn zu machen.

Klar, der Dünger ist gut für die Pflanzen, aber nicht für den Boden und die Umwelt. Der Boden wird schlechter, und die Schädlinge werden resistenter gegen die Pestizide. Deshalb müssen mehr Pestizide eingesetzt werden, die wiederum die nützlichen Organismen im Boden zerstören. Es ist ein Teufelskreis.

»

VERÄNDERUNG BEGINNT BEI UNS.

All das geschieht auf Kosten unserer wertvollen Umwelt. Eine 2016 im *International Journal of Education and Management Studies* veröffentlichte Studie kommt zu folgendem Ergebnis: »Der vermehrte Einsatz von Dünger kann zu Gewässerverschmutzung, Bodenversauerung und zum Abbau von Spurenelementen führen und vermindert auf lange Sicht die Fruchtbarkeit des Bodens.«

Es gibt mehr Nahrungsmittel als je zuvor, aber die meisten sind keine richtigen Nahrungsmittel – es sind Chemieprodukte, industriell verarbeitet, mit Pestiziden belastet. Es sind Nahrungsmittel, die in ihrer natürlichen Form so nicht existieren – und das ist unser Werk!

Es drängt sich die Frage auf, was wir dagegen tun? Wenn du das hier liest und immer noch sagst: »Ich kann nichts tun«, müssen wir miteinander reden. Veränderung beginnt bei uns. Als verantwortungsbewusste Menschen spielen wir alle eine wichtige Rolle, wenn wir Lösungen für diese Umweltprobleme finden wollen. Alles, was wir tun und konsumieren – wie wir zu Hause leben, wie und was wir essen und wie wir unser tägliches Leben führen –, hat eine Auswirkung auf die Erde. Wir müssen unsere Lebensweise auf den Prüfstand stellen, um zu sehen, wo wir dem Planeten Schaden zufügen – und wie wir das unterbinden können.

Die Entscheidung darüber, was wir essen, ist die einzige, mit der wir unsere Gesundheit und die des Planeten beeinflussen können. Im Gegensatz zum Kauf eines Neuwagens oder der Dekoration unserer Wohnung müssen wir jeden Tag essen; deshalb ist Ernährung so entscheidend, was Veränderung angeht. Der Weg zu mehr Wohlbefinden beginnt mit fundierten Entscheidungen, die dazu führen, dass du besser einkaufst, kochst, isst und dich auch so fühlst.

Das können so einfache Entscheidungen sein, wie weniger oder gar kein Fleisch zu essen. Die Produktion und Verarbeitung von Fleisch hat den größten Öko-Fußabdruck von allen Konsumaktivitäten. Fleisch und Meeresfrüchte sind tatsächlich die beiden Lebensmittelgruppen auf deinem Teller, die unsere Umwelt am stärksten belasten. Der von einem Fleischesser verursachte CO_2-Fußabdruck ist riesig. Der Verzicht auf tierische Produkte (inklusive Milchprodukte) kann deinen Fußabdruck auf weniger als die Hälfte dieser Menge reduzieren und macht außerdem wertvolle Ressourcen für den Anbau von Nahrungspflanzen frei, die sonst für Viehfutter verwendet würden.

Iss frische Lebensmittel mit vielen Nährstoffen, Vollkorn, Bohnen, Obst und Gemüse. Sie sind billiger, besser für deine Gesundheit und weniger schädlich für die Umwelt.

Verringere dein Haushaltsbudget für Essen. Für jedes bisschen Nahrung, das du nicht brauchst, wird weniger an fossilem Brennstoff, Pestiziden, Dünger und Wasser benötigt, um es zu erzeugen. Wir planen unser Essen im Voraus, machen Einkaufslisten, an die wir uns halten, damit es nicht zu Spontankäufen kommt.

Achte auch darauf, wie viel Essen du am Tag, in der Woche, im Monat vergeudest: der vergessene Salat, die zu viel gekauften Äpfel, die braun gewordenen Bananen.

Prüfe deine Zubereitungsmethoden: Bewahre Reste in Glasbehältern statt in Plastiktüten auf, oder mach öfter Bulgur statt Reis, weil er schneller gart. Benutze stromsparendes Kochgeschirr: Gusseisen speichert Wärme besser als andere Materialien, und Kupfer erreicht die Kochtemperatur schneller und benötigt somit weniger Energie.

Stelle den Kühlschrank auf 7 °C ein, damit er ausreichend kühlt, aber keinen Strom vergeudet. Probiere »passives Kochen« aus: Kochendes Wasser kühlt nur langsam ab, weshalb man Flamme bzw. Herd kurz nach Erreichen des Siedepunkts abstellen, den Deckel aufsetzen und die Resthitze zum Garen nutzen kann. Nimm dir die Zeit, dein Essen selbst zuzubereiten, anstatt Fast Food zu kaufen. Das sind kleine Änderungen deiner Lebensgewohnheiten, die große Auswirkungen auf dein Leben und die Erde haben.

Setze dich auch mit deinem Geld für Veränderung ein – und stimme ab! Wenn genug Verbraucher aufhören, ungesunde Lebensmittel zu kaufen, sind Unternehmen gezwungen zu reagieren und hören hoffentlich damit auf, diese Lebensmittel zu produzieren. Schließlich gehst du mindestens dreimal täglich zur »Wahlurne«.

Dieses Gesetz soll keine Schuldgefühle wecken, sondern dazu beitragen, dass wir alle unsere Handlungen und die Folgen, die sie für unser Leben und die Erde haben, gründlicher überdenken. Es gibt so viel, was wir tun können.

Unser Planet hat Probleme. Und obwohl viele Dinge für uns unkontrollierbar erscheinen, können wir helfen. Wir können darüber nachdenken, was wir tun und wie es den Planeten beeinflusst. Wir können verantwortungsbewusst kaufen, verwenden und ausrangieren. Wir können uns und denen, die nach uns kommen, das Leben retten. Wir müssen es nur tun.

Wenn pflanzliche Ernährung bewirkt, dass wir uns jeden Tag besser fühlen und zugleich den Welthunger und die Erderwärmung verringern oder minimieren, warum sollten wir dann nicht dazu übergehen?

Jeder Mensch hat, unabhängig von seinen persönlichen Umständen, eine Verantwortung. Hier geht es nicht um etwas, das »ganz nett« wäre – es geht um eine veränderte Lebensweise, die jeden Tag umgesetzt werden muss, wenn wir alle unseren negativen Einfluss auf den Planeten verringern wollen.

Lehne dich nicht zurück und sieh zu, wie unser schöner Planet und seine Bewohner leiden, tu etwas dagegen – nicht nur heute oder morgen, sondern dein ganzes Leben lang.

DEIN GREENPRINT,

wenn du Gesetz 13 befolgst

Du kannst deine CO_2-Bilanz drastisch verbessern, indem du tierische und industriell verarbeitete Nahrungsmittel vermeidest und stattdessen zu Gemüse und Obst greifst. Wer das macht, erzeugt weniger als die Hälfte an Kohlendioxid pro Jahr, als ein Mensch, der jeden Tag Fleisch isst. Minimale Veränderungen in deinem Alltag können enorm viel bewirken.

GESETZ 14

DER BESTE ZEITPUNKT ANZU-FANGEN,

IST HEUTE

Wir sind,
was wir immer
wieder tun.
Vortrefflichkeit
ist daher
keine Leistung,
sondern eine
Gewohnheit.

– ARISTOTELES

WIR SAGEN SO OFT: »Morgen fange ich mit dieser neuen Diät an«, oder »Nächste Woche setze ich alles daran, in Form zu kommen.« Aber wenn wir das sagen, lassen wir den heutigen Tag außer Acht!

Tatsächlich ist heute der wichtigste Tag, den du je erlebst. Den heutigen Tag zu deinem besten, produktivsten und gesündesten Tag zu machen, ist der Schlüssel zu deinem Erfolg, wenn du deine vegane Reise mit mir antrittst. Ist es daher nicht besser, sofort anzufangen?

Natürlich! Aber wo fängst du an?

Zunächst entscheidest du dich, dass du mit deiner neuen Lebensweise beginnst, wenn du das nächste Mal etwas isst. Zweitens integrierst du weiterhin schrittweise ein oder zwei gesunde Änderungen in deinen Speiseplan, anstatt dich darauf zu konzentrieren, auf was du verzichtest.

EIN PAAR EMPFEHLUNGEN, UM GLEICH HEUTE ANZUFANGEN:

- // Iss zum Frühstück eine Schale Haferbrei mit frischem Obst oder Trockenfrüchten.
- // Iss Gemüse – Salat, Tomate, Gurke, Sprossen – zu deinen Sandwiches und statt Mayonnaise Aufstriche wie Hummus oder pürierte Avocado.
- // Lade dir am Salatbüfett im Restaurant Gemüse auf den Teller.
- // Bewahre schon geschnittenes Gemüse oder Obst als kleinen Snack im Kühlschrank auf.
- // Knabbere zwischendurch Nüsse oder Samen.
- // Iss eine Gemüsepizza mit veganem Käse.
- // Brate Gemüse kurz in der Pfanne an und serviere es mit Naturreis oder Quinoa.
- // Verwende »Leinsamen-Eier« zum Backen (siehe Seite 176).
- // Füge deinen Eintöpfen und Suppen Bohnen und Gemüse zu.
- // Probiere ein paar vegane Rezepte aus.

WAS PASSIEREN WIRD: Du wirst feststellen, dass dir pflanzliche Nahrung schmeckt und guttut, und dir werden einige tierische Produkte nicht mehr so schmecken, die du sonst gegessen hast. Falls dir als Kind Gemüse nicht geschmeckt hat: Geschmacksknospen ändern sich. Probiere es aus. Vielleicht musst du es anders zubereiten. Manche mögen kein Gemüse, das ihre Mutter zu einem Brei verkocht hat, merken aber, dass es ihnen in frischem, knackigem Zustand schmeckt. Probiere es roh, gedünstet oder gegrillt, und wenn du ein bestimmtes Gemüse trotzdem nicht magst, kein Problem – es gibt so eine große Auswahl, dass für jeden etwas dabei ist.

Heute anzufangen, morgen weiterzumachen und übermorgen richtig reinzukommen, wird dein Leben verändern. Einfach gesagt: Du kannst nicht gewinnen, wenn du nicht beginnst.

GLAUBE DARAN, DASS DU DEIN LEBEN UND DEINE GESUNDHEIT ÄNDERN KANNST

Als Mensch besitzt man ein großartiges Hilfsmittel, um sein Leben zu ändern: seinen Verstand. Dein Verstand kann dir helfen, Krankheit in Gesundheit und Misserfolg in Erfolg zu verwandeln – wenn du ihn auf die Weise benutzt, für die er gedacht ist. Machst du das? Die meisten von uns nicht; wir konzentrieren uns auf das, was wir nicht wollen, mehr auf Krankheit als auf Gesundheit oder darauf, dick zu sein, anstatt schlank und fit. Damit verschlechtern wir unsere Chancen. In den meisten Fällen führt die Konzentration auf das, was man nicht will, zu einer Demotivierung, einer Geisteshaltung, dass »der heutige Tag nicht viel bringt und morgen auch nicht besser aussieht«.

Der Schlüssel zum morgigen Erfolg besteht darin, heute wie ein gesunder, erfolgreicher Mensch zu denken. Erfolgreiche Menschen haben tatsächlich eine andere Geisteshaltung. Im Gegensatz zu Zauderern und Zweiflern führen sie selten oder nie negative Selbstgespräche und hören schnell wieder damit auf, falls sie es doch machen. Achte auf deine Selbstgespräche und streue ein paar positive Sätze zur Aufmunterung ein.

DU KANNST DEIN UNTERBEWUSSTSEIN UMERZIEHEN, INDEM DU IHM SAGST, WAS ES GLAUBEN SOLL. Wiederhole jeden Tag positive Botschaften an dich selbst, leise oder auch laut, je nachdem, in welchem Lebensbereich du mehr Selbstvertrauen brauchst. Drei Beispiele:

Ich bin ein selbstbewusster Mensch und in der Lage, auf mich selbst achtzugeben.

Ich respektiere meinen Körper und werde daher nur noch essen, was meine Liebe erwidert.

Ich entscheide, was ich esse, und treffe eine gesunde Auswahl.

Programmiere deine Gedanken neu und arbeite täglich an deinem Selbstbewusstsein. Du wirst erstaunliche Ergebnisse erzielen!

SEI BESTÄNDIG

Oft ist einzig und allein die Beständigkeit der Grund für den Erfolg. Manche nennen erfolgreiche Menschen »glücklich«, aber diese Menschen machen kein Hehl daraus, dass sie meistens dank ihrer Beständigkeit zur rechten Zeit am rechten Ort waren und daher in der Lage, das Glück zu nutzen, das sich ihnen bot. Je beständiger du bist, desto besser deine Ergebnisse. Wenn du dich am Montag perfekt ernährt hast und das an den folgenden Tagen auch machst, bist du bereit, am nächsten Montag wieder von vorn zu beginnen. Plane viele kleine Siege in deinen Tag ein – sie sind der richtige Treibstoff für deinen Erfolgsmotor.

VERSCHIEBE ES NICHT AUF MORGEN

»Ich weiß, dass ich etwas ändern muss«, ist etwas, das ich oft höre, aber wenn diese Aussage nicht in die Tat umgesetzt wird, wird mir bewusst, wie wichtig dieses Thema ist. Kennst du auch jemanden mit Übergewicht, der sagt: »Ich muss abnehmen«, und sich dann Zuckerzeug reinfegt, oder den Raucher, der sagt: »Ich weiß, ich sollte damit aufhören«, bevor er sich noch eine Zigarette ansteckt?

Ich kann nicht gerade sagen, dass ich genau wüsste, was diese Leute denken, aber ich nehme an, was sie zu wissen vorgeben und was sie glauben, ist nicht dasselbe. Es gibt viele Warnhinweise auf die Risiken einer ungesunden Lebensweise, aber aus irgendeinem Grund ist das Wissen darum, dass sie mit ihrem Leben spielen, für viele Leute nicht Motivation genug, ihre schlechten Angewohnheiten abzulegen. Der Hauptgrund dafür ist meiner Ansicht nach, dass die Leute glauben, die Risiken gälten nicht für sie. Stelle dir einen heißen Herd vor. Wie lange braucht man, um zu begreifen, dass man sich verbrennt, wenn man seine Hand auf die Platte legt? Nicht lange. Und wenn man sich verbrannt hat, lässt man die Finger davon. Eigene Erfahrungen bringen Wissen und Glauben zur Deckung und führen zu einer Änderung des Verhaltens.

Du musst dich nicht verbrennen, um vom Wissenden zum Gläubigen zu werden. Du musst dir nur die Auswirkungen schlechter Angewohnheiten vergegenwärtigen, vor denen man dich gewarnt hat. Spule in Gedanken die Zeit vor, wo du von deinen Sünden eingeholt wirst. Lasse deiner Fantasie freien Lauf. Spüre, wie kurzatmig du bist, deinen Mangel an Energie, die verfrühten Alterserscheinungen, die schleichende Fettleibigkeit. Dann drück die Stopptaste. Frage dich, wie du auf diese erschreckende Diagnose reagieren würdest, wenn sie zuträfe.

Wenn du am liebsten in der Zeit zurückreisen und dein Leben ändern würdest, bitte ich dich eindringlich, es heute zu ändern. Je früher du beginnst, desto besser ist es für dein Leben und deine Gesundheit.

Es ist erstaunlich, wie viele Menschen zu einer pflanzlichen Ernährung übergehen und anfangen, Sport zu treiben, wenn sie glauben, es hilft ihnen aus dem Schlamassel, in dem sie sich befinden. Indem du früh damit anfängst, erhöhst du nicht nur deine Erfolgschancen, sondern hast in deinem späteren Leben auch mehr Möglichkeiten. Und für die Älteren unter euch: Es ist nie zu spät, das Ruder herumzureißen und etwas für eure Gesundheit zu tun.

Tatsächlich ist es einer Kollegin von mir so ergangen. Susan war mittleren Alters und hatte viele beliebte Diäten entwickelt. Sie hatte seit vielen Jahren hohen Blutdruck und nahm Medikamente dagegen. Trotz all ihrer Erfahrung und obwohl sie sich im Grunde gut ernährte, wenn auch mit Fleisch, hatte sie nie versucht, nur pflanzliche Nahrungsmittel zu sich zu nehmen. Wir setzten uns hin und sprachen darüber. Ich berichtete ihr von einschlägigen Forschungsergebnissen und erzählte ihr wunderbare Geschichten davon, wie man durch pflanzliche Ernährung Herzkrankheiten in den Griff bekommen und seine Lebenszeit verlängern kann.

Susan berichtete mir, sie sei in einer neuen, vielversprechenden Beziehung mit einem Mann, der einmal am offenen Herzen operiert worden war. Da sie ein gemeinsames Leben planten, war Susan bereit, ihre Ernährung auf rein pflanzliche Lebensmittel umzustellen.

Innerhalb von drei Tagen ohne tierische Lebensmittel sank Susans Blutdruck von 140 zu 90 auf 118 zu 75 – was mich nicht überraschte, weil ich das immer wieder erlebe. Dem US-amerikanischen Herzverband AHA zufolge liegt der optimale Blutdruck bei 120 zu 80 oder niedriger.

Darüber war Susan glücklich, glücklicher noch über die grenzenlose Energie, die sie morgens beim Aufwachen erfüllte. »In den letzten 15 Jahren musste ich mich meistens aus dem Bett quälen«, sagte sie. »Jetzt springe ich aus dem Bett und freue mich auf den Tag.«

Ich war sehr froh, das zu hören, aber andererseits auch nicht überrascht. Ich sage den Leuten dauernd, wie viel Energie sie durch pflanzliche Ernährung gewinnen, und Susan ist der lebende Beweis. Und ihr neuer Lebensgefährte hat in den ersten zehn Tagen, in denen er nur Pflanzenkost zu sich nahm, 5 kg abgenommen und fühlt sich körperlich kräftiger und dynamischer denn je. Er hat vor Kurzem ein Belastungs-EKG und eine kardiologische Untersuchung machen lassen und beides mit Bravour bestanden!

Susan ist inzwischen für den Rest ihres Lebens auf eine pflanzliche Ernährung eingeschworen und deshalb Vorbild für alle, die sie liebt. Was du noch nicht weißt: wie gut es sich anfühlt, wenn du für diejenigen, die diese Reise nach dir antreten, ein Vorbild sein kannst. Wenn du anfängst, heute die Schritte zu unternehmen, die deinen morgigen Erfolg ausmachen, beflügelst du Freunde, Verwandte und sogar Fremde, es dir gleichzutun.

DEIN GREENPRINT,

wenn du Gesetz 14 befolgst

Wenn du heute Veganer wirst, verhinderst du im ersten Monat laut einem im Jahr 2017 von Dr. Joel Kahn auf seiner Webseite drjoelkahn.com veröffentlichten Artikel den Tod von 33 Tieren, den Verbrauch von 148 500 l Wasser zur Futterproduktion, die Zerstörung von 84 m^2 Wald, die Erzeugung von 27 kg CO_2 und den Verbrauch von 540 kg Getreide als Futtermittel, das sonst zur Ernährung von Menschen, die Hunger leiden, genutzt werden könnte.

GESETZ

15

PERFEKTION, DER FEIND DES FORTSCHRITTS

Ein Ziel muss nicht immer erreicht werden; oft dient es einfach als etwas, auf das man hinarbeiten kann.

— BRUCE LEE

ALS PERSONAL TRAINER, Sportphysiologe und Sportler glaube ich an Führung durch Vorbilder. Nachdem mir klar geworden war, dass ich anderen beibringen musste, einen Fortschritt anzustreben, nicht Perfektion, wurde ich besser darin. Wahren Erfolg hast du dann, wenn du den Zielen näher kommst, auf die du Wert legst.

Hast du schon mal einen Film mit deinem Lieblingsschauspieler gesehen, dessen Körper muskulös und toll aussieht, und dir gesagt, dass du auch so aussehen willst – und als du am nächsten Tag wach wurdest, warst du bereit, das in die Tat umzusetzen? Aber ein paar Tage später lässt du ein Training ausfallen, isst ein Plätzchen oder Pizza mit Bier. Du hast dich nicht an deinen Plan gehalten und wirfst die Flinte ins Korn.

Von einem Plätzchen nimmst du nicht 50 kg zu. Ein Donut macht dich nicht adipös. Und ein verpasstes Training hält dich nicht davon ab, dein Ziel zu erreichen. »Wenn ich es nicht 100%ig mache, hat es keinen Sinn« – eine solche Haltung ist kontraproduktiv.

Sagen wir mal, du magst Schokolade. Du bist süchtig danach. Ein Tag ohne ein Stück von dem dunklen Zeug ist für dich nicht rund. Aber weil du dich gesünder ernähren willst, hast du deine Schokodosis auf ein paar Stücke pro Woche reduziert: ein perfektes Beispiel für Fortschritt ohne Perfektion. Und das ist gut so. Falls du dich perfekt ernähren willst – ich lasse die Seifenblase ungern zerplatzen –, wirst du Enttäuschung und Misserfolg erleben. Beides kann zu Selbstkritik führen und dich negativ stimmen.

Das wahre Leben ist nicht perfekt!

Es überrascht mich nicht, dass Perfektionismus mit zahlreichen Gesundheitsproblemen verbunden ist – vermehrten Angstzuständen, Essstörungen, Depressionen –, aber was ich erschreckend finde: In einer 2009 im *Journal of Health Psychology* veröffentlichten Studie wurde untersucht, ob Perfektionisten eher sterben als Menschen ohne diese Charaktereigenschaft. Am Ende der Studie, bei der 450 Probanden 6,5 Jahre beobachtet wurden, stellte man fest, dass das Sterberisiko von Menschen, die zum Perfektionismus neigen, erheblich höher ist als das derer, die es nicht tun. Außerdem war das Sterberisiko von pflichtbewussten (zielorientierten), weltoffenen und optimistischen Menschen wesentlich niedriger. Also: Perfektionismus ist schlecht für deine Gesundheit!

Vielleicht fragst du dich, ob der Übergang zu einer zu 100 % pflanzlichen Ernährung bedeutet, dass man sofort auf alle tierischen Produkte verzichten muss – oder ob es ein flexibler Übergang sein kann. Klar kann es das! Um zu einem rein pflanzlichen Lebensstil zu gelangen, kannst du deine Ernährung auf jede Weise verändern, zu der du dich veranlasst siehst – Reihenfolge und zeitlicher Rahmen bleiben dir überlassen.

Denke an meinen frühen Hinweis: Du musst deine Ernährung nicht völlig umkrempeln. Fange mit einem Abendessen ohne Fleisch an und baue darauf auf. Fortschritt kann in ganz kleinen Schritten erfolgen – und das bahnbrechende 3-Stufen-Programm, das ich in Teil 2 skizziere, kann dir dabei helfen. Ich sage immer, dass die Leute von A nach Z springen wollen, B, C, D und all die winzigen Schritte dazwischen aber außer Acht lassen. Setze dir ein Ziel und erhöhe beispielsweise die Zahl der pflanzlichen Mahlzeiten in den nächsten drei Wochen. Probier doch mal ein Frühstück aus Haferflocken mit kalter Mandelmilch, Walnuss- und Sonnenblumenkernen sowie frischen Heidelbeeren. Zum Mittagessen eine Schale Quinoa mit Linsen, Samen und Sprossen oder eine Süßkartoffel mit grünem Gemüse und Bohnen. Abends vielleicht Walnuss-Tacos, ein Gemüsecurry oder ein Salat mit Tahin-Sauce.

» DAS WAHRE LEBEN IST NICHT PERFEKT.

Du wirst feststellen, dass es ziemlich leicht ist, sich pflanzlich zu ernähren und das Essen zu lieben, das deine Liebe erwidert (Gesetz 9). Du musst nur daran denken: *Fortschritt, nicht Perfektion!*

Ein Beispiel dafür ist Soledad. Anfangs war sie »perfektionssüchtig«. Sie verglich ihre Figur gern mit der von Stars und Models, die bildhübsch waren – was nur zu größerer Unzufriedenheit mit ihrem Körper führte. Sie begann mit einem Fitnessprogramm und hörte wieder auf, weil sie sich in ihrer Haut nicht wohl fühlte. Als Perfektionistin konnte sie unmöglich zufrieden mit sich sein.

Als sie mit mir zu arbeiten begann, beschloss sie, es diesmal anders zu machen. Sie würde sich jeden Tag ein Ziel setzen. Wenn sie einen schlechten Tag hatte oder ein Training ausfallen ließ, feierte sie, was sie erreicht hatte, anstatt sich wegen ihrer Irrungen und Wirrungen Vorwürfe zu machen. Wenn etwas schiefging, lobte sie sich für die bereits gemachten Fortschritte, die sie für genauso wichtig hielt wie den Weg, den sie noch zurücklegen musste. Und am nächsten Tag oder so bald wie möglich kehrte sie zu ihrem Plan zurück.

Nach und nach begann Soledad Fortschritte zu erkennen, was weitere Fortschritte zur Folge hatte. Bald war sie in der besten Form ihres Lebens und begann sogar an 5-km-Läufen teilzunehmen. Sie erreichte, was ihr zuvor nie möglich war, indem sie einfach etwas tat, was sie zuvor nie getan hatte: auf Fortschritt Wert zu legen, nicht auf Perfektion.

Bei Fitness und Ernährung geht es nicht um »perfekt«. Perfekt sein zu wollen kann dich davon abhalten, neue, unbekannte Methoden auszuprobieren, um dein Ziel zu erreichen. Perfektion zu wollen ist okay, sie zu erwarten ist unrealistisch. Strebe nach mutigen, entschlossenen Maßnahmen in Richtung deines Ziels und schließe unterwegs Kurskorrekturen nicht aus.

Ich glaube fest daran, dass es wichtig ist, deinen Fortschritt im Blick zu behalten. Setze dir konkrete Ziele und führe Buch. Wenn du in den nächsten drei Monaten 10 kg abnehmen willst, behalte Fortschrittsmarkierungen im Auge: mehrfach pro Woche trainieren, jede Woche 1 kg abnehmen etc.

Wenn ich glaube, irgendwas nicht perfekt gemacht zu haben, denke ich an den Rat, den ich mal bekam: Beim gesunden Leben geht es um die Reise, nicht ums Ziel. Gleichzeitig weiß ich, dass ich jeden Tag die Gelegenheit habe, für mich etwas Gutes zu tun.

DEIN GREENPRINT,

wenn du Gesetz 15 befolgst

Du wirst kleine, aber äußerst wirkungsvolle Fortschritte machen. Laut der Umweltorganisationen Earth Day Network können diese kleinen Veränderungen im Lauf eines Jahres große Auswirkungen haben:

- Ein Hamburger pro Woche weniger entspricht 500 weniger gefahrenen Kilometern mit dem Auto.
- Wenn du einen Tag pro Woche auf Fleisch und Käse verzichtest, entspricht das fünf Wochen weniger Autofahren.
- Einmal pro Woche auf ein Steak zu verzichten entspricht fast drei Monaten Autofahren.
- Würde die US-Bevölkerung nur einen Tag pro Woche auf Fleisch und Käse verzichten, hätte das dieselbe Wirkung wie 150 Mrd. weniger gefahrene Kilometer – oder 7,6 Mio. stillgelegte Autos.

GESETZ

16

HÖRE AUF DEINEN KÖRPER

Jeder Patient trägt seinen eigenen Arzt in sich.

— NORMAN COUSINS

JANE FÜHLTE SICH SEIT JAHREN NICHT WOHL und wusste nicht, warum. Als bei ihrer jährlichen Untersuchung erhöhter Blutdruck festgestellt wurde, verschrieb ihr der Arzt nicht ein, sondern gleich drei blutdrucksenkende Mittel. Sie nahm brav alle Medikamente, aber es ging ihr damit nicht besser, sondern schlechter. Ihr Blutdruck sank, aber Alarmglocken begannen zu klingeln. Sie litt an allen möglichen Nebenwirkungen: Müdigkeit, Schwindelgefühlen, Kopfschmerzen, trockenem Husten und Gedächtnisproblemen, vermutlich von den Tabletten.

Das war ihr Gesundheitszustand, als wir uns kennenlernten. Jane war überzeugt, dass die konventionelle Medizin sie im Stich gelassen hatte. Sie wollte unbedingt etwas unternehmen, weil sie die Statistiken kannte: Menschen mit hohem Blutdruck haben ein um 300 % höheres Infarktrisiko als solche mit normalem Blutdruck. Das Risiko eines Schlaganfalls ist um 700 % höher. Außerdem läuft man Gefahr, Nierenleiden, Blindheit oder Alzheimer zu entwickeln.

Obwohl Ärzte normalerweise gegen Bluthochdruck als Erstes Medikamente verschreiben, sind sie für 80 % der Patienten mit leicht erhöhtem Blutdruck nicht unbedingt die beste Wahl. Wie bei anderen Hypertonikern gab es bei Jane eine andere Methode, um den Blutdruck zu kontrollieren: mehr pflanzliche Nahrung zu essen und mehr zu trainieren. In der bahnbrechenden DASH-Studie (Dietary Approaches to Stop Hypertension) stellten Wissenschaftler fest, dass eine fettarme Diät mit Obst und Gemüse den Blutdruck so wirksam senkte wie Medikamente. Stell dir vor, wie viele Menschenleben mit dieser einfachen Umstellung des Lebensstils hätten gerettet werden können!

Die Diät, die ich Jane vorschlug, war der DASH-Diät ähnlich, legte aber noch mehr Wert auf Pflanzenkost. Ich riet ihr, nur noch pflanzliche Vollwertnahrung zu essen und dabei mit ihrem Arzt zusammenzuarbeiten, um ihre Symptome und Fortschritte im Blick zu behalten.

Eine Woche, nachdem Jane ihre Ernährung umgestellt und begonnen hatte, jeden Tag 45 Minuten in strammem Tempo spazieren zu gehen, setzte sie zwei ihrer drei Medikamente ab, weil ihr Blutdruck stark gesunken war. Als sie ein paar Monate später zu ihrem Check-up ging, traute ihr Kardiologe seinen Augen nicht: Ihr Blutdruck war völlig normal, sodass er auch das dritte Medikament absetzte. Sie misst weiterhin regelmäßig ihren Blutdruck, und er liegt im normalen Bereich. Sie macht weiterhin Sport und isst nur Pflanzenkost.

Jane ist ein gutes Beispiel für jemanden, der Gesetz 16 praktiziert: »Höre auf deinen Körper.« Niemand kennt deinen Körper so gut wie du, weshalb du anomale Symptome nicht ignorieren solltest, auch wenn sie von Medikamenten herrühren, die dir helfen sollen.

Unser Körper ist ausgezeichnet konstruiert und mit einem höchst raffinierten Alarmsystem ausgestattet, das uns vor möglichen Schäden warnt, bevor es schlimmer wird. Was machst du, wenn ein Feueralarm in einem Gebäude losgeht oder Rauchmelder bei dir zu Hause zu schrillen beginnen?

Entweder findest du einen Weg, den Alarm schnell auszuschalten, ohne dir viele Gedanken über ein mögliches Feuer zu machen, oder du versuchst herauszubekommen, was den Alarm ausgelöst hat, und kümmerst dich darum.

Symptome sind wie so ein Alarm. Mit ihnen macht dein Körper auf sich aufmerksam, damit du darauf reagieren kannst, was mit ihm nicht stimmt. Symptome sind wichtig, aber nur, wenn wir uns um ihre Ursachen kümmern. Die Medizin kümmert sich oft nur um die Symptome der Krankheit oder ihr physisches Auftreten, nicht um die Krankheit selbst. Energiemangel? Kein Problem – trink jede Menge Koffein. Schlaflosigkeit? Kein Problem – hier ist ein Schlafmittel. Erektionsschwäche? Nimm diese kleine Pille dagegen. Niedergeschlagen? Hier ist ein Antidepressivum. Du verstehst schon. Keine Krankheit kann geheilt werden, indem man an den Symptomen rumflickt und die Krankheitsursache selbst nicht behandelt. Dennoch hat unsere Gesellschaft eine Multimilliarden-Industrie errichtet, um diese Alarmglocken zum Schweigen zu bringen.

Vor Jahren hörte ich eine Geschichte, die ein interessantes Licht auf dieses Problem wirft. Ein Bauer pflügte und pflanzte jedes Jahr um einen großen Felsen in seinem Feld herum. Er hatte die Erfahrung gemacht, dass Felsen schwierig zu entfernen sind. Auch nachdem ihm mehrere Pflüge kaputtgegangen waren, arbeitete er weiter darum herum. Er hatte sich an dieses Hindernis in seinem Feld gewöhnt.

Nachdem er eines Tages noch einen Pflug an dem Felsen ruiniert hatte, erinnerte er sich an all die Probleme, die er im Lauf der Jahre damit gehabt hatte. Da beschloss er endlich, etwas zu unternehmen. Er schob eine Brechstange unter den Stein und stemmte ihn hoch.

Zu seiner Überraschung war der Felsen leicht. Sobald er aus dem Boden war, konnte er mit einem Vorschlaghammer leicht in Stücke geschlagen werden

Als der Bauer die Brocken wegschaffte, erinnerte er sich an all die Schwierigkeiten, die

DIE 15 WICHTIGSTEN

WARNZEICHEN

DES KÖRPERS, DIE DU NICHT IGNORIEREN SOLLTEST

Woher wissen wir, wenn irgendetwas mit unserer Gesundheit wirklich nicht in Ordnung ist? Normalerweise haben wir dann ernsthafte Anzeichen und Symptome. Falls du eines der hier aufgeführten Symptome hast, suche einen Arzt auf.

1. UNGEPLANTER GEWICHTSVERLUST
2. VERÄNDERTES MUTTERMAL
3. SCHNARCHEN
4. HÄUFIGERE TOILETTENBESUCHE
5. ENTZÜNDETES ZAHNFLEISCH
6. DAUERNDE MÜDIGKEIT
7. STARKE SCHMERZEN IRGENDWO AM KÖRPER
8. HARTNÄCKIGER HUSTEN
9. VERÄNDERTER STUHLGANG OHNE ERSICHTLICHEN GRUND
10. ÄNDERUNG DER HANDSCHRIFT
11. DAS VERGESSEN DER NAMEN VON DINGEN ODER MENSCHEN
12. UNERKLÄRLICHES BLUTEN
13. IMPOTENZ
14. KURZATMIGKEIT
15. DEPRESSIONEN ODER ÄNGSTE, DIE NICHT NACHLASSEN

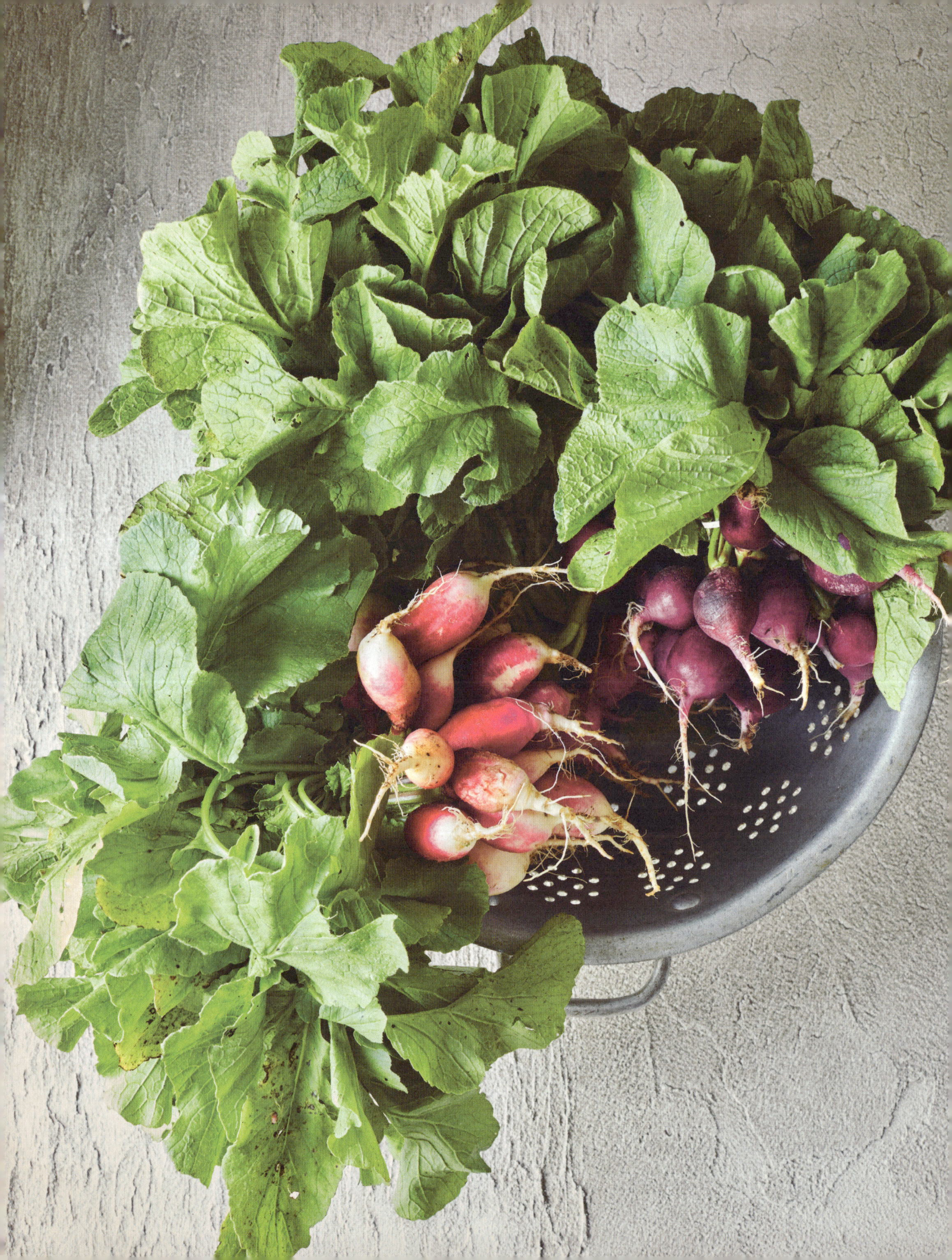

er mit diesem Felsen gehabt hatte, und dachte, wie leicht es doch gewesen wäre, ihn früher zu beseitigen.

Wenn wir »Steine schlechter Gesundheit« in unserem täglichen Leben haben, die uns Probleme bereiten, wollen wir uns wie der Bauer in der Geschichte oft nicht die Zeit nehmen, uns direkt darum zu kümmern. Wir wählen den leichteren Weg, anstatt den »schwereren«, richtigen zu nehmen. Wir ignorieren die Warnzeichen in uns oder erkennen sie nicht. Wie der Bauer »pflügen« wir um sie herum oder sagen uns, dass wir uns später darum kümmern. Wir sollten aber besser stehen bleiben und uns fragen: Ist das den Preis meiner Gesundheit wert?

Du hast die Macht zu entscheiden, welche Erfahrungen du machst und welche nicht. Jede Minute jedes Tages entschließt du dich, manche Dinge zu beachten, und ignorierst, übersiehst oder begräbst die meisten anderen. Worauf du dein Augenmerk richtest, wird Teil deines Lebens, und der Rest bleibt auf der Strecke. Vielleicht bist du krank. Du kannst die Krankheit die meiste Zeit ignorieren oder etwas für deine Gesundheit tun und dich damit befassen, was eigentlich die Ursache der Symptome ist. Indem du verstehst, was in deinem Körper wirklich vor sich geht, und etwas dagegen unternimmst, kannst du emotional und körperlich ein gesünderes Leben führen.

Unser Körper ist offen und ehrlich. Er schickt uns eine Reihe von Warnsignalen. Wie wir auf diese Signale reagieren, bestimmt, wie viel Macht sie über unser weiteres Leben haben.

Daher schiebe es bitte nicht auf die lange Bank. Wenn du eine ärztliche Untersuchung aufschiebst, weil du »keine Zeit« hast, betrachte die Sache so: Mit ein, zwei Besuchen bei deinem Arzt, um die Ursache deines Problems festzustellen, ersparst du dir viel Zeit, die du andernfalls zukünftig in Arztpraxen verbringen müsstest. Und letzten Endes geht es wirklich darum, deinem Körper Beachtung zu schenken und auf seine Signale zu reagieren. Höre auf deinen Körper. Er versucht dir etwas zu sagen.

DEIN GREENPRINT,

wenn du Gesetz 16 befolgst

Du machst dir die Fähigkeit der Früherkennung zunutze, indem du eine Krankheit früher entdeckst und diagnostizierst, als wenn du bis zum Auftreten der Symptome gewartet hättest. Deshalb sind regelmäßige Vorsorge- und Selbstuntersuchungen so wichtig. Je früher eine Krankheit entdeckt wird, desto größer ist die Wahrscheinlichkeit, dass sie geheilt wird. Krebsspezialisten weisen darauf hin, dass 80 % aller im Frühstadium erkannten Krebskrankheiten geheilt werden können, ausgenommen Lungenkrebs, Pankreaskarzinom und Glioblastom (ein schnell wachsender Hirntumor), wo nur 50 bis 60 % geheilt werden können.

GESETZ

17

KONZENTRIERE DICH DARAUF, WAS DU ESSEN DARFST,

NICHT DARAUF, WAS DU NICHT DARFST

Wenn ich glaube,
dass ich es tun
kann, werde ich mir
bestimmt die Fähig-
keit aneignen, es zu
tun, auch wenn ich
sie anfangs viel-
leicht nicht habe.

– MAHATMA GANDHI

WENN MAN SICH ENTSCHLIESST, SEINE ERNÄHRUNG UMZUSTELLEN, ist es zunächst aufregend. Aber man tappt leicht in die Falle, an all die Sachen zu denken, die man nicht essen darf oder sollte, deren Verzehr ungesund oder gefährlich ist, und lässt sich dann entmutigen. Vielleicht entwickelt man daraufhin eine ungesunde Einstellung zum Essen. Essen verwandelt sich in einen Feind, und jeder Tag wird zu einem Kampf. Anstatt zu essen, wenn man wirklich hungrig ist und um gesund zu bleiben, isst man aus Langeweile, Einsamkeit, weil man niedergeschlagen ist oder um sich zu trösten. Das macht jeder bis zu einem gewissen Grad. Tatsächlich aber ist Nahrung dein Freund – also suche dir Nahrungsmittel, die dafür sorgen, dass du dich toll fühlst, und die zu deinem Lebensstil passen.

Dieses Gesetz besteht im Wesentlichen darin, deine Einstellung zum Essen hin zum Positiven zu verändern. Habe kein schlechtes Gewissen, weil du etwas gegessen hast, das du magst. (Ein Keks macht dich nicht fett!) Kein Stress wegen all der Lebensmittel, die du nicht essen darfst. Fühle dich nicht beraubt. Hier kommt mein Vorschlag:

»

ISS,
WAS DU LIEBST,
UND LIEBE
WAS DU ISST.

ISS WAS DICH NÄHRT

»Essen oder nicht Essen« ist hier nicht die Frage. »Das Gemüsesandwich oder der doppelte Cheeseburger mit Fritten« ist eine bessere Frage. Wenn du zum Beispiel beim Frühstück die Wahl hast zwischen Haferflocken und einem fettigen Berliner, dann solltest du dich für die Nährwerte entscheiden. Wenn du pflanzliches Eiweiß, Obst, Gemüse und viel Wasser zu dir genommen hast, wird dein Blutzucker stabiler und du wirst nicht hungrig sein. Aber würge nichts hinunter, was du hasst, auch wenn es nahrhaft ist. Finde gute Alternativen. Wenn du Brokkoli nicht ausstehen kannst, iss anderes Gemüse und Obst. Und es bedarf bei einem neuen Essen einige Male des Probierens, bis man einen Geschmack dafür entwickelt hat. Außerdem haben Studien belegt, dass Menschen ihre geschmacklichen Vorlieben ändern können – lass dir daher etwas Zeit, um dich an neue Geschmacksrichtungen zu gewöhnen.

SCHAFFE VIELFALT

Ja, ich möchte, dass du mehr Gemüse isst. Aber du musst über Kopfsalat, Sellerie, Gurken und Möhren hinausdenken. Man verfällt leicht in einen gewissen Trott und isst immer wieder die gleichen Dinge. Ein eintöniger Gemüsespeiseplan wird aber rasch dafür sorgen, dass du zu dick machender Kost greifst (ist mir auch schon so gegangen).

Es gibt so eine große Vielfalt an gesundem Gemüse, dass du ein bisschen experimentieren solltest. Zu den farbenprächtigen Vorschlägen aus der Küche meiner Familie gehören gelbe und orangefarbene Paprikaschoten, Spinat, Rote Bete, Rucola, Auberginen, Heidelbeeren, Kürbis, Pflaumen und Kirschen.

Probiere neue Rezepte aus. Bei uns trifft sich die ganze Familie am Wochenende mit neuen Rezepten im Kopf. Vegane Torte? Haben wir gemacht. Walnuss-Tacos? Abgehakt. Spanische Bohnen auf Süßkartoffeln? Köstlich und inzwischen ein Lieblingsgericht der Familie.

Als Kind hatte ich das Glück, dauernd verschiedene Gerichte vorgesetzt zu bekommen, eine Erfahrung, die ich nie vergessen habe und die meine Kinder auch machen sollen. Die daraus resultierende Experimentierfreude Essen gegenüber hat mich mein Leben lang begleitet.

Erfreulicherweise ist meine Frau Marilyn eine ausgezeichnete Köchin, weshalb unsere vier Kinder wissen, wie gut gesunde Pflanzenkost schmecken kann. Die Begeisterung meiner Familie, neue Rezepte auszuprobieren, ist Grundlage für eine Menge wunderbarer Dinge: gute Gesundheit, gute Gewohnheiten und gute Laune.

Außerdem wird sich deine Waage bei dir dafür bedanken, dass du deine Ernährung umgestellt hast. Eine von der Pennsylvania State University über sechs Monate durchgeführte Studie ergab, dass Vegetarier, verglichen mit denen, die weniger Obst und Gemüse essen, im Schnitt bis zu 511 kcal pro Tag weniger zu sich nehmen.

WEG MIT INDUSTRIELL VERARBEITETEM ZEUG

Für deine Gesundheit ist es wirklich wichtig, dass du keine weiterverarbeiteten Lebensmittel isst – selbst wenn sie, wie Kartoffelchips, von Pflanzen stammen. Aus industriell verarbeiteten Nahrungsmitteln wurden Ballaststoffe herausgepresst, sodass man schnell mehr, und damit leicht zu viel essen kann. Nur weil Pasta als Pflanze angefangen hat, heißt das nicht, dass man abnimmt, wenn man drei Teller davon isst – das Gegenteil ist der Fall.

Du brauchst es nicht zu bedauern, dass all das ungesunde Zeug aus deiner Küche verschwindet. Bei echter pflanzenbasierter Ernährung geht es darum, dir eine große Auswahl anzubieten, anstatt den ganzen Tag daran zu denken, was du nicht essen kannst.

Aber was für industriell verarbeitete Nahrungsmittel befinden sich derzeit in deiner Küche? Öffne deine Speisekammer und deinen Kühlschrank und lese die Etiketten.

VERMEIDE ZUGESETZTEN ZUCKER

Dieser Zusatz findet sich fast überall, und er ist schwer zu vermeiden, selbst wenn man darauf achtet. Zuckerzusatz tritt unter verschiedenen Verkleidungen auf: Isoglukose, Maissirup, Glukose-Fruktose-Sirup, Traubenzucker, Glukose, Fruktose, Saccharose, Maltose, Honig, Melasse, Dextrose … diese Liste zu vervollständigen würde viel Zeit in Anspruch nehmen. Wenn du eines dieser Wörter auf einem Etikett siehst, kaufe das Lebensmittel nicht!

Gewöhnliche Nahrungsmittel enthalten massenweise Zucker: Tomaten- und Salatsaucen, Säfte, Erdnussbutter, Brezeln und viele Snacks. Einmal habe ich bei einem Laib Schnittbrot nachgesehen und festgestellt, dass es 1,6 g zugesetzten Zucker pro Scheibe enthielt – fast einen halben Teelöffel.

KEINE KÜNSTLICHEN SÜSSSTOFFE MEHR

Diätlimo, Diätriegel, Diätschokolade … Pflanzliche Ernährung heißt, zu natürlichen, nicht künstlichen Lebensmitteln zu greifen.

Beim Lesen von Etiketten sollte man auf diese Namen künstlicher Süßstoffe achten, damit man die Nahrungsmittel vermeiden kann, die sie enthalten:

Acesulfam-K
Aspartam
Saccharin
Sucralose

WEG MIT WEISSMEHL

Kekse, Backmischungen, Weißbrot … weg damit. Du brauchst kein verarbeitetes Mehl im Essen, weil Vollkornmehl vielseitig ist und alle Nährstoffe des Korns mit den Ballaststoffen und der Kleie enthält.

Ich liebe die Vielfalt, die uns Mehl bietet. Falls du aus Gewichts- oder medizinischen Gründen weniger Kohlenhydrate essen willst, bieten sich Mandel- oder andere Nussmehle an. Sie sind bei bestimmten Rezepten ein toller Ersatz für normales Mehl. Man kann sie abgepackt kaufen oder selbst mahlen: Dazu füllt man Walnuss-, Pekannuss- und Mandelkerne oder eine Mischung aus ihnen nach und nach in einen Mixer und mahlt sie. Nussmehle verleihen Backwaren einen großartigen Geschmack und sind außerdem randvoll mit Vitamin E, Magnesium, Ballaststoffen und einfach ungesättigten Fettsäuren für die Herzgesundheit.

Es gibt Bohnenmehl (aus Sojabohnen, Kichererbsen und einer Kombination aus Kichererbsen und Dicken Bohnen), das eine bessere Konsistenz und einen besseren Nährwert als Weizenmehl hat. Du brauchst nur ein gesundes Öl und ein paar weitere einfache Zutaten, um im Handumdrehen etwas Leckeres zu backen. Kichererbsenmehl gehört zu den Lieblingszutaten unserer Familie. Es hat ein ungewöhnliches Nährwertprofil und enthält weit mehr Ballaststoffe als die meisten anderen Mehlsorten. Außerdem ist es ein geeigneter Mehlersatz für Menschen, die gegen Nüsse oder Getreide allergisch sind.

Du sollst auf keinen Fall das Gefühl haben, auf etwas verzichten zu müssen, wenn du kein Weißmehl mehr isst. Es gibt mehr Mehlsorten, die du essen kannst, als du je für möglich gehalten hast!

RAUS MIT DEN MILCHPRODUKTEN

Käse, Sahne, Milch – ich rate all meinen Freunden und Kunden, nichts mehr davon zu essen. Es gibt viele Möglichkeiten, sein Essen ohne Milchprodukte zu genießen. Nimm Olivenöl statt Butter, probiere Cashewkäse und alle möglichen Sorten milchfreie Milch: Mandel-, Kokos-, Soja-, Hanf-, Hafer- und Reismilch – alles köstlich.

BEFREIE DICH VON FLEISCH

Industriell verarbeitetes Fleisch, Wiener Würstchen, Hähnchen, Rindfleisch, Fisch … All das sollte endgültig aus deinem Haus und deinem Leben verschwinden.

Pack alles, was weg soll, in eine Tüte und stelle es neben die Tür. Du kannst es spenden, aber wenn es richtig schlecht für dich ist, wirf es einfach fort. Indem du dieses Zeug loswirst, machst du etwas Großes, weil du eine bewusste Anstrengung unternimmst, gesünder, besser und klüger zu leben und schließlich so gut zu sein, wie du nur sein kannst.

PASS DEINE ERNÄHRUNG DEINEM LEBENSSTIL AN

Wenn du dauernd unterwegs bist, häufig auf Geschäftsreise oder lange in der Arbeit, musst du vielleicht oft auswärts essen. Das heißt nicht, dass du dich nicht gesund ernähren kannst. Wenn du etwas wirklich willst, kannst du dafür sorgen, dass es geschieht. Wenn ich etwa zu einer Konferenz fahre und weiß, dass dort ein Essen serviert wird, das nicht gut für mich ist, recherchiere ich. Ich versuche ein Hotel in der Nähe eines Biomarkts zu finden. Wenn ich vor Ort eingetroffen bin, kaufe ich ein paar gesunde Snacks für mein Zimmer. Ich halte auch nach veganen Restaurants in der Stadt Ausschau, die ich besuche. Wichtig ist zu wissen, was man essen kann, und kluge Entscheidungen zu treffen, wenn man essen geht.

Im Endeffekt kommt es darauf an, sich an das zu halten, das man essen *darf*, und das dann oft zu essen. Wenn dich ein Nahrungsmittel gesünder macht, isst du mehr Vitamine und Mineralien, weniger Fett und weniger Zusatzstoffe. Sieh deinen Speiseplan als ein Lebensmittelbudget – wir wollen doch alle mehr für weniger bekommen. Die Richtlinien im zweiten Teil helfen dir, ganz einfach gesunde pflanzliche Gerichte zu kreieren.

Mein Freund Richard, ein Gartenbauer, sang immer einen Songtext von Johnny Mercer, der übersetzt heißt: »Betone das Positive, eliminiere das Negative und halte am Richtigen fest.«

Was für eine tolle Einstellung! Wenn wir uns dauernd über die Dinge beklagen, die wir nicht haben können, werden wir vermutlich nie glücklich und zufrieden sein. Wenn wir uns dagegen auf das konzentrieren, was wir haben können, und wie glücklich wir sind, weil wir in dieser schönen Welt leben, werden wir wohl Erfolg und Glück finden.

Wenn wir uns darauf konzentrieren, was wir nicht essen dürfen oder sollen, sehnen wir uns nur noch mehr danach. Richte dein Augenmerk auf Lebensmittel, die für deine geistige und körperliche Gesundheit optimal sind, und nicht darauf, was du nicht essen solltest. Je einwandfreier du isst, desto mehr wirst du dich nach Pflanzenkost sehnen. Iss, was du liebst, und liebe, was du isst.

DEIN GREENPRINT,

wenn du Gesetz 17 befolgst

Bei diesem Gesetz geht es darum, sich auf das Positive zu konzentrieren – was du essen darfst –, mit anderen Worten: optimistisch zu sein. Optimismus ist gut für deine Gesundheit. Studien haben gezeigt, dass Menschen, die sich als höchst optimistisch bezeichnen, eine geringere Gesamtsterblichkeit und eine geringere Sterberate durch kardiovaskuläre Ursachen haben als sehr pessimistische Menschen. Optimismus ist ein wichtiger Bestimmungsfaktor für ein gutes und langes Leben – also konzentriere dich weiterhin darauf, was du machen kannst, anstatt auf das, was du nicht darfst.

GESETZ

18

PFLANZEN HABEN ALL DIE KRAFT, DIE WIR BRAUCHEN

Die stärksten Tiere der Welt sind Pflanzenfresser. Gorillas, Büffel, Elefanten und ich.

– PATRIK BABOUMIAN,
Strongman-Weltrekordhalter

ES GIBT DIESEN FURCHTBAREN und irgendwie komischen Irrglauben, wir müssten Fleisch essen, um groß und stark zu sein. Ich frage mich oft, ob Leute, die das glauben, je an die stärksten Lebewesen der Erde denken und daran, was sie fressen. Elefanten sind die größten Landtiere, und sie sind Herbivoren. Nashörner, Gorillas, Pandabären, Giraffen, Flusspferde – alles Pflanzenfresser. Bisons und Kühe ebenfalls. Und heute sind einige der stärksten und schnellsten Sportler ebenfalls »Pflanzenfresser«.

Ich arbeite mit vielen Sportlern und Unterhaltungskünstlern, die wegen den gesundheitlichen Vorteilen zu einer pflanzlichen Ernährung übergegangen sind. Während ihrer Umstellung fragen sie sich, ob sie Fleisch brauchen, um eine gute Leistung zu erbringen. Die Antwort ist ein lautstarkes Nein. Es gibt, wie gesagt, viele Proteine in einer ausgewogenen pflanzlichen Ernährung, und pflanzliches Eiweiß ist für den Muskelaufbau viel besser als tierisches. Beim Training kommt es zu Entzündungsreaktionen in den Muskeln. In der Erholungsphase versucht der Körper diese abzubauen, damit die Muskeln regenerieren und wachsen können. Tierisches Eiweiß kann den Entzündungsprozess verstärken, und das ist anstrengend für den Körper. Wenn du wirklich starke Muskeln willst, iss mehr pflanzliche Lebensmittel, um die Entzündungen in deinem Körper zu minimieren. Je schneller du das machst, desto kürzer ist die Erholungsphase und desto schneller kann man wieder trainieren.

Sportler müssen eine ausgewogene Menge der neun essenziellen Aminosäuren zu sich nehmen, die der Körper zum Muskelaufbau braucht, aber nicht selbst produzieren kann (weshalb man sie aus der Nahrung gewinnen muss). Aminosäuren sind die Bausteine des Proteins und in Pflanzenkost im Übermaß vorhanden. Die neun essenziellen Aminosäuren sind:

1 // **ISOLEUCIN:** Brunnenkresse, Mangold, Sonnenblumenkerne, Spinat, Kidneybohnen

2 // **LEUCIN:** Alfalfasprossen, Kidneybohnen, Brunnenkresse, Sonnenblumenkerne

3 // **LYSIN:** Brunnenkresse, Walnusskerne, Erbsen, Linsen, Bierhefe, Mandelkerne, Kichererbsen

4 // **METHIONIN UND CYSTEIN:** Sesamsamen, Algen, Spirulina, Paranusskerne, Haferflocken

5 // **PHENYLALANIN UND TYROSIN:** Sesamsamen, Kidneybohnen, Spinat, Erdnusskerne

6 // **THREONIN:** Brunnenkresse, Spinat, Sesamsamen, Sonnenblumenkerne, Kidneybohnen

7 // **TRYPTOPHAN:** Spinat, Rübengrün, Wildbrokkoli, Spargel, Haferkleie, Kidneybohnen, Brunnenkresse

8 // **VALIN:** Pilze, Zuckererbsen, Kidneybohnen, Sonnenblumenkerne, Sesamsamen

9 // **HISTIDIN:** Äpfel, Rote Bete, Möhren, Sellerie, Gurke, Spinat

Wie du siehst, enthalten viele der Nahrungsmittel mehrere Aminosäuren, weshalb es nicht so schwer ist, jeden Tag eine gute Kombination der Aminosäuren zu bekommen. Außerdem kann man jederzeit einige vegane Lebensmittel mit kompletten Proteinen (die alle neun essenziellen Aminosäuren enthalten) hinzufügen, wie Quinoa, Buchweizen, Hanf- und Chiasamen.

Viele Sportler, die sich pflanzlich ernähren, bekommen Probleme, wenn sie mögliche Nährstoffdefizite nicht rechtzeitig erkennen. Bei der Aufstellung deines Speiseplans solltest du darauf achten, wie viele der folgenden Nährstoffe du zu dir nimmst (siehe auch Seite 36 und 38):

// Vitamin D

// Vitamin B_{12}

// Zink

// Eisen

// Omega-3-Fettsäuren

Die gute Nachricht ist: Wenn du eine breite Auswahl an Gemüse und Obst isst und eine Reihe gesunder Fettsäuren in deinen Speiseplan aufnimmst, schließt du mögliche Defizite aus. Gemüse, Obst, Hülsenfrüchte, Nüsse und Samen enthalten eine unglaubliche Anzahl an Vitaminen, Mineralstoffen und Fettsäuren – wir müssen nur dafür sorgen, dass wir die richtigen Lebensmittel essen.

Viele Sportler, die ich kenne, haben durch die Umstellung auf eine ausschließlich pflanzliche Ernährung verblüffende Vorteile festgestellt, darunter erhöhte Herz-Kreislauf-Gesundheit, verbesserte Ausdauer, mehr Energie, Muskelaufbau und eine verkürzte Regenerationszeit. Trotzdem gibt es weiterhin lebhafte Debatten darüber, ob Sportler sich rein pflanzlich ernähren sollten. Dabei gewinnen sie nicht nur Medaillen und Wettkämpfe – auch Forschungsergebnisse sprechen dafür, dass Sportler weniger Fleisch essen sollten.

Eine Studie der Arizona State University ergab, dass vegetarische und vegane Ausdauersportler bessere Herz-Kreislauf-Werte hatten und dabei genauso stark waren wie ihre Fleisch essenden Kollegen. Das scheint daran zu liegen, dass der Verzicht auf Fleisch zu einem erhöhten Verbrauch von Kohlenhydraten und Nährstoffen und damit einer gleichmäßigeren Energiezufuhr über den Tag verteilt führt.

Und was ist mit Veganern und Kraftsport? Viele Kraftsportler fürchten, sie erhielten nicht genug Protein, wenn sie sich rein pflanzlich ernähren. Wir wissen, dass das nicht zutrifft, weil Veganer mehr als genug Protein zu sich nehmen. Zum Glück untersuchen Wissenschaftler inzwischen vegane Gewichtheber und ihren Nahrungsbedarf. 2017 stellte man in einer Studie fest, dass eine pflanzliche Ernährung ohne Kalorienbeschränkung zu einer Verbrennung von Körperfett bei gleichzeitigem Erhalt der Muskelmasse führt – ein Ziel von Kraftsportlern, besonders von Bodybuildern im Wettkampf.

Es ist auch in der Welt des Wettkampfsports durchaus möglich, als »Pflanzenfresser« erfolgreich zu sein. Wenn man hart trainiert, verbrennt man mehr Energie und muss daher mehr essen. Pflanzliche Nahrungsmittel sind eine großartige Nährstoffquelle für maximale Fitness.

DEIN GREENPRINT,

wenn du Gesetz 18 befolgst

Du erhöhst den Antioxidantienvorrat deines Körpers, der bei Sportlern ziemlich niedrig ausfallen kann. Dazu kommt es, weil ein hartes Training den Sauerstoffverbrauch um das Zehn- bis Fünfzehnfache erhöhen kann, was zur Bildung freier Radikale führt. Das sind reaktionsfreudige Moleküle, die Zellen schädigen und Gewebe zerstören. Die beste Abwehr ist eine Ernährung, die reich an Antioxidantien ist – die du bekommst, wenn du Pflanzen isst.

GESETZ

19

VERHALTEN, DAS BELOHNT WIRD,

WIRD WIEDERHOLT

Die Gewohnheit ist ein Seil. Wir weben jeden Tag einen Faden, und schließlich können wir es nicht mehr zerreißen.

– HORACE MANN

NIEMAND KANN ABSTREITEN, dass Menschen dazu veranlagt sind, das Vergnügen zu suchen und Unannehmlichkeiten zu vermeiden. Als Psychologiestudent lernte ich ein oft übersehenes Gesetz, das man beachten muss, wenn man seine Gewohnheiten auf Dauer ändern will: Verhalten, das belohnt wird, wird wiederholt. Wenn man das ignoriert, scheitert man genauso sicher, als versuchte man, das Gravitationsgesetz zu ignorieren.

Du wirst nicht vorwärtskommen, wenn du versuchst, Dinge zu machen, die du ungern machst. Du wirst scheitern, wenn du versuchst, alles aufzugeben, was du magst. Du kannst deine angeborene Neigung, das zu machen, was sich gut anfühlt, und das zu lassen, was du nicht magst, nicht ewig unterdrücken. Wenn du deine Angewohnheiten und dich auf Dauer ändern willst, um ein für allemal deine Gewichtsprobleme zu lösen oder deine Gesundheit zu verbessern, musst du Methoden finden, um das, was du magst, auf eine Weise zu genießen, die dich fit statt fett oder krank macht. Es gibt diese Methoden – jeden Tag bringe ich Menschen bei, wie man das erreicht.

Du musst Nahrungsmittel finden, die du gern isst. Wenn du einen Gemüseburger mit Widerwillen hinunterwürgst, hilft dir das nicht bei der Änderung deiner Essgewohnheiten.

Das Gleiche gilt für körperliche Ertüchtigung. Du musst eine Art körperlicher Aktivität finden, mit der du leben kannst, und bei der du alle unangenehmen, schmerzhaften und demütigenden Aspekte ausschließen kannst. Wenn du bei einem Training immer wieder auf die Uhr an der

Wand schaust, suche dir lieber eines, das Spaß macht und schnell vorbeigeht. Wenn dein Trainer langweilig oder unsympathisch ist, nimm dir einen, der nett und inspirierend ist.

Felicia ist ein Beispiel dafür, wie sinnvoll dieses Gesetz ist. Vor einigen Jahren machte sie eine Diät, die ihr nicht gefiel. Sie fühlte sich elend, ob sie nun ab- oder zunahm. Ihre Diät hatte einen Jo-Jo-Effekt zur Folge und ruinierte ihre körperliche Verfassung.

Als sie genug davon hatte, probierte sie etwas Neues aus: pflanzliche Ernährung. »So kam ich mit den richtigen Nahrungsmitteln in Berührung, die mir Energie verliehen«, sagte Felicia zu mir. Ihre neue Diät war lohnenswert in mehrfacher Hinsicht: Sie nahm in den ersten 22 Tagen fast 9 kg ab, hatte ihr Gewicht unter Kontrolle und eine gute Perspektive. In ihrer Freizeit läuft sie gern und trainiert sogar für den Halbmarathon. Sie steht jeden Morgen um 5 Uhr auf, geht joggen, macht Yoga oder trainiert auf einem Crosstrainer.

Außerdem wird ihr neuer Lebensstil mit größerer geistiger Klarheit belohnt. »Die Sachen, die ich früher aß, jagten meinen glykämischen Index nach oben«, sagte sie. »Jetzt fühle ich mich so viel besser. Und ich schlafe viel besser! Früher habe ich Melatonin zum Einschlafen genommen. Jetzt brauche ich es nicht mehr. Ich werde nachmittags nicht mehr müde, schlafe die Nacht durch und wache erfrischt und ausgeruht auf. Außerdem sind die Entzündungswerte in meinem Körper deutlich zurückgegangen, und meine Haut sieht phänomenal aus.«

Felicias veränderter Lebensstil ist mit vielen gesundheitlichen Vorteilen belohnt worden, weshalb sie all die Angewohnheiten beibehält – in Einklang mit diesem Gesetz.

Die Moral ihrer Geschichte – und die vieler anderer – lautet, dass wir Gewohnheiten annehmen müssen, die uns mit positiven Ergebnissen belohnen, damit wir diese Gewohnheiten beibehalten. Wie man das schafft? Ich habe mehrere Strategien.

REALISTISCHE, EINDEUTIGE ZIELE SETZEN // Es ist schwer, sich auf gesunde Gewohnheiten zu konzentrieren, wenn man kein Ziel hat – eins, das messbar und realistisch ist. »Gesünder leben« oder »abnehmen« ohne exakte Parameter wie ein normaler Blutdruck oder Blutzuckerspiegel oder ein bestimmtes Gewicht sind nicht sonderlich motivierend, selbst wenn man erste Ergebnisse sieht. Unrealistische Ziele haben den gleichen Effekt.

Wenn deine Ziele realistisch und messbar bleiben, können dir deine Ergebnisse zusätzliche Motivation liefern, bis hin zum Endziel. Ein mögliches Ziel könnte sein, für eine bestimmte Zeit jeden Tag eine rein pflanzliche Mahlzeit zu essen und das langsam auf zwei Mahlzeiten zu steigern. Oder du forderst dich zu der 44-tägigen Greenprint-Ernährung heraus, um sämtliche Vorteile einer pflanzlichen Ernährung zu genießen.

SCHLECHTE ANGEWOHNHEITEN ABLEGEN // Ob es zu deinem Endziel gehört oder nicht, schlechte Gewohnheiten abzulegen ist eine gute Methode, zu einem gesünderen Lebensstil überzugehen, was dir wiederum dabei hilft, gesunde Angewohnheiten beizubehalten. Wenn du schlechte Angewohnheiten wie Rauchen, Trinken oder zu viel Zeit vor dem Computer reduzierst oder ganz aufgibst, wird das deine Ergebnisse beschleunigen.

PRIORITÄTEN FESTLEGEN // Um einen Entschluss in die Tat umzusetzen, musst du ihm den obersten Platz einräumen. Dazu musst du vielleicht andere Prioritäten nach unten verschieben und etwas früher aufstehen oder die Zeit reduzieren, die du für weniger wichtige Dinge aufbringst. Andererseits kannst du Zeit gewinnen, wenn du Wege findest, Zeit einzusparen – etwa indem du große Portionen gesunder Gerichte auf einmal zubereitest, trainierst, während die Kinder in der Schule sind etc. Denk daran, es geht um deine Gesundheit und dein Wohlbefinden. Ein Zeitplan kann hilfreich sein – wenn du dich daran hältst!

FREUNDE FINDEN // Eine wichtige Strategie zur Erreichung deiner Ziele besteht darin, Unterstützung zu haben. Eine Gruppe, mit der du dich über deine Triumphe und Bedrängnisse austauschen kannst, kann viel ausmachen. Auch wenn sie nur online existiert oder du dich per E-Mail mit Freunden und Verwandten austauscht. Finde eine Form der Kommunikation, die dich bei der Stange hält.

RÜCKSCHLÄGE ABSCHÜTTELN // Lasse dich von kleinen Misserfolgen nicht aus der Bahn werfen. Es geht nicht um Perfektion, sondern um Fortschritte. Je schneller du nach einem Ausrutscher weitermachst, umso schneller kannst du deine Ziele wieder in Angriff nehmen. Nimm dir einen Moment Zeit, um zu analysieren, warum es zu dem Rückschlag kam. War es Stress, die Schwierigkeit deines Ziels etc.? Das kann dir helfen, einen neuen Rückschlag zu vermeiden.

Wenn du einmal vom Plan abweichst, verzeihe dir und mache weiter. Vielleicht brauchst du etwas länger, um deine Ziele zu erreichen, aber das wirst du. Morgen ist ein neuer Tag!

Gehe insgesamt immer weiter vorwärts. Feiere deine Erfolge (egal wie klein sie sind) und stecke eine Niederlage weg. Dann werden sich deine neuen Gewohnheiten verfestigen und dein neues Ich Gestalt annehmen.

Krankheiten, Fettleibigkeit, Trübseligkeit oder eine verkürzte Lebenszeit musst du nicht hinnehmen. Du kannst dein Leben ändern und zum Besseren wenden. Du kannst glücklich sein. Und zwar, indem du mehr Freude in dein Leben bringst, nicht weniger.

DEIN GREENPRINT,

wenn du Gesetz 19 befolgst

Du stellst die Weichen für mehr Gesundheit und einen besseren Lebensstil, wenn du nur eine oder zwei Gewohnheiten in Angriff nimmst. Ein Beispiel ist »Meatless Mondays«, eine 2003 mit der Johns Hopkins School of Public Health gegründete Bewegung, deren Ziel es ist, an einem Tag pro Woche auf tierische Nahrung zu verzichten. Der Entschluss, einen Tag ohne Eier, Milchprodukte und Fleisch zu leben, ist gut für die Gesundheit, erhöht das Bewusstsein für das Leiden der Nutztiere und entlastet eine Welt, in der mehr als 7 Mrd. Menschen ernährt werden müssen. Die gute Gewohnheit, an einem Tag der Woche Pflanzenkost zu essen, kann deine Umstellung auf eine 100%ig pflanzliche Ernährung beschleunigen.

GESETZ

20

MAN KANN NICHT GEBEN,

WAS MAN NICHT HAT

Die meisten von uns verbringen zu viel Zeit mit dringendem Dingen statt mit wichtigen.

— STEPHEN R. COVEY

ALS GESCHÄFTSFÜHRER MEINER FIRMA 22 DAYS NUTRITION reise ich häufig von der Ost- an die Westküste. Zu Hause in Miami verbringe ich möglichst viel Zeit mit meiner Familie, selbst wenn ich dafür späte Nachtflüge nehmen muss.

Wir haben alle volle Terminpläne. Auch du fühlst dich vielleicht oft überfordert und überlastet. Manche Tage sind so durchgetaktet, dass du dich fragst, ob du in der Lage bist, Schritt zu halten.

Kürzlich schenkte ich auf einem Heimflug der gewohnten Ansage einer Stewardess zu Beginn des Flugs mehr Aufmerksamkeit: »Im Fall eines Druckverlusts setzen Sie bitte Ihre Sauerstoffmaske auf, bevor Sie anderen zur Hand gehen.« Ich begriff, dass ich niemandem in meiner Umgebung helfen kann, wenn ich keine Luft kriege. Außerdem wurde mir klar, dass das Anlegen meiner Sauerstoffmaske die uneigennützigste und hilfreichste Aktion im Dienst der Allgemeinheit wäre.

Ich gebe zu, dass ich diese Botschaft oft ausgeblendet habe – kümmere dich zuerst um dich, damit du in einem Notfall helfen kannst –, obwohl es eine Aussage ist, die für unsere Effektivität eine große Rolle spielen kann. Du kannst dich nicht um deine Familie oder Freunde kümmern oder dein Bestes geben, wenn du dich nicht um dich selbst kümmerst. Und wenn du körperlich oder emotional erschöpft bist, hast du nichts, was du anderen geben kannst. Daher solltest du, wenn du etwas ändern willst, auch anfangen, für dich selbst zu sorgen.

Aber du weißt so gut wie ich, dass Menschen genau das Gegenteil machen. Sie flitzen herum, helfen allen anderen mit ihren »Sauerstoffmasken« – Besorgungen, Freizeitaktivitäten der Kinder, Verpflichtungen – und sind irgendwann selbst am Ende, erschöpft und emotional ausgebrannt.

Du kannst nicht geben, was du nicht hast. Wenn du mehr geben, mehr beitragen, mehr leisten willst, musst du in Hochform sein. Du musst dich selbst zur obersten Priorität machen, damit du da sein kannst, wenn andere dich wirklich brauchen.

Was bedeutet es, die eigene Maske zuerst aufzusetzen? Es beinhaltet praktisch jedes Gesetz, das du bis jetzt gelernt hast!

VERPFLICHTE DICH ZU GESETZ 1: »ISS MEHR PFLANZEN.«

Du würdest dieses Buch nicht lesen, wenn es nichts gäbe, was dir bei deiner Ernährung Sorgen machte. Dabei kann dir eine pflanzliche Ernährung helfen. Wenn du dir deiner Vergänglichkeit bewusst wirst, ist es Zeit für eine Veränderung, die dir hilft, länger (und gesünder) zu leben. Es ist kaum zu glauben, aber ein veganer Lebensstil rettet nicht nur Tieren das Leben, sondern auch Menschen – dir zum Beispiel. In Studien wurde festgestellt, dass Menschen, die sich pflanzlich ernähren, vier bis sieben Jahre länger leben als andere, besonders, wenn sie auch den Genuss von Alkohol und Tabak reduzieren. Wenn du auf Fleisch verzichtest und mehr Obst und Gemüse isst, sinkt dein Risiko für chronische Erkrankungen dramatisch.

TRINKE DEN GANZEN TAG LANG WASSER

Wenn du hydriert bleibst, achtest du auf deine wichtigsten Bedürfnisse. Sorge auch dafür, dass du genug isst, Blutzuckerspiegel stabil bleibt. Vor allem in stressigen Zeiten solltest du auf gesunde Snacks achten.

BEWEGE DICH VIERMAL PRO WOCHE MINDESTENS 30 MINUTEN

Mache etwas, das du gern machst: Krafttraining, Radfahren, Yoga oder Spazierengehen. Geh nur vor die Tür und bewege dich.

NIMM DIR EINE AUSZEIT VON DEM DIGITALEN KRAM IN DEINEM LEBEN

Computer, Fernsehen, Laptops, Smartphones und die sozialen Medien dienen angeblich der Entspannung. Viel erholsamer sind allerdings alle bildschirmfreien Aktivitäten, bei denen du wirklich Zeit für dich hast.

INSZENIERE AUCH DIE KLEINSTEN RITUALE DER SELBSTFÜRSORGE

Das könnte heißen, du nimmst ein heißes Bad, cremst dir das Gesicht ein, lässt dich massieren, hörst dir eine ruhige Musik an, mit einer Tasse Tee in der Hand, oder trägst in dein Tagebuch ein, wofür du dankbar bist.

SCHLAFE AUSREICHEND, DAMIT SICH DEIN KÖRPER REGENERIEREN KANN

Wenn du willst, dass deine Ernährung deinem Körper dabei hilft, deine Muskeln und Organe nach einem Training wieder zu regenerieren, brauchst du Ruhe. Ausreichend Schlaf ist für deine Gesundheit unentbehrlich; Schlaf regeneriert und entspannt. Er ist außerdem wichtig, damit du dich tagsüber energiegeladen fühlst. Menschen, die nicht genug schlafen, treffen schlechte Entscheidungen, sind reizbarer und knabbern mehr zwischendurch.

HALTE DIR TAGSÜBER ZEIT FREI

Plane freie Zeit für dich ein, wie wenn du einen Zahnarzttermin oder eine Telefonkonferenz vereinbaren würdest. Schaffe Zeit für Training, Massage, Shopping, Freunde, Entspannung und Erholung. Sei freundlich und geduldig mit dir und teile dir deine Kräfte ein. Halte dich nie für egoistisch; du kannst nur dein Bestes geben, wenn du so gut bist, wie du nur sein kannst!

LERNE, DICH UM DEIN GEFÜHLSLEBEN ZU KÜMMERN

Die meisten Menschen denken nicht einmal daran, sich um ihre emotionale Gesundheit zu kümmern. Sie sind zu sehr damit beschäftigt, zu arbeiten, einzukaufen und mehr haben zu wollen. Und trotz all diesem Streben nach mehr empfinden sie eine Leere, die sie genau dieser Lebensweise verdanken.

Diese Leere kann mit Liebe gefüllt werden. Menschen sind nicht für die Einsamkeit geschaffen. Wir sind gesellige Wesen, denen es gut geht, wenn sie Freunde, Angehörige und Haustiere haben. Es gehört nämlich etwas sehr Wichtiges dazu, damit du bei allem, was du machst, erfolgreich und emotional erfüllt bist: dein Unterstützungssystem. Deine Eltern, deine Kinder, deine Schwestern und Brüder. Deine Freunde. Die Menschen, denen etwas an dir liegt. Die Haustiere, die dir bedingungslose Liebe schenken. Je gesünder du bist, desto besser kannst du dich um sie kümmern und umso leichter ist es für sie, dich zu unterstützen – und umso erfreulicher wird alles.

Bei der Arbeit mit meinen Klienten habe ich gesehen, wie jede dieser »Sauerstoffmasken« dazu beitragen kann, Stress zu verringern. Wer nach diesem Gesetz lebt, erntet dafür einen gesünderen Körper, mehr Gemütsruhe, bessere Ergebnisse und schönere Beziehungen.

Setze daher zuerst deine Maske auf – dann hast du alles, um gesund und erfolgreich zu sein und jedem anderen in deiner Umwelt zu helfen.

DEIN GREENPRINT,

wenn du Gesetz 20 befolgst

Indem du deiner Gesundheit durch eine rein pflanzliche Ernährung oberste Priorität einräumst, bleibst du gesund und stark für alle, die du liebst, weil du deinen Körper auf diese Weise vor chronischen Krankheiten schützt.

GESETZ 21

ISS MIT ACHTSAM-KEIT

> In der heutigen Hektik denken wir alle zu viel, begehren zu viel, wollen zu viel und vergessen dabei, wie viel Freude es macht, einfach zu sein.
>
> **– ECKHART TOLLE**

WIE SEHEN DEINE ESSGEWOHNHEITEN AUS? Isst du, während du in der Küche stehst, eine Hand im Kühlschrank, die andere im Mund? Isst du vor dem Fernseher, beim Lesen oder Telefonieren? Isst du, wenn du nicht hungrig bist? Schlingst du dein Essen so schnell hinunter, dass du dich nicht mal daran erinnerst, was du gerade gegessen hast?

Wenn du dich so verhältst, wie die meisten Menschen, lautet die Antwort auf diese Fragen: ja. In der heutigen Welt achten die meisten kaum darauf, wie sie essen, während sie sich von vorgefertigten Produkten ernähren, direkt aus dem Kühlschrank, in Drive-ins und aus Automaten. Als Folge davon haben wir zunehmend den Bezug zu Hunger- und Sättigungsgefühl und zu unserem Vergnügen am Essen verloren.

Praktiziere achtsames Essen. Dabei achten wir nicht nur darauf, was wir essen, sondern wie sich unser Körper fühlt, während wir essen. Es geht darum, langsamer zu werden und Vergnügen am Essen zu haben. Für mich bedeutet es, meine Mahlzeiten nicht hinunterzuschlingen oder zu essen, was mich im Moment befriedigt, ohne daran zu denken, wo es herkommt, was es enthält oder wie es auf meinen Körper wirkt. Ich mache Lebensmittel, die aus der Erde kommen, zum Zentrum eines sinnlichen Abenteuers. Zu achtsamem Essen gehören nicht nur seine Zubereitung und die Art wie ich es serviere, sondern auch die Menschen mit denen ich es teile und meine Einstellung, die ich mit zum Tisch bringe.

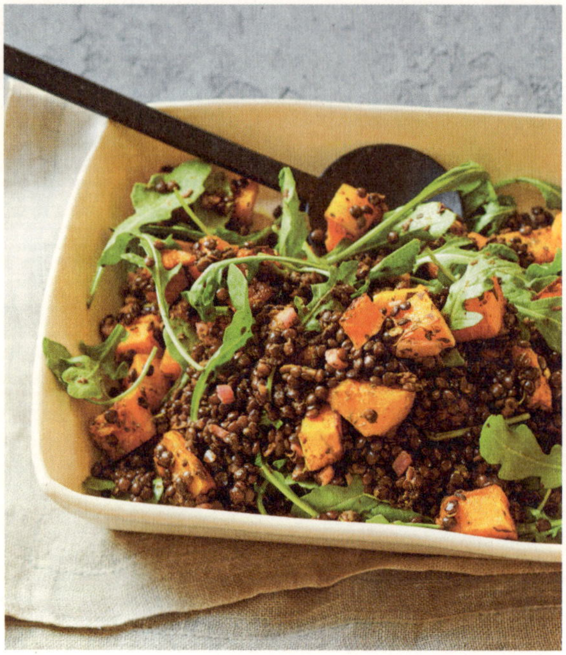

Weil mir das Kochen und die Entwicklung neuer pflanzlicher Rezepte Spaß machen, bin ich auch bei diesen Dingen achtsam. Vor Kurzem hab ich ein neues Rezept mit fünf verschiedenen Gemüsesorten ausprobiert. Ich ließ mir Zeit bei der Vorbereitung, wusch das Gemüse sorgfältig, schälte es und schnitt es in Scheiben, während ich mich dem regelmäßigen Rhythmus meines Gemüsemessers anpasste und den Ton genoss, den es auf dem Schneidebrett machte.

Ich lauschte aufmerksam den Geräuschen, die das köchelnde Gemüse im Topf auf dem Herd machte, atmete die aufsteigenden Aromen ein und kam mir nicht nur wie ein guter Koch vor, sondern fühlte mich auch durch und durch gut. Im bewussten Kochen liegt eine große Lebensfreude!

Wenn ich mit Klienten rede, die mit einem pflanzlichen Speiseplan abnehmen wollen, ermutige ich sie, diesem Gesetz zu folgen. Achtsames Essen kann dir dabei helfen, ein gesundes Gewicht zu erreichen und beizubehalten. Wenn du achtsam isst, vertilgst du schließlich keine ganze Tüte Kartoffelchips!

Im Rahmen einer Studie der Cleveland Clinic wurden Freiwillige zu einem 15-wöchigen Online-Programm verpflichtet, bei dem achtsames Essen eingesetzt wurde, um ihre Essgewohnheiten zu ändern. Die zu dieser Gruppe gehörenden Teilnehmer machten einen Plan, wann sie aßen, wann sie Snacks zu sich nahmen, sie achteten darauf, wie ihr Essen schmeckte, und aßen nur einen oder zwei Bissen von hochkalorischer Nahrung. Am Ende der Studie hatten die achtsamen Esser durchschnittlich rund 2 kg abgenommen, die anderen durchschnittlich nur ein halbes Pfund.

Einer der eindrucksvollsten Vorzüge der Achtsamkeit liegt in der Behandlung der Fettleibigkeit, die natürlich eines der dringlichsten Gesundheitsprobleme in den meisten OECD-Staaten ist. Eine 2014 in der *Obesity*

»

ES GEHT UM
ENTSCHLEUNIGUNG UND UM DIE FREUDE AM ESSEN.

MANTRAS DER ACHTSAMKEIT

BEIM ESSEN

Aktuelle Studien lassen darauf schließen, dass Menschen, die regelmäßig meditieren, länger leben und ein junges Aussehen bewahren. Mach die Essenszeit zu einer meditativen Erfahrung, indem du Mantras aussuchst und wiederholst, die bei dir einen Widerhall finden. Hier sind ein paar Beispiele::

Wenn ich frische, gesunde Gerichte zubereite, beweise ich mir und denen, für die ich koche, meine Liebe.

Ich wähle Nahrungsmittel gut aus, damit ich mich gut fühle.

Ich nehme gesunde Nahrung zu mir und bin genährt.

Frische, vollwertige, pflanzliche Lebensmittel sind Geschenke, und ich esse sie voller Dankbarkeit.

Ich genieße die Gesundheit und die Energie in meinem Körper, und ich ernähre ihn jeden Tag.

Die Ernährung ist entscheidend für alles, was ich tue, und deshalb mache ich sie zu einem wichtigen Teil meines Lebens und nehme mir Zeit, gut zu essen.

Wenn ich Pflanzen esse, fühle ich mich energiegeladen und bereichert.

Ich würdige meine Gesundheit, indem ich mein Essen dankbar, achtsam und liebevoll zubereite.

Ich esse nur, was ich brauche, und höre auf, bevor ich mich unbehaglich oder übersatt fühle.

Ich bin dankbar dafür, wie viel die Erde mir gibt und wie viel ich zurückgeben kann.

Wenn ich frische, vollwertige pflanzliche Lebensmittel esse, spüre ich meine Verbundenheit zur Erde und den Händen, die die Pflanzen angebaut haben, und bin dankbar.

Mein Körper ist eines der kostbarsten Geschenke, eine außergewöhnliche Kreation, die ich schätze und in vollem Maß nutze.

Review veröffentlichte Rezension wies darauf hin, dass Gewichtsprobleme oft mit einer Binge-Eating-Störung und Essattacken verbunden sind. Der Artikel zeigt weiter, dass achtsames Essen das Ausmaß und die Häufigkeit dieser Essstörungen reduziert – dass Menschen mit diesen Problemen, die achtsam essen, abnehmen und ihr neues Gewicht beibehalten können.

Achtsames Essen kann echte Vorteile haben, wenn man versucht abzunehmen, aber wie kann man darüberhinaus von achtsamem Essen profitieren?

Achtsamkeit übt eine außergewöhnlich starke Wirkung auf die Weltsicht aus, vermittelt Glück und Gelassenheit, erhöht die Selbstachtung und gibt einem das Gefühl, dass das Leben es gut mit einem meint. Das brauchen wir alle. Wenn du Wert auf deine körperliche und geistige Gesundheit legst, ist es sinnvoll, mit Achtsamkeit zu essen und zu kochen.

Was bringt wahres achtsames Essen also mit sich?

Wenn du dieses Gesetz befolgen willst, stelle dir folgende Fragen:

WARUM ESSE ICH? Bedenke deine aktuelle Stimmung und welchen Einfluss sie auf deine Essgewohnheiten haben mag. Mache dir klar, ob du isst, weil du hungrig bist, oder aus anderen Gründen: Stress, Kummer, Langeweile oder Müdigkeit.

WIE ESSE ICH? Denke an Gewohnheiten, die dich vom Essen ablenken könnten: fernsehen, im Internet surfen oder Auto fahren. Wenn du deine Aufmerksamkeit vom Essen abwendest, kann es sein, dass du zu viel isst.

WIE VIEL ESSE ICH? Die Menge kann von drei Faktoren abhängen: der Umgebung, in der du isst, deiner Fähigkeit wahrzunehmen, wie satt du bist, und von deinen Essgewohnheiten.

Und dann werde achtsam bei Tisch!

PRÜFE, WIE HUNGRIG UND WIE SATT DU BIST

Wie oft stehst du nach dem Essen auf, und dein Bauch ist zum Platzen voll, dein Hosenbund spannt und du wünscht dir ein Schläfchen? Das Gefühl, übersatt zu sein, kann dafür sorgen, dass du zunimmst. Was du brauchst, ist das Gefühl »Jetzt hab ich genug«!

Prüfe deinen Hunger, bevor du den ersten Bissen zu dir nimmst: Schätze das Ausmaß deines Hungers auf einer Skala von 1 bis 10. 10 heißt, du bist vollkommen satt und kriegst keinen Bissen mehr runter, 1 bedeutet, du bist ausgehungert. Warte nicht mit dem Essen, bis du bei 1 oder 2 angelangt bist, aber miss deinen Hungergrad während des Essens und höre auf, bevor du bei 9 oder 10 bist.

Wenn dein Körper 20 Minuten nach dem Essen die Chance hatte, mit dem Verdauen zu beginnen und sich dein Sättigungsgefühl entwickeln konnte, geht es dir ausgezeichnet. Unsere Körper sind hochentwickelte, erstaunliche Maschinen, aber in dieser technischen Welt unmittelbarer Befriedigung müssen wir geduldig sein. Wenn du keine Geduld hast und so viel isst, dass du sofort befriedigt bist, wirst du es bereuen. Du wirst dich nicht wohl fühlen, dein Magen wird wehtun und du wirst dich träge fühlen – das Gegenteil dessen, was du vorhast, wenn du dich zum Essen hinsetzt.

Dein Essen sollte dir das Gefühl verleihen,

dass du voller Schwung bist! Denke daran, dieses Gesetz zu praktizieren, wenn du dein Essen wirklich genießen willst.

BESEITIGE UNNÖTIGE ABLENKUNGEN

Ich meine Handys, Fernseher etc. Bleibe präsent und konzentriert, während du dein Essen in Ruhe genießt. Auf diese Weise bist du dir deiner sinnlichen Wahrnehmung besser bewusst und isst nur das, was du brauchst, um zufrieden zu sein.

SCHAFFE EINE FRIEDLICHE UMGEBUNG ZUM ESSEN

Sieh, was du tun kannst, um in die richtige Stimmung zum Essen zu kommen. Setze dich hin zum Essen. Iss am Esstisch. Nimm einen richtigen Teller und eine richtige Serviette. Zünde ein paar Kerzen an. Lege ruhige Musik auf. Suche dir einen angenehmen, ruhigen Ort, wo du dich hinsetzen und entspannen kannst, oder genieße ein Essen mit deinen besten Freunden. So sorgst du für eine gute Atmosphäre zum Essen, und anschließend wirst du dich wohlfühlen.

MACHE DIR BEWUSST, WAS DU ISST, WÄHREND DU ES ISST

Wie schmeckt das Essen? Ist es knusprig, weich, sauer oder süß? Bald wirst du beginnen, unterschiedliche Gerüche, Texturen und Geschmacksnuancen wahrzunehmen und zu genießen. Du wirst erleben, was du noch nie erlebt hast: Du wirst Freude an jedem Bissen haben.

ACHTE AUF TRIGGER

Wenn es dir so geht, wie den meisten Menschen, gibt es Situationen, die dein Verlangen auslösen. Wer möchte keine Süßigkeiten im Süßwarengeschäft, keinen Kuchen in der Bäckerei, kein Eis in der Eisdiele? Auch in solchen Situationen hilft Achtsamkeit. Wenn du dich in einer Situation befindest, in der deine Willenskraft geprüft wird, analysiere sie und bereite dich auf die nächste vor, und zwar schnell. Bleibe achtsam und aufmerksam. Bringe dich in Situationen, in denen du erfolgreich bist.

Wenn du dieses Gesetz praktizierst, befreit es dich von reaktiven, gewohnheitsmäßigen Denk- und Verhaltensmustern. Achtsamkeit fördert Ausgeglichenheit, Entscheidungsfähigkeit und Weisheit. Bei achtsamem Essen lernst du, auf deinen Körper zu hören, und weißt, was du brauchst.

DEIN GREENPRINT,

wenn du Gesetz 21 befolgst

Eine aufmerksamere Art zu essen kann dir mehr Gesundheit und Zufriedenheit bringen. In Studien zum achtsamen Essen wurde tatsächlich festgestellt, dass es sowohl emotionale und stressbedingte Essstörungen lindern kann, die für eine Gewichtszunahme verantwortlich gemacht werden, als auch Depressionen und Ängste.

GESETZ

22

PRAKTIZIERE KAIZEN

Eine Reise von
1000 Meilen beginnt mit
dem ersten Schritt.

– LAO-TZU

ES IST SCHWER, SICH ZU ÄNDERN, ODER?

Vermutlich hast du bestimmte Gesundheits- und Fitnessziele – ein bisschen abnehmen, mit dem Rauchen aufhören oder sportlicher werden. Aber du hast schon zu oft aufgegeben, weil du dachtest, die Ziele seien zu hochgesteckt oder die Hindernisse unüberwindbar, oder weil du versucht hast, zu viel auf einmal zu ändern. Der Schlüssel zum Erreichen deiner Ziele liegt darin, sie in kleine Schritte zu zerlegen.

Das kannst du tun, indem du dein Augenmerk auf das *kaizen* richtest. *Kaizen*, japanisch für »gute Änderung«, ist eine Methode für kleine, stufenweise Verbesserungen. Interessanterweise ist es das erfolgreiche Konzept hinter den Produktionsverfahren und Geschäftsprozessen, die Japan nach der fast völligen Zerstörung am Ende des Zweiten Weltkriegs wieder zu einer führenden Wirtschaftsnation gemacht haben. Heute findet man es in vielen Großkonzernen. In Fabriken und im Maschinenbau wird *kaizen* angewandt, um festzustellen, wo Fehler gemacht werden oder wo Systeme reibungsloser laufen könnten. Es bringt uns dazu, genauer hinzusehen und winzige, wirksame Änderungen vorzunehmen, die enorme Auswirkungen haben können. Es mag geheimnisvoll klingen, aber *kaizen* kann ein wertvolles Mittel sein, um deine Gesundheit und Fitness zu verbessern.

Kaizen ist eine wirkungsvolle Methode zur Entwicklung positiver Gewohnheiten. Bei vielen von uns lösen große Ziele wie Abnehmen Furcht aus. Diese Furcht vor Veränderung ist in der Physiologie unseres Gehirns verwurzelt – wir sind im Grunde darauf gepolt, uns gegen Veränderung zur Wehr zu setzen. Aber indem du kleine Schritte machst, kannst du deine Programmierung außer Kraft setzen, sodass du neue Verbindungen zwischen Gehirnzellen bildest und dein Widerstand gegen Veränderungen beginnt schwächer zu werden. Dann übernimmt dein Gehirn begeistert den Veränderungsprozess, und du erreichst rasch dein Ziel.

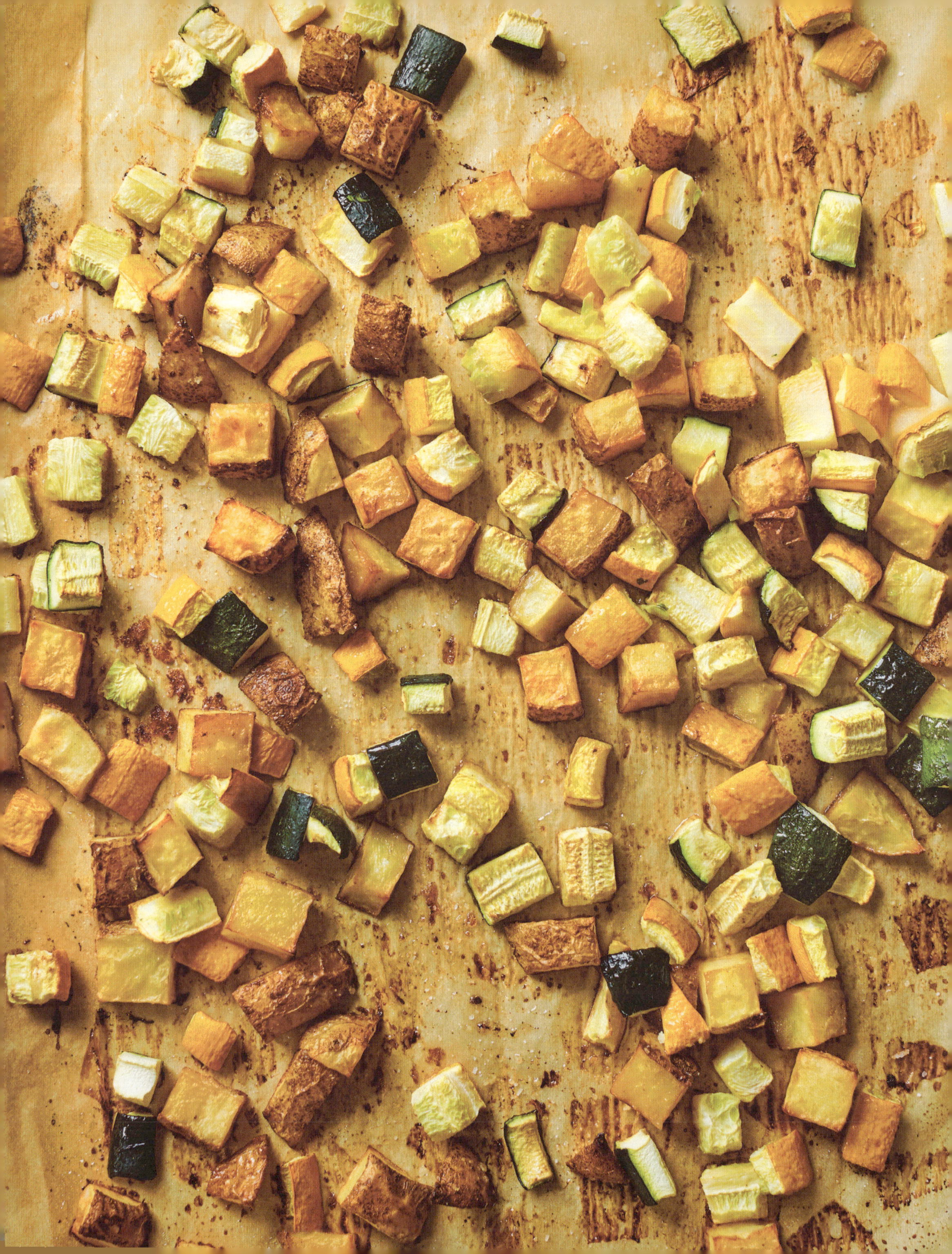

Kaizen beginnt damit, dass du herausfindest, was du ändern möchtest, bevor du es in so kleine Schritte zerlegst, dass sie wenig oder keine Mühe zu machen scheinen: ein halbes Kilo abnehmen, jeden Tag eine Portion Gemüse mehr essen, jeden Tag ein zusätzliches Glas Wasser trinken, zehn Minuten spazieren gehen. Das versetzt dich in die richtige geistige Verfassung, und dein Gehirn und Körper beginnen die neue Gewohnheit zu übernehmen. Es ist so ähnlich wie bei dem Wettrennen zwischen der Schildkröte und dem Hasen: Kleine, bewusste Schritte lassen dich normalerweise dein Ziel schneller erreichen, als wenn du darauf zurennst und unterwegs abgelenkt wirst oder an Schwung verlierst.

Erinnern du dich noch daran, wie du Auto fahren gelernt hast? Du bist nicht auf den Fahrersitz gesprungen, hast es dir von jemandem erklären lassen und bist losgefahren. Du hast kleine Schritte gemacht – den Motor angelassen, den Gang eingelegt, aufs Gas getreten – und all die kleinen Schritte auf einem Parkplatz geübt. Du hast dauernd darüber nachgedacht, was zu tun ist. In deinem Kopf war eine Menge los. Anfangs war es stressig und anstrengend. Du konntest dich nur aufs Fahren konzentrieren – da waren Ampeln, Verkehrszeichen, andere Fahrer.

Du hast diese Schritte immer und immer wieder geübt, und irgendwann konntest du fahren. Wenn du jetzt ins Auto einsteigst, denkst du kaum noch daran. Es ist in deinem Unterbewusstsein verankert.

Das ist der Entstehungsprozess einer Gewohnheit. Wenn etwas zur Gewohnheit wird, muss das Gehirn die Aktion nicht mehr aufmerksam verfolgen, die es ausführt. Nur die Neuronen am Anfang und am Ende müssen zünden – in der Zwischenzeit kannst du darüber nachdenken, was du im Supermarkt einkaufst oder welche Anrufe du machen musst, wenn du in der Arbeit bist.

Der gleiche Prozess kann in deinem Leben ablaufen, wenn du auf eine pflanzliche Ernährung umsteigst. Es beginnt mit einer Entscheidung, aber bei kleinen Änderungen, die mit der Zeit wiederholt werden, wird die pflanzliche Ernährung zu einer Gewohnheit. Eine Gewohnheit, die deine Energie und Gesundheit maximiert, dein Krankheitsrisiko reduziert und dafür sorgt, dass du schlank bleibst.

Denke zu Beginn daran, dass du dein Gehirn umprogrammierst und dass die Bildung neuer mentaler Wege und Verbindungen Zeit in Anspruch nehmen. Suche daher eine Handlung aus und wiederhole sie im Lauf mehrerer Tage oder Wochen. Mit anderen Worten: Bleib dran.

Vor ein paar Jahren hörte ich eine Geschichte, die mein Verständnis von *kaizen* sofort änderte. Sie handelte von einem Mann, der eine riesengroße Eiche in seinem Garten stehen hatte. Er wollte den Baum fällen, konnte sich aber keine Firma leisten und wollte wegen dem einen Baum auch keine Kettensäge kaufen. Er beschloss, den Baum selbst zu fällen – mit einer Axt!

Jeden Morgen ging er mit seiner Axt in den Garten und hieb fünfmal in den Baum. *Zack … zack … zack … zack … zack.* Nur fünf Schläge. Jeden Tag. Ohne Ausnahme. Du weißt, wie die Sache ausging. Im Nu hatte er den Baum gefällt. Die Geschichte lehrt uns, dass echte Kraft und wirklicher Wert darin liegen, etwas eine Zeit lang beharrlich und beständig zu tun – in winzigen, geduldigen Schritten.

Kaizen wird in vielen Geschäfts- und Lebensbereichen angewendet – auch beim Essen.

SO KANN DIE KAIZEN-METHODE BEIM ESSEN FUNKTIONIEREN:

ANALYSE

Bevor du etwas unternimmst, sieh dir deinen derzeitigen Lebensstil an. Dafür eignet sich ein Ernährungstagebuch ausgezeichnet. Nach sieben Tagen kannst du einen Blick darauf werfen. Gibt es etwas, das du an deiner Ernährung ändern, und Gewohnheiten, die du in der kommenden Woche üben kannst? Diese eine Änderung kann dich auf den Weg zu restlosem Wohlbefinden führen – Schritt für Schritt.

EINE ÄNDERUNG

Deine derzeitige Ernährung abzulegen für Essgewohnheiten, die völlig neu und ganz anders sind als das, was du gewohnt bist, kann zu viel sein – warum also nicht etwas Einfacheres ausprobieren? Hier sind ein paar Ideen:

- **Gib ein ungesundes Nahrungsmittel auf und ersetze es durch ein gesundes, etwa indem du verarbeitete Pasta durch Naturreis oder Quinoa ersetzt.**
- **Nimm statt Kuhmilch Mandelmilch oder eine andere milchfreie Alternative.**
- **Versuche abends mindestens zwei Gemüsesorten zu essen.**
- **Versuche einen Monat lang montags fleischlos zu essen und beobachte, wie du dich fühlst – wahrscheinlich geht es dir besser und du hast mehr Energie, sodass du vielleicht sogar überlegen wirst, dich ein paar Wochentage mehr pflanzlich zu ernähren.**
- **Grille, dünste oder backe Nahrungsmittel, anstatt sie zu braten.**
- **Nimm Gewürze statt Salz. Oder nimm die Hälfte deiner üblichen Salzmenge.**
- **Iss Obst zum Nachtisch; probiere Bratäpfel, -birnen oder einen Obstsalat.**

Befolge einen dieser Vorschläge eine Woche lang, bevor du ihn durch einen anderen ersetzt. Binnen weniger Wochen wirst du merken, wie du dich fühlst: gesünder und glücklicher; das wird dich ermutigen weiterzumachen.

BEHALTE EINE GAUMENFREUDE BEI

Wenn du alles streichst, was ungesund ist (oder was du für inakzeptabel hältst), gibst du irgendwann nach und hast ein schlechtes Gewissen. Baue stattdessen eine Gaumenfreunde in deinen Speiseplan ein, damit sie routinemäßig dazugehört und nicht als Ausrutscher gilt. Das könnte ein Glas Wein oder ein Dessert pro

Woche sein, oder einmal im Monat ein Besuch in deinem Lieblingsrestaurant. Vermutlich wirst du feststellen, dass sich im Lauf der Zeit dein Verlangen nach diesen Leckerbissen ändert, wie sich auch dein Geschmacksempfinden und deine Lebensweise ändern.

LANGSAM ANFANGEN

Wenn du mit hochfliegenden Zielen beginnst, findest du es vermutlich schwierig, deinem Plan zu folgen, und fühlst dich furchtbar, wenn du deine Ziele nicht erreichst. Wenn du klein anfängst, ist es leichter, den Plan einzuhalten. Statt an fünf Tagen pro Woche zu trainieren, fange beispielsweise mit zwei an. Wenn du lange Zeit keinen Sport gemacht hast, ist es vielleicht ein guter Anfang, einige Tage pro Woche spazieren zu gehen.

KAIZEN FÜR EINEN GESÜNDEREN PLANETEN

Der *kaizen*-Weg zeigt uns auch, dass wir mit kleinen Schritten etwas für unseren Planeten tun können, etwa indem wir Spargel aus der Region auf dem Wochenmarkt kaufen, anstatt im Supermarkt zu eingeflogener Ware aus Chile zu greifen. Kaufe Produkte, die möglichst wenig oder mit wiederverwertbarem Material verpackt sind. Wenn du mit kleinen Schritten beginnst, werden sie Teil deiner Lebensweise, und du denkst nicht mehr darüber nach. Nach ersten kleinen Erfolgen werden größere Schritte leichter. Sie werden ebenfalls Teil deines Lebensstils. Letzten Endes sind das die Dinge, die die Welt verändern.

Mit *kaizen* kannst du deine Gesundheit und Fitness verbessern, größere Aufgaben beginnen und bewältigen, deine Ernährung umstellen, deine Energie verdreifachen und ein erfüllteres Leben führen. Kleine Schritte summieren sich und bringen dich deinem Ziel näher.

DEIN GREENPRINT,

wenn du Gesetz 22 befolgst

Einfache Schritte mit *kaizen* können eine große Wirkung auf deine Gesundheit haben. Trotz der beängstigenden weltweiten Statistiken zu chronischen Krankheiten, darunter Fettleibigkeit und Diabetes, haben wissenschaftliche Studien gezeigt, dass kleine Schritte hin zu einem gesunden Gewicht und einem aktiven Lebensstil einen drastischen Unterschied auf den Verlauf deines Lebens bedeuten können. Der USDA zufolge könnte eine gesündere Kost, wie etwa eine pflanzliche Ernährung, rund 64 Mrd. Euro an jährlichen Kosten im Gesundheitswesen, entgangener Arbeitskraft und frühzeitigen Todesfällen einsparen. Diese Zahl ist erschütternd, wenn man bedenkt, dass es um kleine Änderungen geht, wie beispielsweise die Wahl eines herzhaften Salats statt eines Steaks zum Abendessen!

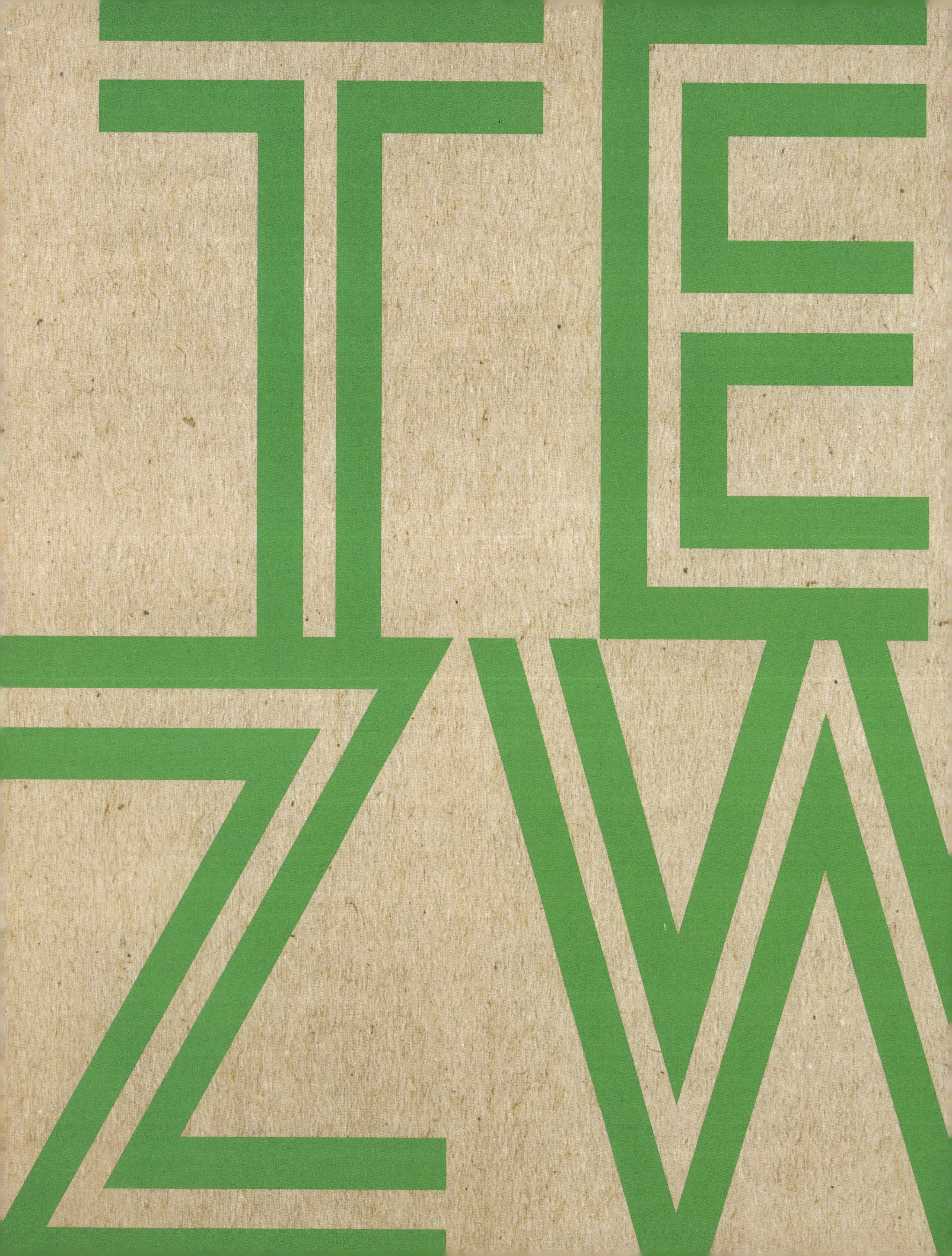

NACH DEN GREENPRINT-

GESETZEN

LEBEN

DIE DREI ÜBERGANGS-STUFEN

JETZT IST ES AN DER ZEIT, diese Gesetze in deinem Leben in die Tat umzusetzen. Du wirst das in drei Übergangsstufen tun, die mühelos realisierbar sind und Spaß machen. Hier kommt ein Überblick, wie es funktioniert. Mir ist klar, dass jeder von einem anderen Ausgangspunkt zu Greenprint kommt. Wo du anfängst, hängt davon ab, wo du im Moment gerade stehst. Viele von euch haben noch nie ernsthaft in Erwägung gezogen, sich zu 100 % pflanzlich zu ernähren – bis jetzt. Du bist bereit, mehr Pflanzen zu essen, die Umstellung zu machen, weniger von allem anderen zu essen (Gesetz 1), und fängst heute an (Gesetz 14). Aber *wo genau* fängst du an?

Das **Einzigartige** an der Greenprint-Ernährung ist, dass sie dir hilft, deine Umstellung auf eine pflanzliche Ernährung durch die folgenden Übergangsstufen zu strukturieren, die mit den 22 Greenprint-Gesetzen verbunden sind:

STUFE 1: DIE ALLMÄHLICHE VERÄNDERUNG // Hier lautet der Plan, elf Tage lang eine pflanzliche Mahlzeit pro Tag zu essen. Das könnte Frühstück, Mittag- oder Abendessen sein. Dein Ziel ist einfach – nur eine pflanzliche Mahlzeit am Tag.

STUFE 2: DIE STEIGERUNG // Jetzt wird es schon etwas ernster. Iss elf Tage lang zwei pflanzliche Mahlzeiten pro Tag und lasse gleichzeitig die tierischen Lebensmittel weg, auf die du am leichtesten verzichten kannst.

STUFE 3: DAS VOLLE PROGRAMM // Auf dieser Stufe ernährst du dich nur noch von pflanzlichen Nahrungsmitteln für den Rest deines Lebens. Du verzichtest auf alle tierischen Zutaten und isst viel Gemüse, Obst, Vollkornprodukte, Hülsenfrüchte, Nüsse und Samen. Auf den Seiten 188 bis 195 habe ich 44 Tage mit rein pflanzlichen Mahlzeiten als Beispiel geplant.

Mach dich auf eine Überraschung gefasst, wenn du Stufe 3 erreichst und danach lebst. Ich möchte dir die Geschichte von Barbara Jean erzählen, die an unserer Holy-Name-Studie teilgenommen hat. Sie war zunächst der vegetarischen Gruppe zugeteilt und ist ein ausgezeichnetes Beispiel dafür, was mit dem Körper geschieht, wenn man bei dem Programm zu Stufe 3 gelangt.

»Ich habe in der vegetarischen Gruppe ein bisschen abgenommen und hatte mehr Energie«, erläuterte sie. »Aber nach zwei Monaten durfte ich zu der veganen Gruppe wechseln.«

Danach kam es zu außergewöhnlichen Veränderungen.

»Meine Energiereserven gingen durch die Decke«, sagte sie. »Beim Training kam es mir so vor, als hätte ich ein Aufputschmittel genommen. Hab ich natürlich nicht. Es war die pflanzliche Ernährung, die meine Ausdauer steigerte.«

In dem Punkt hat Barbaras Umstellung auf vegane Ernährung Wirkung gezeigt. Bevor sie zur veganen Gruppe wechselte, waren das ihre Vitalwerte:

Gewicht: 61 kg

Cholesterin insgesamt: 181
(ein guter Wert; optimale liegen unter 200)

LDL-Cholesterin: 92
(ein guter Wert; optimale liegen unter 100)

Hämoglobin A1c: 5,6
(der normale Bereich liegt bei 4 bis 5,6; hier war sie an der Obergrenze)

Nach 22 Tagen konnte Barbara Jean ihre Werte weiter verbessern:

Gewicht: 56,5 kg

Cholesterin insgesamt: 173

LDL-Cholesterin: 87

Hämoglobin A1c: 5,4

Jetzt, da die Untersuchung beendet ist und Barbara Jean die rapide Wirkung auf ihre Gesundheit gesehen hat, verlangt es sie nicht mehr nach Fleisch. Dagegen hat sie eine lange

DIE 22 GREENPRINT-GESETZE

GESETZ 1: Iss mehr Pflanzen und weniger von allem anderen

GESETZ 2: Niemand plant zu scheitern, viele scheitern nur an der Planung

GESETZ 3: Iss mehr, wiege weniger

GESETZ 4: Wasser ist Lebensnahrung

GESETZ 5: Schütze dein Herz

GESETZ 6: Kümmere dich um deinen Geist

GESETZ 7: Faste für Gesundheit und ein langes Leben

GESETZ 8: Denk an die Erde, bevor du etwas isst

GESETZ 9: Liebe Essen, das deine Liebe erwidert

GESETZ 10: Bewegung erzeugt Bewegung

GESETZ 11: Abfall muss entsorgt werden

GESETZ 12: Die Erde braucht uns nicht, aber wir brauchen die Erde

GESETZ 13: Veränderung beginnt bei dir

GESETZ 14: Der beste Zeitpunkt anzufangen, ist heute

GESETZ 15: Perfektion, der Feind des Fortschritts

GESETZ 16: Höre auf deinen Körper

GESETZ 17: Konzentriere dich darauf, was du essen darfst, nicht darauf, was du nicht darfst

GESETZ 18: Pflanzen haben all die Kraft, die wir brauchen

GESETZ 19: Verhalten, das belohnt wird, wird wiederholt

GESETZ 20: Man kann nicht geben, was man nicht hat

GESETZ 21: Iss mit Achtsamkeit

GESETZ 22: Praktiziere *kaizen*

Liste bevorzugter veganer Nahrungsmittel aufgestellt, von denen viele tierische Produkte wunderbar ersetzen: Bohnen aller Art, veganes »Hackfleisch«, pflanzliche Hamburger, fleischlose »Fleischbällchen«, Zucchinispaghetti, vegane saure Sahne, Hummus statt Mayonnaise und vieles mehr.

»Ich hab viele gute und leckere vegane Rezepte kennengelernt, nach denen ich regelmäßig koche.«

Die Quintessenz hier lautet, dass es leichter ist, Stufe 1 zu erreichen und dort zu bleiben, wenn du es einmal ausprobiert hast.

DIE UMSTELLUNG VORNEHMEN

Wenn du dich schrittweise von Stufe 1 auf Stufe 3 bewegst, kannst du allmählich auf alle tierischen Produkte verzichten oder eine tierische Lebensmittelgruppe nach der anderen aufgeben. Aber wenn du kopfüber eintauchen möchtest, starte gern direkt mit Stufe 3!

Ich bin hier, um dich dort abzuholen, wo du gerade stehst. Informationen und Programme, die das nicht berücksichtigen, können nicht lang funktionieren, weil sie deine eigene Motivation nicht berücksichtigen. Du bist die Energie hinter der Maschine. Das ist das Tolle an den Greenprint-Gesetzen und der Greenprint-Ernährung: Du bestimmst, wo's langgeht.

Wo du im Moment auch stehst: Diese Stufen sollen dir die Umstellung erleichtern und dafür sorgen, dass du Zufriedenheit und Ausgeglichenheit findest.

SICH BEREIT MACHEN

Die Umstellung auf eine pflanzliche Ernährung kann einschüchternd und beängstigend wirken. Das verstehe ich. Ich bin in Miami aufgewachsen, wo normale Mahlzeiten für unsere kubanische Familie Schweinefleisch, Hähnchen oder Rindfleisch enthielten. Ich kann mich an kein Essen im Lauf meiner Kindheit und Jugend erinnern, das keines dieser tierischen Produkte enthielt. Deshalb weiß ich nur zu gut, wie unbestreitbar erdrückend es sein kann, aber nur, wenn man versucht alles auf einmal zu machen.

Erinnere dich an Gesetz 22, »Praktiziere *kaizen*«. Wenn du daran denkst, eine Veränderung nach der anderen vorzunehmen, kommt dir die Umstellung auf eine pflanzliche Lebensweise ganz natürlich vor. Gewiss befürworte ich es, wenn sich neue Anhänger meiner Lebensweise von einem auf den anderen Tag nur noch pflanzlich ernähren, aber das ist sicher nicht die Regel.

Ich begriff früh auf meiner Reise, dass es bei einer pflanzlichen Ernährung darum ging, was ich *hinzufügte*, nicht darum, was ich wegnahm. Je mehr ich mein Augenmerk auf all die neuen Lebensmittel richtete, die ich ausprobiete, desto weniger hatte ich den Eindruck, dass mir irgendwas entging. Meine Ernährung war früher so beschränkt und langweilig, ohne farbenfrohe Feldfrüchte und Inspiration. Von der großen Vielfalt an Lebensmitteln, die ich bei einer pflanzlichen Ernährung essen durfte, war ich angenehm überrascht. Da kam mir die Idee zu Gesetz 17: »Konzentriere dich darauf, was du essen darfst, nicht darauf, was du nicht darfst.« Eine vegane Ernährung ist so reich – denk nur an all das Obst und Gemüse, an Bohnen,

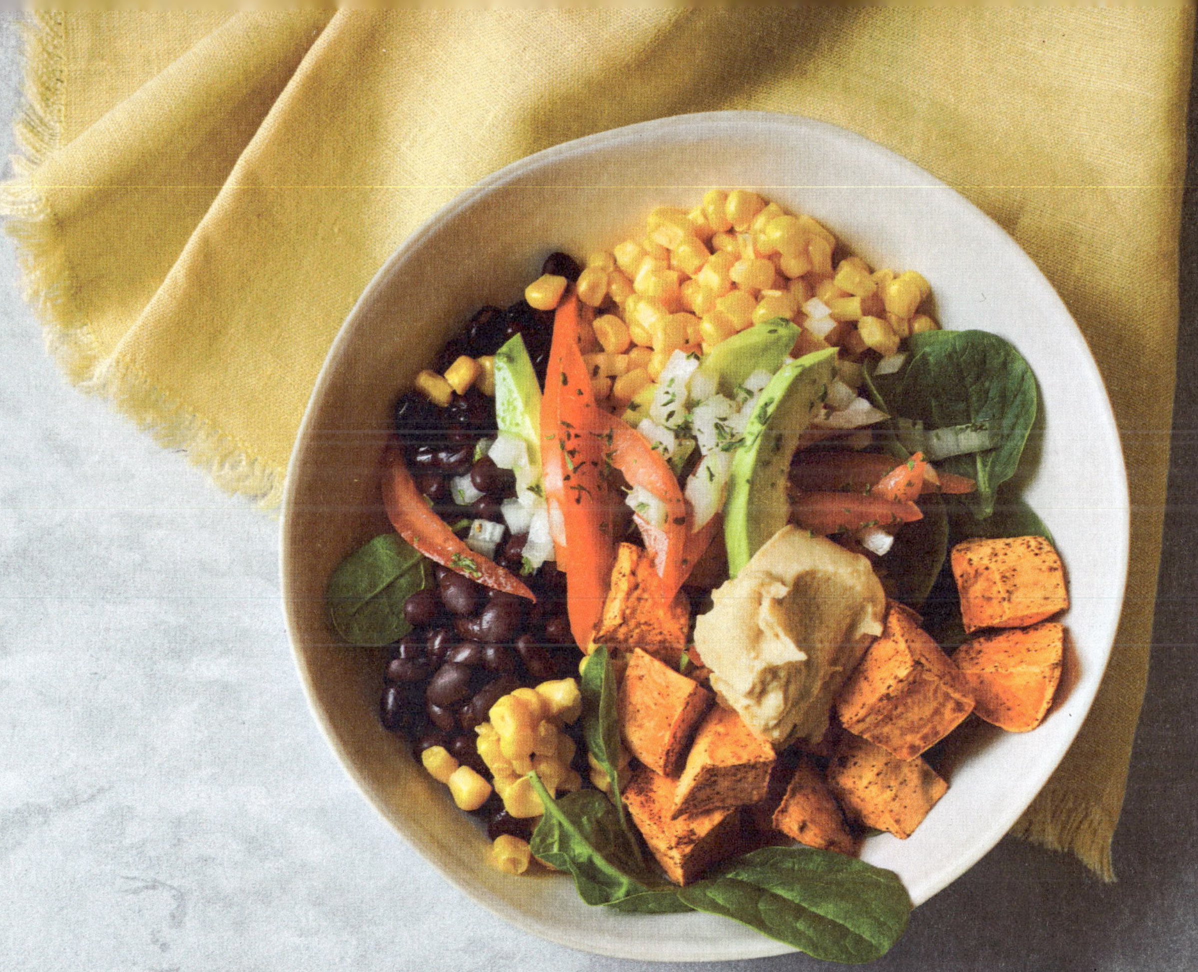

Getreide, Samen und Gewürze, die immer zur Hand sind. Sieh dir all die tollen Lebensmittel an, die du noch nicht probiert hast. Das ist Essen, das du lieben wirst und das deine Liebe erwidert (Gesetz 9).

Es ist wichtig, dass du dein Tempo selbst bestimmst und entscheidest, welche Methode für dich am besten ist.

Bevor du anfängst, mache einen »Schnappschuss« deines Gesundheitszustands, indem du deine Werte notierst:

- **Gewicht**
- **Blutdruck**
- **Cholesterinspiegel**
- **Blutzucker (nüchtern)**
- **Energieniveau und Ausdauer**
- **Kraft**
- **Lust auf Sex**
- **Schlafqualität**

Diese Werte tragen dazu bei, die Auswirkung von Greenprint auf dein Leben wahrzunehmen. Sie werden dir dabei helfen, die Veränderungen einzuschätzen, die du siehst und erfährst, während du dem Programm folgst. Schreibe deine Anfangswerte in ein Tagebuch und komme regelmäßig darauf zurück, während du die drei Stufen durchläufst. Damit beachtest du einen wichtigen Teil von Gesetz 16: »Höre auf deinen Körper.«

STUFE 1

DIE ALLMÄHLICHE VERÄNDERUNG

AUF STUFE 1 ISST DU ELF TAGE LANG EINE PFLANZLICHE MAHLZEIT PRO TAG. Das könnte das Frühstück, Mittag- oder Abendessen sein – du kannst deine pflanzliche Mahlzeit aber auch abwechselnd einnehmen: am ersten Tag zum Frühstück, am zweiten mittags und am dritten abends.

Entscheide dich immer für die Mahlzeit, die du am einfachsten zu einem pflanzlichen Gericht umwandeln kannst. Hast du schon öfter einen grünen Smoothie oder ein milchfreies Müsli zum Frühstück verzehrt? Bleibe dabei. Oder du hast einen Salat mit zur Arbeit genommen – statt ihn mit Thunfisch zu belegen, nimm ein paar Kichererbsen, und fertig. Und mache zum Abendessen eines deiner Lieblingsgerichte mit pflanzlichem Eiweiß statt mit Fleisch. Chili ist ein gutes Beispiel: Ersetze das Hackfleisch durch schwarze Bohnen, und du wirst keinen Unterschied feststellen.

Wichtig ist, dass du dein tägliches Pflanzengericht planst. Damit ist gewährleistet, dass dir das Gericht, das du essen wirst, schmeckt und du dich darauf freust. Essen kann gesund und pflanzlich sein, aber es muss dir auch Vergnügen bereiten.

Beginne außerdem auf Stufe 1 damit, eine oder zwei tierische Lebensmittelgruppen abzuschaffen, beispielsweise:

Rotes Fleisch (Rind, Lamm, Schwein und anderes rotes Fleisch)

Hühnchen und Geflügel

Fisch und Muscheln

Käse

Eier

Honig

Butter, Sahne und andere Milchprodukte

Bringe während dieser elf Tage so viel wie möglich über eine pflanzliche Lebensweise und ihre Vorzüge in Erfahrung und darüber wie du deinen Körper mit pflanzlichen Lebensmitteln nähren kannst. Informiere dich gleichzeitig über Praktiken und Kosten der Produktion tierischer Erzeugnisse. Es gibt jede Menge Gründe für eine pflanzliche Ernährung, aber konzentriere du dich darauf, deine persönlichen Gründe zu finden. Sieh dir die Gesetze noch einmal an. Sie bieten wertvolle Erkenntnisse und unterstützen dich dabei, dich in dieser Phase wohlzufühlen.

Denke an deine *kaizen*-Ziele in kleinen Schritten: elf Tage lang eine pflanzliche Mahlzeit pro Tag und die Abschaffung von einer oder zwei tierischen Lebensmittelgruppen. Das ist alles. Was könnte leichter sein?

DEINE TÄGLICHE STRATEGIE AUF STUFE 1:

EINFACHE MAHLZEITEN UND EMPFEHLENSWERTE REZEPTE FÜR STUFE 1

FRÜHSTÜCK

Glutenfreier Vollkorntoast mit Nussbutter, dazu eine Schale mit frisch geschnittenem Obst

Warmes Müsli mit Nussmilch und Bananenscheiben

250 g veganer Joghurt mit frischen Beeren, gehackten Mandelkernen und Sonnenblumenkernen bestreut

Einfacher grüner Smoothie: 250 ml Nussmilch, 1 EL veganes Eiweißpulver, 1 Handvoll Spinat und 150 g tiefgefrorene ungesüßte Beeren

100 g Knuspermüsli mit Nussmilch und 1 Stück frisches Obst

Frisch gemixter Gemüsesaft: 1 Handvoll junger Grünkohl, 1 Handvoll Babyspinat, 1 Birne (geschält und geschnitten), 1 Stange Staudensellerie (geschnitten), ½ Salatgurke (geschält und geschnitten) und Wasser zum Mixen

Zerdrückte Avocado auf glutenfreiem Vollkorntoast, bestreut mit Sonnenblumenkernen

STUFE 1 FRÜHSTÜCK
REZEPTE ZUM AUSPROBIEREN

Grüner Smoothie mit Mandelmus und Banane (Seite 198)

Kürbiskuchen-Smoothie (Seite 199)

Apfelkuchen-Smoothie (Seite 200)

Haferflocken mit Banane und Walnuss (Seite 201)

MITTAGESSEN

Hummus mit geschnittenem frischem Gemüse

Auswahl vom Salatbüfett wie Kichererbsen und Bohnensalat auf Blattsalaten

Vegane Linsensuppe (aus der Dose)

Gemüseburger mit grünem Beilagensalat und Dressing

Zerdrückte Avocado und Sprossen auf einem Vollkorn-Fladenbrot mit einem Teller veganer Bohnensuppe (aus der Dose)

Hummus-Sandwich auf glutenfreiem Vollkornbrot mit geraspelten Möhren und dünnen Gurkenscheiben

Gemischter Gartensalat (mit reichlich Gemüse) mit Quinoa

STUFE 1 MITTAGESSEN
REZEPTE ZUM AUSPROBIEREN

Bohnen-Erbsen-Salat mit Kräutern (Seite 202)

Roher Brokkolisalat (Seite 203)

Roher Gemüsesalat (Seite 204) oder Regenbogensalat (Seite 205)

Vegane Minestrone (Seite 206)

ABENDESSEN

Pfannengerührtes asiatisches Gemüse auf Quinoa

Bohnen und Reis

Veganes Chili (aus der Dose)

Vegane Fajitas: gedünstete Paprikaschoten, Zwiebeln und Auberginen in Vollkorn-Tortillas mit Salsa und Jalapeños

Süßkartoffelpüree, schwarze Bohnen und Grünkohlsalat

Vegane Blumenkohlpizza mit einem grünen Beilagensalat

Pasta mit Tomatensauce, gedämpften Zucchini und gedünsteten Zwiebeln

STUFE 1 ABENDESSEN
REZEPTE ZUM AUSPROBIEREN

Maggys scharfe Auberginenpfanne (Seite 207)

Salat mit Avocado und Brokkoli (Seite 208)

Schwarze Bohnen und Grünkohl im Wrap (Seite 211)

STUFE 2

DIE STEIGERUNG

LEGEN WIR EINEN ZAHN ZU! In den nächsten elf Tagen isst du zwei pflanzliche Mahlzeiten pro Tag. Das können wieder Frühstück und Mittag-, Frühstück und Abendessen oder Mittag- und Abendessen sein – jede Kombination, die dir gefällt.

Auf Stufe 1 verzichtest du auf eine oder zwei tierische Lebensmittelgruppen. Auf Stufe 2 reduzierst du deinen Verbrauch tierischer Produkte weiter und erhöhst gleichzeitig die Zahl pflanzlicher Nahrungsmittel in deinem Speiseplan. Gibt es tierische Produkte, die du beim Essen nicht vermissen wirst? Sortiere sie während der nächsten elf Tage aus.

Verliere deine Motivation für die Umstellung deines Lebensstils nicht aus den Augen. Wenn du genau weißt, *warum* du dich nur noch von Pflanzen ernähren willst, wirst du nicht vom Weg abkommen. Deshalb ist es so wichtig, dass du die Vorzüge dieser Lebensweise verinnerlichst. Sobald du das wirklich begriffen hast, gibt es kein Zurück mehr. Die 22 Gesetze werden dir helfen.

DEINE TÄGLICHE STRATEGIE AUF STUFE 2:

EINFACHE MAHLZEITEN UND EMPFEHLENSWERTE REZEPTE FÜR STUFE 2

Sieh dir die für Frühstück, Mittag- und Abendessen aufgeführten Vorschläge durch. Mach einfach doppelt so viel wie auf Stufe 1: Iss während der nächsten elf Tage zwei pflanzliche Mahlzeiten pro Tag.

Stufe 2 ist die richtige Zeit, um mit der Zubereitung pflanzlicher Gerichte zu beginnen. Fange mit den Rezepten aus diesem Buch an. Sie werden dich inspirieren, und du wirst feststellen, wie unglaublich lecker und kreativ pflanzliche Gerichte sein können! Das war der Schlüssel zu meinem Erfolg und ist deshalb auch eines der ersten Dinge, die ich anderen empfehle. Finde mindestens drei Rezepte von Stufe 1 und 2, die du magst und die du während der nächsten elf Tage zubereiten kannst.

Du kannst auch damit experimentieren, einige deiner Lieblingsrezepte in pflanzliche Gerichte umzuwandeln. Iss Bohnen-Burritos mit Bohnenmus statt Rindfleisch, Gemüseburger statt Hamburger und gegrilltes Gemüse statt gegrilltem Hühnerfleisch im Sandwich. Viele Suppen, Eintöpfe und Aufläufe lassen sich mit ein paar einfachen Änderungen in vegane Gerichte verwandeln.

STUFE 2 FRÜHSTÜCK REZEPTE ZUM AUSPROBIEREN

Smoothie-Bowl mit Erdnussbutter (Seite 212)

Selbst gemachtes Knuspermüsli (Seite 213)

Erdnussbutter-Hafer-Chia-Parfait (Seite 215)

Heidelbeer-Wonne-Bowl (Seite 216)

Avocadotoast mit Sonnenblumenkernen und Sprossen (Seite 218)

STUFE 2 MITTAGESSEN REZEPTE ZUM AUSPROBIEREN

Nudelsalat mit Palmherzen und Erbsen (Seite 217)

Rosenkohlsalat (Seite 220)

Süßkartoffeltoast mit Hummus und Brokkolisprossen (Seite 221)

Mexikanisch inspirierter Bohnensalat (Seite 223)

Erbsensuppe (Seite 224)

Kein-Thunfisch-Kichererbsen-Sandwich (Seite 232)

Kichererbsenburger mit Avocado (Seite 235)

STUFE 2 ABENDESSEN
REZEPTE ZUM AUSPROBIEREN

Kichererbsenburger mit Avocado (Seite 235)

Spinatgnocchi mit Pilzen und »Walnussfleisch« (Seite 227)

Beladene Süßkartoffeln (Seite 228)

Salat-Tacos mit »Pilz-Chorizo« (Seite 230)

Sobald du die Stufen 1 und 2 erfolgreich abgeschlossen hast, hast du auch eine Menge pflanzlicher Mahlzeiten zu dir genommen. Auf dem Weg dahin hast du allmählich neue Gewohnheiten angenommen und deinen Körper und deinen Geist neu eingestellt. Als ich auf der Uni Psychologie studiert habe, stellte ich fest, dass viele Psychologen der Ansicht sind, dass es ungefähr 21 Tage dauert, eine neue Gewohnheit anzunehmen oder eine alte abzulegen. Je häufiger du einem bestimmten Verhalten nachgehst, desto mehr Wege richtet dein Gehirn ein, um dieses Verhalten zu unterstützen. Wissenschaftler bezeichnen das als »neuronale Plastizität«: die Fähigkeit des Gehirns, seine Verbindungen und Reaktionen nach Maßgabe neuer Informationen, die es empfängt, zu modifizieren.

Deshalb bist du auf dem besten Weg, deine Lebensweise auf Dauer umzustellen und die beste Version deiner Selbst zu werden. Als Nächstes musst du einen Schritt weitergehen: 44 Tage rein pflanzliche Ernährung. Das ist es, worum es auf Stufe 3 geht, und du bist jetzt bereit dafür!

TIPPS FÜR DEN ÜBERGANG

Beim Übergang zu einer ausschließlich pflanzlichen Ernährungsweise besteht eine der ersten – und leichtesten – Veränderungen darin, auf Milchprodukte und Eier zu verzichten. Eine meiner Klientinnen, die sich auf diese Umstellung einließ, berichtete mir: »Keine verstopfte Nase mehr, keine Nebenhöhlenentzündungen, und meine Akne ist völlig verschwunden. Wenn ich früher von diesen positiven Nebenwirkungen gewusst hätte, wäre ich schon vor Jahren zu einer rein pflanzlichen Ernährung übergegangen.«

ES GIBT SO VIELE GESUNDE VEGANE ALTERNATIVEN, DASS DU MILCHPRODUKTE UND EIER **ÜBERHAUPT NICHT** *VERMISSEN WIRST.*

EIER ERSETZEN

Wodurch du Eier ersetzt, hängt davon ab, in welchem Gericht (und wofür) sie verwendet werden. Pürierte reife Banane oder Apfelmus können in Rezepten problemlos Eier ersetzen; 60 g milchfreier Joghurt ist ebenfalls ein guter Ersatz. Wenn das Ei allerdings gebraucht wird, um Zutaten zu »binden«, musst du den Einsatz erhöhen:

LEINSAMEN-EIER: Für jedes Ei im Rezept vermischt man 1 EL zerstoßene Leinsamen mit 3 EL warmem Wasser. Lasse die Mischung ein paar Minuten stehen, bevor du sie im Rezept verwendest.

CHIA-EIER: Für jedes Ei im Rezept vermischt man 1 EL Chiasamen mit 2 ½ EL warmem Wasser. Lasse die Mischung ein paar Minuten stehen, bis sie ein bisschen »gummiartig« wird, bevor du sie im Rezept verwendest. (Wenn du die Chiasamen vorher zerstößt, kommen sie im Gebäck weniger dominant zur Geltung.)

Diese Alternativen für Eier eignen sich hervorragend für Plätzchen und sogar Aufläufe. Wenn das Ei in deinem ursprünglichen Rezept allerdings wie etwa bei Muffins als Treibmittel verwendet wird, brauchst du etwas, das ein bisschen leichter ist:

2 TL Backnatron
+ 2 EL warmes Wasser

1 TL Backpulver
+ 1 TL Apfelessig

Leinsamen-Eier wie oben beschrieben

BUTTER UND ÖL ERSETZEN

Es gibt mehr vegane Buttersorten als je zuvor. Bei den Alternativen, von Kokosbutter bis zu luftigen Brotaufstrichen, wirst du den Geruch geschmolzener Butter auf deinem heißen Toast nie vermissen.

Du kannst dein Rezept noch gesünder machen, selbst wenn nur eine Zutat vegan ist (wie Pflanzenöl). Hier sind ein paar gängige Ersatzmittel für Butter (und Margarine) und Öl:

BUTTERERSATZ: Die gleiche Menge milchfreier Aufstrich, Kokosöl, Olivenöl, veganes Backfett, Avocadopüree; statt 1 Päckchen Butter 140 g Trockenpflaumen püriert mit 60 ml Wasser

EINS-ZU-EINS-ÖLERSATZ: Pürierte Banane, 2–3 TL Chiasamen oder geschmolzenes Kokosöl mit 250 ml Wasser vermischt

Man sollte an den Geschmack des Ersatzmittels denken, das man verwendet. Avocadopüree beispielsweise könnte sich gut für ein dunkles, würziges Brot eignen, aber weniger gut für einen hellen Kuchen.

SÜSSUNGSMITTEL

Ob im Rezept nun Honig, weißer oder brauner Zucker oder ein anderer Süßstoff steht – du kannst jederzeit den Nährwert dadurch erhöhen, dass du das Süßungsmittel durch etwas Gesünderes, weniger Kalorienreiches ersetzt, das einen niedrigeren glykämischen Index hat. Zu den üblichen Alternativen zählen:

Statt 2 EL Zucker ½ TL reines Vanilleextrakt

Apfelmus statt Zucker (gleiche Mengen)

Agavendicksaft oder Ahornsirup statt Honig (gleiche Mengen)

Kokoszucker statt Zucker (gleiche Mengen)

Du kannst auch Zimt hinzufügen und die gesamte Zucker- oder Süßstoffmenge in einem Rezept verringern, weil Rezepte von vornherein oft viel süßer sind als nötig.

MILCH UND SAHNE ERSETZEN

Ich bin immer wieder baff, wenn ich die riesige Wand mit milchfreier Milch in meinem Bioladen vor mir sehe. Sie übernimmt die Führung! Verwende statt Kuhmilch Mandelmilch, Reismilch, Kokosmilch, Cashewmilch oder Hanfsamenmilch (das sind nur ein paar wenige Beispiele) in Smoothies, im Müsli und für alle Gerichte, die mit Milch zubereitet werden. Wenn im Rezept normale Milch angegeben wird, ist es ziemlich leicht, sie durch milchfreie Milch zu ersetzen, aber was ist mit anderen Milchsorten oder komplizierteren Rezepten? Hier sind ein paar andere Alternativen, die du verwenden kannst:

BUTTERMILCH: Verquirle 240 ml milchfreie Milch mit 2 TL Apfelessig oder frisch gepresstem Zitronensaft und lasse die Mischung 10 Minuten stehen. Oder vermische zu gleichen Teilen vegane saure Sahne und Wasser.

KONDENSMILCH: Stelle eine Dose vollfette Kokosmilch über Nacht in den Kühlschrank. Schöpfe die dicke weiße Creme ab und verwende sie anstelle von Kondensmilch.

SCHLAGSAHNE: Stelle eine Dose vollfette Kokosmilch über Nacht in den Kühlschrank. Nimm die dicke weiße Creme an, gib sie in eine Schüssel und schlage sie mit einem Schneebesen auf, bis weiche Spitzen stehen bleiben.

KÄSE: Mache Cashewkäse selbst oder kaufe ihn in einem Bioladen. Er kann in den meisten Rezepten als Milchkäseersatz verwendet werden.

JOGHURT: Wenn du nicht auf Joghurt verzichten magst, dann probiere veganen Joghurt aus.

STUFE 3

DAS VOLLE PROGRAMM

IN DEN NÄCHSTEN 44 TAGEN isst du pro Tag drei pflanzliche Mahlzeiten und Snacks – mit anderen Worten, du ernährst dich nur noch pflanzlich. Ich stelle dir Menüs zusammen, um dir den Übergang zu erleichtern.

Jetzt ist die Zeit gekommen, alle restlichen tierischen Produkte vom Speiseplan zu streichen. Konzentriere dich stattdessen auf pflanzliche Eiweißquellen. Achte auf Zutatenlisten und vermeide Lebensmittel, die Gelatine, Lab und andere tierische Produkte wie Eier und Milch enthalten.

Teil deiner neuen Abenteuer können Besuche in veganen Restaurants sein. Versuche es in exotischen Restaurants, die viele pflanzliche Gerichte zur Auswahl haben. Hier ein paar Beispiele: Chinesisch – Gemüsepfanne, Knoblauch-Aubergine oder frittierter Tofu; Thai – Gemüse-Pad-Thai, Kokos-Curry; Japanisch – Gemüse-Sushi, Edamame, Misosuppe (Vorsicht, weil manche asiatische Gerichte Fischsauce enthalten); Äthiopisch – Linsen, Mangold, gelbe Bohnen; Indisch – Chana Masala, Aloo Gobi, Dal, Gemüse-Samosas; Orientalisch – Hummus, gefüllte Weinblätter, Baba Ganoush; Mexikanisch – Bohnen-Burritos oder -Tacos (vergewissere dich, dass sie nicht in Schweineschmalz zubereitet werden).

DEINE TÄGLICHE STRATEGIE AUF STUFE 3:

EINFACHE MAHLZEITEN UND EMPFEHLENSWERTE REZEPTE FÜR STUFE 3

Für die Fortsetzung deiner pflanzlichen Reise gebe ich dir ein paar ganz einfache Planungsinstrumente, mit denen du deine Mahlzeiten ausarbeiten und deinen Erfolg sicherstellen kannst. Hier erfährst du, wie viel du von was essen solltest, um einen gesünderen Körper zu bekommen, und wie du Gerichte zusammenstellst, um das zu erreichen.

DIE GREENPRINT-PORTIONEN

Wie viel solltest du von den einzelnen pflanzlichen Lebensmittelgruppen pro Tag essen? Normalerweise sollten es folgende Mengen sein:

Getreide: bis zu 200g, gekocht

Hülsenfrüchte: bis zu 250g, gekocht

Stärkehaltiges Gemüse (wie Kartoffeln oder Süßkartoffeln): rund 200g oder 1 ganze (Süß-) Kartoffel

Grün- oder anderes Gemüse: unbegrenzte Mengen; versuche 100 bis 150g grünes Blattgemüse zu essen

Nüsse, Nussbutter, Samen und Samenbutter: 1 bis 2 EL

Obst: 1 bis 3 Portionen (1 Stück frisches Obst, 150g Beeren oder geschnittenes frisches Obst)

Gesunde Fette und Öle: 1 EL Öl, ¼ bis ½ Avocado oder 10 Oliven

DER GREENPRINT-TELLER

Nimm all das zusammen und stelle dir deinen gefüllten Teller vor. Er sollte etwa so aussehen:

Zur Hälfte (50 %) sollte der Teller mit Gemüse gefüllt sein: Brokkoli, Blumenkohl, Spargel, grüne Bohnen, Tomaten und grünes Gemüse wie Spinat und Grünkohl. Salat gehört hier auch dazu.

Ein Viertel deines Tellers (25 %) sollte aus pflanzlichem Eiweiß bestehen: Hülsenfrüchte, eventuell kombiniert mit Nüssen und Samen.

15 % können gekochtes Getreide oder stärkehaltiges Gemüse sein.

Der Rest des Tellers ist gesunden Fetten gewidmet.

Dein Teller sieht vielleicht nicht bei jeder Mahlzeit so aus, aber er eignet sich gut als Richtlinie für eine gesunde, pflanzliche Mahlzeit.

DIE GREENPRINT-SPEISEKAMMER

Kaufe ausschließlich pflanzliche Lebensmittel. Hier führe ich auf, womit du dich eindecken solltest:

OBST UND GEMÜSE

GEMÜSE
(frisch und tiefgefroren)

Grünes Blattgemüse (Grünkohl, Spinat, Rucola, Salat etc.)

Andere Gemüsesorten (Brokkoli, Blumenkohl, Rosenkohl, Zwiebeln, Tomaten, Sellerie, Paprikaschoten, Sommerkürbis, grüne Bohnen, Möhren etc.)

STÄRKEHALTIGES GEMÜSE
(frisch und tiefgefroren)

- Erbsen
- Kartoffeln
- Kürbis
- Mais
- Pastinaken
- Rote Bete
- Süßkartoffeln

OBST

- Avocados
- Bananen und andere Tropenfrüchte
- Beeren
- Melonen
- Steinobst (Pfirsiche, Pflaumen, Nektarinen)
- Zitrusfrüchte

GETREIDE

Gesunde Vollkornprodukte sind köstliche Grundzutaten oder geben eine großartige Beilage ab und bieten Eiweiß und Kohlenhydrate. Halte für Frühstück, Mittag- oder Abendessen folgende Lebensmittel bereit:

- Amaranth
- Buchweizen
- Hafer
- Hirse
- Naturreis
- Quinoa

MEHLSORTEN

- Glutenfreie Mehlmischung
- Kichererbsenmehl
- Mandelmehl

HÜLSENFRÜCHTE

Hülesnfrüchte – egal ob getrocknet oder aus der Dose – können die Grundlage für viele Gerichte bilden: Chili, Masala, Suppen, Currys, Saucen und andere. Halte Ausschau nach Dosen ohne BPA-Beschichtung oder nimm Glasgefäße (zu BPA siehe Seite 104 bis 105).

- Cannellini-Bohnen
- Erbsen
- Feuerbohnen
- Kichererbsen
- Kidneybohnen
- Linsen
- Wachtelbohnen
- Schwarze Bohnen

GIB ACHT
BEI DIESEN LEBENSMITTELN

Nicht jede pflanzliche Vollwertkost ist gleich – deshalb ist es wichtig zu wissen, wie man Lebensmittel mit einem weniger vollständigen Nährwertprofil durch nährstoffreichere Alternativen ersetzt. So bekommst du mehr Nährstoffe, fühlst dich satter und verringerst Gelüste und Heißhungerattacken. Hier sind ein paar gesunde Alternativen:

KARTOFFELN

Iss statt Kartoffeln (die in Maßen genossen durchaus gesund sind) mehr Süßkartoffeln – so bekommst du mehr Ballaststoffe (dreimal so viele) und eine Menge Vitamin A –, entweder als Pommes frites aus dem Backofen oder gewürfelt und angebraten in deinen Lieblingssuppen oder Quinoa-Gerichten.

CROÛTONS

Liebst du den Crunch, den Croûtons deinen Salaten verleihen? Probiere es statt den cholesterinreichen Croûtons mal mit frischen oder gerösteten Nüssen (Mandel-, Cashew- oder Walnusskerne).

WEISSER REIS

Hast du schon einen Verdacht? Weiße Nahrungsmittel haben normalerweise einen geringeren Nährwert als dunklere Alternativen. Ersetze weißen Reis durch Quinoa – sie enthält gesundes Eiweiß, mehr Ballaststoffe und weniger Kohlenhydrate. (Quinoa ist auch eine tolle Alternative zu normaler Hartweizenpasta.) Und wenn du eine kohlenhydratarme Alternative suchst, nimm Blumenkohlreis, den du in der Tiefkühlabteilung deines Bioladens findest.

MÜSLI

Die meisten Müslis sind voll von Zucker und leeren Kohlenhydraten. Eine warme Schale Haferflocken mit ein paar Nüssen und Obst bietet dir ein gesünderes Frühstück mit einem ausgewogenen Nährwertprofil.

ORANGENSAFT

Nichts ist besser als frischer Saft, aber wenn du das Fruchtfleisch wegwirfst, wirfst du auch viele Nähstoffe weg. Wenn du stattdessen einen Smoothie trinkst, der die ganze Frucht enthält, versorgst du deinen Körper mit der Nahrung, die er über den Tag verteilt braucht. Du kannst noch mehr aus deinem Smoothie rausholen, indem du ihm gesunde Zusätze wie Chiasamen, Mandelmus oder 1 Handvoll Grünzeug beifügst. Wenn du 1 gehäuften EL veganes Eiweißpulver in deinen Smoothie mixt, beginnst du deinen Tag mit einem zusätzlichen Energieschub.

FLEISCHERSATZ

Bevor Sojaerzeugnisse zu »Fleisch« werden, verarbeitet man sie massiv – und nicht selten mit genetisch veränderten Organismen (GVOs). Du kannst aber selbst problemlos köstliche, proteinreiche Fleischalternativen aus wildem Reis, Nussen, Bohnen, Linsen, Quinoa und Süßkartoffeln herstellen.

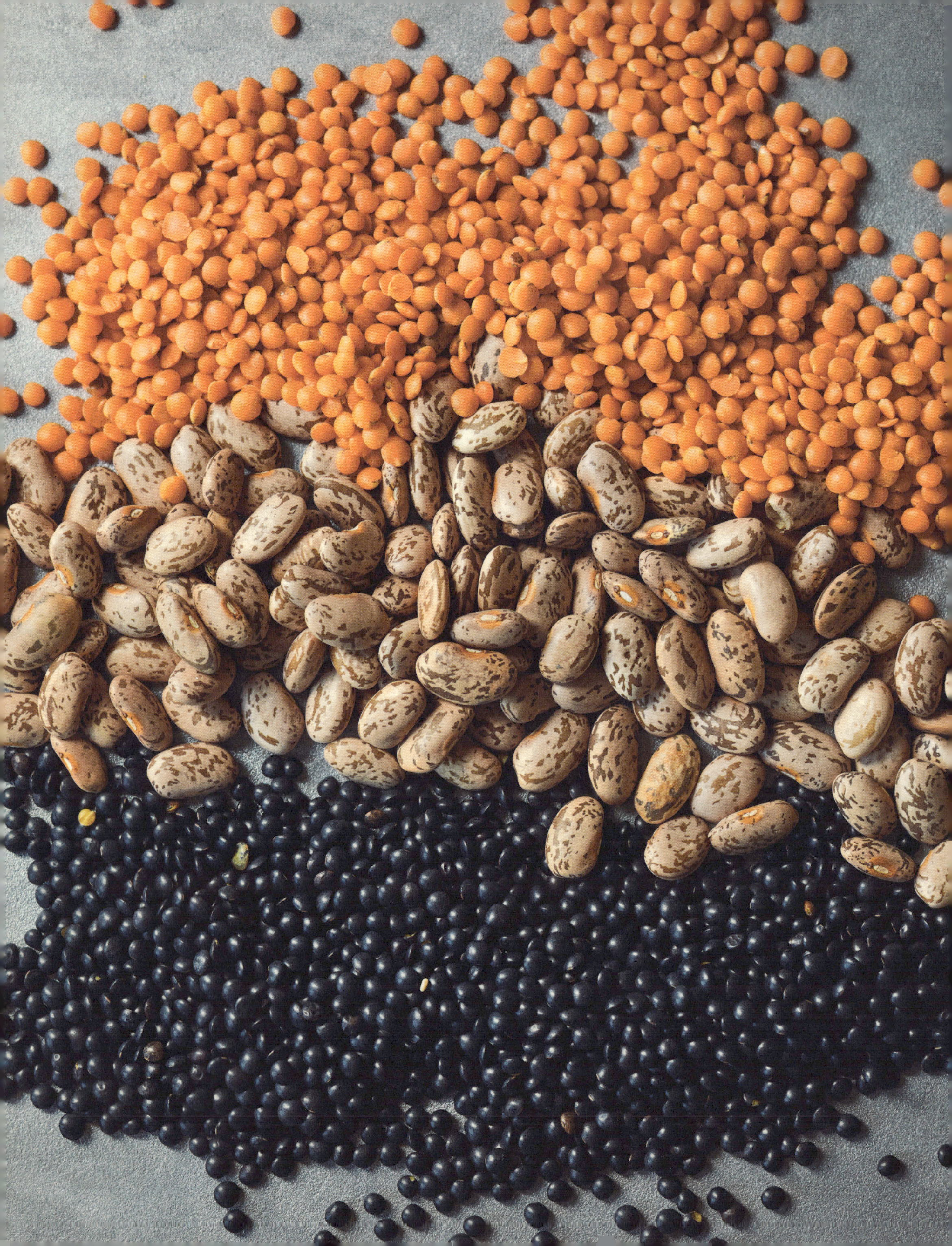

NÜSSE UND SAMEN

Mit Samen und Nüssen bereicherst du deinen Speiseplan unter anderem um Proteine und Spurenelemente. Sie bleiben nicht ewig frisch; manche halten sechs Monate, andere zwei Jahre. Du solltest also Verfallsdaten im Auge behalten und Lagerbestände aufbrauchen, damit sie nicht schal oder ranzig werden. Oder stelle frisch geöffnete Packungen in den Kühlschrank.

Einige Vorschläge:

- Cashewkerne
- Chiasamen
- Erdnusskerne (eigentlich eine Hülsenfrucht)
- Hanfsamen
- Kürbiskerne
- Leinsamen
- Mandelkerne
- Nussbutter
- Pekannusskerne
- Pinienkerne
- Sesamsamen
- Sonnenblumenkerne
- Veganes Studentenfutter
- Walnusskerne

NUSSMILCH

- Cashewmilch
- Kokosmilch
- Mandelmilch
- Mandel-Kokos-Milchmischung

TROCKENFRÜCHTE UND -GEMÜSE

- Äpfel, getrocknet
- Aprikosen, getrocknet
- Backpflaumen
- Cranberrys
- Datteln
- Feigen
- Korinthen
- Rosinen
- Shiitake und andere Pilze
- Tomaten, getrocknet

KRÄUTER UND GEWÜRZE

Gewürze und Kräuter verleihen deinen Gerichten nicht nur Geschmack, sondern enthalten auch essenzielle Mikronährstoffe. Obwohl frische Kräuter das Optimum sind, hältst du am besten ein paar getrocknete bereit und verwendest sie, um so gut wie jedes Essen geschmacklich aufzuwerten, sodass du deine veganen Gerichte genießen kannst. Bei Desserts sind Zimt, Ingwer, Vanille oder sogar etwas Cayennepfeffer einen Versuch wert. Andere Vorschläge: Thymian, Oregano, Basilikum, Paprikapulver und Kreuzkümmel.

- Basilikum, getrocknet
- Cayennepfeffer
- Chilipulver
- Currypulver
- Dulse-Flocken (Algen)
- Koriander, gemahlen und ganze Samen
- Knoblauchpulver
- Kreuzkümmel, gemahlen und ganze Samen
- Kurkuma, gemahlen

- Meersalz
- Muskat, ganze Nüsse zum Reiben
- Oregano, getrocknet
- Paprikapulver
- Paprikapulver, geräuchert
- Petersilie, getrocknet
- Schwarze Pfefferkörner, zum Mahlen
- Thymian, getrocknet
- Vanilleextrakt, rein
- Zimt, gemahlen
- Zwiebelpulver

GESUNDE FETTE

- Avocados
- Kokosöl
- Oliven
- Olivenöl
- Sesamöl
- Traubenkernöl
- Vegane Salatsaucen

ESSIG

- Aceto balsamico
- Apfelessig
- Essigessenz
- Reisessig
- Rotweinessig

WÜRZMITTEL/SONSTIGES

- Agavendicksaft
- Ahornsirup, rein
- Apfelmark, ungesüßt
- Backnatron
- Backpulver, glutenfrei
- Barbecuesauce
- Coconut Aminos (Würzsauce)
- Dijonsenf
- Flüssigrauch
- Gemüsebrühe, gekörnt
- Hefeflocken
- Kokosnuss-Wraps
- Maisstärke
- Mayonnaise, vegan
- Scharfe Sauce oder Sriracha
- Senf, körnig
- Tahin (Sesampaste)
- Teriyaki-Sauce auf Basis von Coconut-Aminos-Sauce
- Tomatenmark
- Vanille-Eiweißpulver, vegan

Viele dieser Produkte sind vielleicht schon in deiner Speisekammer, sodass du nur noch ein paar Vorräte auffüllen musst. Während du deine Speisekammer durchsiehst, solltest du gleich ein paar Dinge aussortieren, die du nach der Umstellung auf eine pflanzliche Ernährung nicht mehr brauchst. Achte auf Produkte, die man hochgradig verarbeitet hat, und auf Lebensmittel, die tierische Produkte enthalten. Sobald deine Speisekammer aufgeräumt und ausgestattet ist, bist du startklar für ein langes und gesundes Leben mit einer rein pflanzlichen Ernährung.

VEGANE BOWLS

Fällt es dir schwer, ein gesundes Mittagessen zusammenzustellen? Oder ein einfaches, nahrhaftes Abendessen? Dann sind vegane Bowls vielleicht genau das Richtige.
Sie sind leicht gemacht und schmecken köstlich – du musst nur ein paar Zutaten aussuchen und zusammenstellen.
Hier steht, wie's geht:

SCHRITT 1 – WÄHLE GEMÜSE

Ob frisch, gedünstet, gegrillt oder geröstet, Hauptsache du hast viele Gemüsesorten in deiner veganen Bowl. Versuche in jeder Bowl ein breites Farbspektrum zu haben – und vergiss nicht dein grünes Blattgemüse! Das Gemüse kann auch von gestern übrig geblieben sein oder aus dem Tiefkühler kommen.

SCHRITT 2 – WÄHLE KOHLENHYDRATE

Nimm lieber komplexe statt einfacher Kohlenhydrate (wie polierter Reis, Pasta, weiße Kartoffeln). Gute Alternativen sind Quinoa, Wildreis und Süßkartoffeln. Auch andere Getreide wie Hirse und Sorghumhirse sollte man mal ausprobieren. Die Getreideportion sollte rund 100 g betragen.

SCHRITT 3 – ERGÄNZE PROTEINE

Das Gemüse und die komplexen Kohlenhydrate enthalten schon Eiweiß, aber du kannst den Proteingehalt mit Bohnen, Hülsenfrüchten, Nüssen und/oder Samen noch erhöhen. Ich denke hier an köstliche Möglichkeiten wie Linsen, Kichererbsen, Mandelsplitter, Hanfsamen und Kürbiskerne. Bei Bohnen und Hülsenfrüchten sind 100 g eine gute Menge, bei Nüssen und Samen etwa 30 g.

SCHRITT 4 – SCHNAPP DIR GESUNDE FETTE

Fette sind ein wichtiger Bestandteil jeder Ernährung und können deine vegane Bowl abrunden. Möglichkeiten sind etwa Olivenöl, Tahin und Avocados. Falls du schon Fette in deiner Schüssel hast (Hanfsamen, Nüsse oder Samen), solltest du das bei der weiteren Zugabe von Öl oder Fett mitberücksichtigen.

SCHRITT 5 – AROMA!

Verleihe deiner Bowl mit Kräutern, Gewürzen und Saucen Geschmack. Zum Beispiel frisch gepresster Zitronensaft, gehacktes Koriandergrün, eine Prise Currypulver oder ein Dressing.

44 TAGE GREENPRINT-ERNÄHRUNG – DAS VOLLE PROGRAMM

Der folgende Plan ist ein einfacher und flexibler Leitfaden zur Umstellung auf eine rein pflanzliche Ernährung. Er enthält Gerichte für 44 Tage. Um erfolgreich zu sein:

- Versuche dich möglichst nahe am Speiseplan zu orientieren. Es ist okay, Nahrungsmittel zu ersetzen, wenn sie zu 100 % aus Pflanzen bestehen. Vermeide industriell verarbeitete vegane Lebensmittel.
- Plane deine Mahlzeiten nach den auf Seite 179 beschriebenen Richtlinien und stelle sie entsprechend zusammen.
- Trinke aus drei Gründen keine alkoholischen Getränke:

  1 du würdest leere Kalorien trinken.

  2 Alkohol führt zu Dehydrierung, wodurch du hungriger wirst. Das senkt deine Willenskraft und kann dazu führen, dass du ungesunde Dinge isst.

  3 du würdest in alte Gewohnheiten verfallen und dich nach Essen sehnen, das du von deinem Speiseplan entfernt hast. Wenn du die Vorzüge einer pflanzlichen Ernährung erlebt hast, kannst du dir später gern ab und zu ein Glas Bier, Wein oder Schnaps als Teil deines neuen gesunden Lebensstils gönnen.
- Trinke den ganzen Tag über viel Wasser. Andere erlaubte Getränke sind Tee, Kräutertee, Kaffee und ungesüßtes Kokoswasser.
- Folge meiner Empfehlung und praktiziere Intervallfasten, indem du über Nacht 14 bis 16 Stunden nichts isst.
- Iss bei jeder Mahlzeit so viel, bis du zu 80 % satt bist; überlaste deinen Magen nicht.

LOS GEHT'S!

FRÜHSTÜCK AN JEDEM TAG

- Ein pflanzlicher Smoothie (Seite 198 bis 200)
- Ein Vollkornmüsli aus Quinoa, Haferflocken oder Granola, mit Nussmilch und einer Portion frischem Obst
- Zerdrückte Avocado auf glutenfreiem Vollkorntoast mit einer Portion frischem Obst
- Frühstücks-Bowl auf pflanzlicher Basis
- Jedes denkbare Lieblingsfrühstück auf pflanzlicher Basis

STUFE 3 – FRÜHSTÜCKSREZEPTE:

STUFE 3 – REZEPTE FÜR MITTAGS:

STUFE 3 – REZEPTE FÜR ABENDS:

TAG 1

MITTAGESSEN // Zucchinispiralen mit Quinoa und einer Salatsauce deiner Wahl

NACHMITTAGSSNACK // Frisches Obst mit einem Klecks Nussbutter

ABENDESSEN // *Ein selbst gemachter Burrito:* Vollkorn-Wraps, Wachtel- oder schwarze Bohnen, etwas Salsa und 1 Handvoll von mindestens zwei Gemüsesorten wie gehackte Zwiebeln, gewürfelte Paprikaschoten, in Ringe geschnittene Jalapeños und/oder klein geschnittener Salat

TAG 2

MITTAGESSEN // Rucola mit Mandelblättern, Weintrauben, gewürfeltem Brokkoli, mit Vinaigrette beträufelt

NACHMITTAGSSNACK // 1 Handvoll geröstete Kichererbsen

ABENDESSEN // Schwarze Bohnen, Grünkohl und Quinoa mit Salsa und Avocadoscheiben

TAG 3

MITTAGESSEN // Schwarze-Bohnen-Burger auf glutenfreiem Vollkornbrötchen, frischem Spinat und getrockneten Tomaten

NACHMITTAGSSNACK // 1 veganer Fruchtriegel mit Nüssen

ABENDESSEN // Veganes Chili auf gekochter Quinoa

TAG 4

MITTAGESSEN // Restlicher Bohnen-Burger von Tag 3

NACHMITTAGSSNACK // Schale Edamame

ABENDESSEN // *Kichererbsenpfanne:* Kichererbsen, Paprikaschoten, gehackte Zwiebeln und klein geschnittener Kohl, gekocht mit Coconut Aminos, serviert auf Reis oder Quinoa

TAG 5

MITTAGESSEN // Restliche Kichererbsenpfanne von Tag 4

NACHMITTAGSSNACK // Getoastete glutenfreie Pita mit Salsa und Guacamole

ABENDESSEN // Gemüse-Sushi mit Misosuppe und Edamame

TAG 6

MITTAGESSEN // Wachtelbohnen, Paprikaschoten, Spinat und Ananas-Salsa auf gebackener Süßkartoffel

NACHMITTAGSSNACK // 60 g Hummus mit frischem Gemüse zum Dippen (Möhren, Sellerie, Romanablätter, Paprikaschote etc.)

ABENDESSEN // Schwarze-Bohnen-Chili mit grünem Beilagensalat, mit Dressing beträufelt

TAG 7

MITTAGESSEN // 60 g Schwarze-Bohnen-Hummus mit Sellerie, Möhren und Gurken zum Dippen, 1 Handvoll Mandelkerne und 1 Schälchen Weintrauben

NACHMITTAGSSNACK // 1 Stück frisches Obst

ABENDESSEN // Restliches Schwarze-Bohnen-Chili von Tag 6 mit grünem Beilagensalat, mit Dressing beträufelt

TAG 8

MITTAGESSEN // Bohnen und Reis

NACHMITTAGSSNACK //
60 g Schwarze-Bohnen-Hummus mit frischem Gemüse zum Dippen (Möhren, Sellerie, Romanablätter, Paprikaschote etc.)

ABENDESSEN // *Kichererbsenpasta mit Pesto:* Gedünstete Zucchini, Auberginen, Zwiebeln und Pilze mit Kichererbsenpasta, in Pesto geschwenkt

TAG 9

MITTAGESSEN // Restliche Kichererbsenpasta mit Pesto von Tag 8

NACHMITTAGSSNACK //
60 g Schwarze-Bohnen-Hummus mit frischem Gemüse zum Dippen (Möhren, Sellerie, Romanablätter, Paprikaschote etc.)

ABENDESSEN // Gebackene Süßkartoffel mit 1 EL geschmolzenem Kokosöl, 100 g schwarzen Bohnen und gedämpftem Grüngemüse nach Wunsch (oder einem grünen Beilagensalat)

TAG 10

MITTAGESSEN // *Großer Salat:* Mindestens 100 g Blattsalate mit Gemüse wie Zwiebeln und Tomaten, 3 EL Kürbiskernen oder Hanfsamen und einem Dressing deiner Wahl

NACHMITTAGSSNACK //
2 EL Mandelkerne und 3 EL Rosinen

ABENDESSEN // Quinoa mit gekochtem Brokkoli und Blumenkohl, mit einem Klecks Sriracha-Sauce

TAG 11

MITTAGESSEN // *Großer Salat:* Mindestens 100 g Blattsalate (deiner Wahl), 100 g Bohnen oder Linsen, 2 EL Mandelblätter, Gemüse und ein Dressing deiner Wahl

NACHMITTAGSSNACK //
Apfel mit 2 EL Mandelmus

ABENDESSEN // Vegane Blumenkohlpizza mit grünem Beilagensalat, mit Dressing beträufelt

TAG 12

MITTAGESSEN // *Sandwich-Wrap:* Zerdrückte Avocado auf einer glutenfreien Pita oder Tortilla, gefüllt mit Sprossen, Spinat, in Scheiben geschnittenen Kirschtomaten oder anderem Gemüse

NACHMITTAGSSNACK //
250 ml Mandelmilch, gemixt mit 1 gehäuften EL veganem Vanille-Eiweißpulver und ein paar Eiswürfeln

ABENDESSEN // *Vegane Fajitas:* Gedünstete Paprikaschoten, Zwiebeln und Aubergine, serviert in Vollkorn-Tortillas mit Salsa und Jalapeños

TAG 13

MITTAGESSEN // Restliche vegane Fajitas von Tag 12

NACHMITTAGSSNACK //
30 g veganes Studentenfutter oder 2 EL Mandelkerne oder Cashewkerne mit 2 EL Trockenobst

ABENDESSEN // 200 g gekochte Quinoa, Naturreis oder Hirse, serviert mit ½ geschnittenen Avocado, 2 Handvoll gedämpftem Grüngemüse und einem Dressing deiner Wahl

TAG 14

MITTAGESSEN // Große Salat- oder Mangoldblätter, gefüllt mit Bohnen, geschnittenem Gemüse und Salsa oder Guacamole

NACHMITTAGSSNACK //
1 Handvoll geröstete Kichererbsen

ABENDESSEN // Zucchini- und Sommerkürbisspiralen mit gewürfelten Tomaten, 200 g schwarzen Bohnen aus der Dose (abgegossen und abgespült) und einigen Scheiben Avocado

TAG 15

MITTAGESSEN // Restliche Salat-Wraps von Tag 14

NACHMITTAGSSNACK //
1 Stück frisches Obst

ABENDESSEN // Restliche Zucchini- und Kürbisspiralen von Tag 14

TAG 16

MITTAGESSEN // *Sandwich-Wrap:* Zerdrückte Avocado auf einer glutenfreien Pita oder Tortilla, gefüllt mit Sprossen, Spinat, in Scheiben geschnittenen Kirschtomaten oder anderem Gemüse

NACHMITTAGSSNACK //
60 g Hummus mit frischem Gemüse zum Dippen (Möhren, Sellerie, Romanablätter, Paprikaschote etc.)

ABENDESSEN // *Bohnen, Grünzeug und Getreide:* Gedünstetes Grüngemüse, gemischt mit gekochten Bohnen und Getreide, serviert mit einem Klecks scharfer Sauce

TAG 17

MITTAGESSEN // Bohnen und Reis

NACHMITTAGSSNACK //
30 g Studentenfutter

ABENDESSEN // Restliche Bohnen, Grünzeug und Getreide von Tag 16

TAG 18

MITTAGESSEN // Restliche Bohnen und Reis von Tag 17

NACHMITTAGSSNACK //
3 EL Erdnussbutter mit Selleriesticks

ABENDESSEN // *Vegane Fajitas:* Gedünstete Paprikaschoten, Zwiebeln und Aubergine, serviert in Vollkorn-Tortillas mit Salsa und Jalapeños

TAG 19

MITTAGESSEN // Große Salat- oder Mangoldblätter, gefüllt mit Bohnen, geschnittenem Gemüse und Salsa oder Guacamole

NACHMITTAGSSNACK //
1 Stück frisches Obst

ABENDESSEN // Linsensuppe (aus der Dose) mit gedünstetem Grüngemüse und frischen Tomatenscheiben

PFLANZLICHE LUNCHBOXEN

Fragst du dich, was für gesunde pflanzliche Gerichte du dir fürs Mittagessen einpacken könntest? Keine Sorge – ich hab ein paar Ideen.

SANDWICHES UND BRÖTCHEN

Sei ruhig kreativ, sowohl was die Füllung als auch was die Umhüllung betrifft – glutenfreies veganes Brot, Tortillas, Kräcker, Salat- und Mangoldblätter etc. Hier kommen ein paar empfehlenswerte Kombinationen:

- Avocado und Tomate
- Sonnenblumenkernbutter und Banane
- Hummus und Gurke
- Spinat und vegane Käse-Quesadilla
- Gemüse-Wrap
- Walnuss-Tacos
- Gemüseburger

REIS-BOWLS UND SALATE

Reis- und Nudel-Bowls sowie Salate sind gut für Brotzeitboxen geeignet. Und du kannst dir in puncto Zutaten und Saucen etwas einfallen lassen oder einfach nehmen, was da ist, wie:

- Quinoa, Hirse
- Roter Reis, Wildreis, Naturreis
- Salat, Grünkohl, Wirsing, Möhren
- Zucchini-, Gurken-, Möhrennudeln (leiste dir einen guten Spiralschneider – das spart dir Stunden)
- Gute Toppings: grob gehackte Nüsse, Samen, Croûtons, Trockenfrüchte etc.
- Pasta (Makkaroni, Fusilli, Orzo, Orecchiette)

Hast du gar kein Problem damit, dir etwas Leckeres zum Mitnehmen einfallen zu lassen, findest es aber schwierig, jeden Tag die Zeit zu finden, aufs Neue ein Mittagessen zusammenzustellen? Hier ein paar zeitsparende Tipps:

GROSSE PORTIONEN

Du machst Muffins? Dann mach gleich ein oder zwei Dutzend zusätzlich und friere sie ein. Dasselbe gilt für selbst gemachte Brote und Backwaren.

WOCHENEND-WERK

Schlage zwei Fliegen mit einer Klappe, indem du am Wochenende etwas kochst, das sich auch fürs Mittagessen unter der Woche eignet. Eintöpfe und Suppen lassen sich sehr gut aufwärmen und können im Voraus zubereitet werden.

RESTE!

Wenn es ein oder zwei Gerichte zum Abendessen gibt, die dir richtig gut schmecken, warum isst du sie dann nicht am nächsten Tag noch einmal zum Mittagessen? Pasta ist ein tolles Beispiel.

TAG 20

MITTAGESSEN // Rucola mit Mandelblättern, Weintrauben und gehacktem Brokkoli, mit Vinaigrette beträufelt

NACHMITTAGSSNACK // Frisches Obst mit einem Klecks Nussbutter

ABENDESSEN // Schwarze Bohnen mit Naturreis, serviert mit einem frischen Salat mit dem Dressing deiner Wahl oder gedämpftem Gemüse

TAG 21

MITTAGESSEN // Restliche Schwarze Bohnen mit Naturreis von Tag 20

NACHMITTAGSSNACK // 1 Handvoll geröstete Kichererbsen

ABENDESSEN // *Ein selbst gemachter Burrito:* Vollkorn-Wraps, Wachtel- oder schwarze Bohnen, etwas Salsa und 1 Handvoll von mindestens zwei Gemüsesorten wie gehackte Zwiebeln, gewürfelte Paprikaschote, in Ringe geschnittene Jalapeños und/ oder klein geschnittener Salat

TAG 22

MITTAGESSEN // Schwarze-Bohnen-Burger auf glutenfreiem Vollkornbrötchen mit frischem Spinat und getrockneten Tomaten

NACHMITTAGSSNACK // 1 Stück frisches Obst

ABENDESSEN // Restlicher Burrito von Tag 21

TAG 23

MITTAGESSEN // Restlicher Schwarze-Bohnen-Burger von Tag 22

NACHMITTAGSSNACK // 1 Handvoll geröstete Kichererbsen

ABENDESSEN // Pfannengerührtes asiatisches Gemüse mit Quinoa

TAG 24

MITTAGESSEN // Restliches asiatisches Gemüse von Tag 23

NACHMITTAGSSNACK // 250 ml Mandelmilch, gemixt mit 1 gehäuften EL veganem Vanille-Eiweißpulver

ABENDESSEN // Gegrillte Portobellopilze, beträufelt mit Aceto balsamico, serviert mit Kidneybohnen und einem grünen Beilagensalat, beträufelt mit Dressing

TAG 25

MITTAGESSEN // Gekochte Artischocken mit Vinaigrette zum Dippen und Quinoa als Beilage

NACHMITTAGSSNACK // 30 g Studentenfutter

ABENDESSEN // Vegane gefüllte Weinblätter (aus dem Bioladen) mit Hummus, serviert mit einem kleinen griechischen Salat (Blattsalat, Tomaten, Gurken, Zwiebeln, Kalamata-Oliven und einem griechischen Dressing)

TAG 26

MITTAGESSEN // Restliche Artischocken von Tag 25 mit Vinaigrette und Quinoa

NACHMITTAGSSNACK // Selleriesticks, bestrichen mit 2 EL Erdnussbutter oder Mandelmus und belegt mit Rosinen

ABENDESSEN // Restliche vegane gefüllte Weinblätter von Tag 25

TAG 27

MITTAGESSEN // *Sandwich-Wrap:* Zerdrückte Avocado auf einer glutenfreien Pita oder Tortilla, gefüllt mit Sprossen, Spinat, in Scheiben geschnittenen Kirschtomaten oder anderem Gemüse

NACHMITTAGSSNACK // 1 Stück frisches Obst

ABENDESSEN // *Abendsalat:* Blattsalate und rohes Gemüse, ein Schüsselchen gekochte Süßkartoffelwürfel, ½ Avocado (gewürfelt), 100 g gekochte Linsen und eine Sauce deiner Wahl

TAG 28

MITTAGESSEN // *Großer Salat:* Mindestens 100 g Blattsalate (deiner Wahl), 100 g Bohnen oder Linsen, 2 EL Mandelblätter, Gemüse und ein Dressing deiner Wahl

NACHMITTAGSSNACK // 1 Handvoll Wasabi-Erbsen

ABENDESSEN // *Spaghettikürbis mit Cannellini:* Cannellini-Bohnen, Pilze und Grüngemüse, in Olivenöl gedünstet und mit gekochtem Spaghettikürbis geschwenkt

TAG 29

MITTAGESSEN // Übrig gebliebener Spaghettikürbis mit Cannellini von Tag 28

NACHMITTAGSSNACK // Veganer Joghurt mit Knuspermüsli

ABENDESSEN // Geröstete Rote Bete, gedünstete Grüngemüse und Naturreis mit Mandelsplittern

TAG 30

MITTAGESSEN // Übrig gebliebene Rote Bete, Grüngemüse und Naturreis von Tag 29

NACHMITTAGSSNACK // 1 veganer Fruchtriegel mit Nüssen

ABENDESSEN // Schwarze Bohnen, Naturreis und gedünstete Poblanos (eine Paprika-Art), mit scharfer Sauce gewürzt

TAG 31

MITTAGESSEN // Restliche schwarze Bohnen, Naturreis und Poblanos von Tag 30

NACHMITTAGSSNACK // Frisches Obst mit einem Klecks Nussbutter

ABENDESSEN // Gedünstete schwarze Bohnen, Grünkohl und Quinoa mit Salsa gewürzt und mit Avocadoscheiben belegt

TAG 32

MITTAGESSEN // Große Salat- oder Mangoldblätter, gefüllt mit Bohnen, geschnittenem Gemüse und Salsa oder Guacamole

NACHMITTAGSSNACK // 1 Stück frisches Obst

ABENDESSEN // Linsensuppe (aus der Dose) mit gedünstetem Gemüse und Quinoa als Beilage

TAG 33

MITTAGESSEN // Schwarze-Bohnen-Hummus mit frischem Gemüse zum Dippen (Möhren, Sellerie, Romanablätter, Paprikaschote etc.)

NACHMITTAGSSNACK // 250 ml Mandelmilch, gemixt mit 1 gehäuften EL veganem Vanille-Eiweißpulver

ABENDESSEN // *Kichererbsenpasta mit Pesto:* Gedünstete Zucchini, Auberginen, Zwiebeln und Pilze mit Kichererbsenpasta, in Pesto geschwenkt

TAG 34

MITTAGESSEN // Tomatensuppe und ein mit Quinoa vermischter grüner Beilagensalat

NACHMITTAGSSNACK // 60 g Schwarze-Bohnen-Hummus mit frischem Gemüse zum Dippen (Möhren, Sellerie, Romanablätter, Paprikaschote etc.)

ABENDESSEN // *Vegane Fajitas:* Gedünstete Paprikaschoten, Zwiebeln und Aubergine, serviert in Vollkorn-Tortillas mit Salsa und Jalapeños

TAG 35

MITTAGESSEN // Restliche vegane Fajitas von Tag 34

NACHMITTAGSSNACK // Selleriesticks, bestrichen mit 2 EL Erdnussbutter oder Mandelmus und belegt mit Rosinen

ABENDESSEN // Pfannengerührtes asiatisches Gemüse mit Quinoa

TAG 36

MITTAGESSEN // Restliche Chinapfanne von Tag 35

NACHMITTAGSSNACK // 1 Stück frisches Obst

ABENDESSEN // Veganes Chili (aus der Dose)

TAG 37

MITTAGESSEN // Süßkartoffelpüree, schwarze Bohnen und Grünkohlsalat als Beilage

NACHMITTAGSSNACK // 30 g Studentenfutter

ABENDESSEN // Vegane Blumenkohlpizza mit grünem Beilagensalat

TAG 38

MITTAGESSEN // *Großer Salat:* Mindestens 100 g Blattsalate mit Gemüse wie Zwiebeln und Tomaten, 3 EL Kürbiskernen oder Hanfsamen und einem Dressing deiner Wahl

NACHMITTAGSSNACK // 30 g Studentenfutter

ABENDESSEN // Pasta mit einer fertigen Tomatensauce, gedämpften Zucchini und gedünsteten Zwiebeln

TAG 39

MITTAGESSEN // Restliche Pasta von Tag 38

NACHMITTAGSSNACK // Veganer Joghurt und Knuspermüsli

ABENDESSEN // Bohnen und Reis sowie ein grüner Beilagensalat, mit Salatsauce beträufelt

TAG 40

MITTAGESSEN // *Drei-Bohnen-Salat:* Jeweils die gleiche Menge Kidneybohnen, grüne Bohnen und Feuerbohnen in Vinaigrette geschwenkt und mit Naturreis oder Quinoa serviert

NACHMITTAGSSNACK // 1 Handvoll Wasabi-Erbsen

ABENDESSEN // Vegane gefüllte Weinblätter (aus dem Bioladen) mit Hummus, serviert mit einem kleinen griechischen Salat (Blattsalat, Tomaten, Gurken, Zwiebeln, Kalamata-Oliven und einem griechischen Dressing)

TAG 41

MITTAGESSEN // Restliche gefüllte Weinblätter mit Hummus von Tag 40

NACHMITTAGSSNACK // 1 Handvoll Wasabi-Erbsen

ABENDESSEN // Schwarze-Bohnen-Burger auf glutenfreiem Vollkornbrötchen mit frischem Spinat und getrockneten Tomaten

TAG 42

MITTAGESSEN // Restlicher Drei-Bohnen-Salat von Tag 40

NACHMITTAGSSNACK // 250 ml Mandelmilch, gemixt mit 1 gehäuften EL veganem Vanille-Eiweißpulver

ABENDESSEN // Zucchini- und Sommerkürbisspiralen mit gewürfelten Tomaten, 200 g schwarzen Bohnen aus der Dose (abgegossen und abgespült) und einigen Scheiben Avocado

TAG 43

MITTAGESSEN // *Großer Salat:* Mindestens 100 g Blattsalate mit Gemüse wie Zwiebeln und Tomaten, 3 EL Kürbiskernen oder Hanfsamen und einem Dressing deiner Wahl

NACHMITTAGSSNACK // Apfel mit 2 EL Mandelmus

ABENDESSEN // Restliche Zucchinispiralen von Tag 42

TAG 44

MITTAGESSEN // Tomaten- oder vegane Gemüsesuppe (aus der Dose) und grüner Beilagensalat, mit Salatsauce beträufelt

NACHMITTAGSSNACK // 1 veganer Fruchtriegel mit Nüssen

ABENDESSEN // *Bohnen, Grünzeug und Getreide:* Schlangenbohnen, Mangoldblätter und Gerste, serviert mit einem Klecks scharfer Sauce

DIE
GREENPRINT-REZEPTE

UM DICH BEI DEINER PFLANZLICHEN REISE zu unterstützen, habe ich die folgenden köstlichen, gesunden und veganen Rezepte entwickelt. Sie sind in drei Schwierigkeitsstufen unterteilt. Die Rezepte auf Stufe 1 sind am einfachsten und mit dem geringsten Zeitaufwand zuzubereiten. Auf Stufe 2 und 3 wird es etwas schwieriger, aber nur ein wenig.

Ich empfehle dir, möglichst viele Rezepte auszuprobieren, um die vielfältigen Geschmacksnuancen pflanzlicher Gerichte kennenzulernen. Die meisten Rezepte ergeben mehrere Portionen, sodass du immer für den nächsten Tag etwas übrig hast. Als Dreingabe habe ich einige meiner Lieblingsrezepte für pflanzliche Leckereien und Desserts hinzugenommen. Falls du ein Schleckermaul bist, wirst du begeistert sein. Viel Vergnügen!

VORBEREITEN: 5 MINUTEN / *KOCHEN:* 0 MINUTEN / *GESAMT:* 5 MINUTEN

GRÜNER SMOOTHIE MIT MANDELMUS UND BANANE

PORTIONEN 1

Frühstücks-Smoothies gehören zu den von mir bevorzugten Methoden, ohne Aufhebens schnelle nährstoffreiche Gerichte zu machen. Dieser Smoothie hat alles, was du für einen super Start in den Tag brauchst, und er schmeckt so gut, dass man sofort einen Nachschlag möchte.

250 ml Hafermilch, selbst gemacht (S. 239), oder Mandelmilch aus dem Bioladen

1 Banane, tiefgefroren

2 EL Mandelmus

60 g frischer Spinat

50 g TK-Heidelbeeren, zum Garnieren

// Milch, Banane, Mandelmus und Spinat in einem Mixer fein pürieren.

// Den Smoothie in einem großen Glas mit den Heidelbeeren garnieren.

TIPP

Wer eine Variante ohne Nüsse möchte, nimmt Hafermilch und ersetzt das Mandelmus durch Sonnenblumenkernbutter.

VORBEREITEN: 5 MINUTEN / *KOCHEN:* 0 MINUTEN / *GESAMT:* 5 MINUTEN

KÜRBISKUCHEN-SMOOTHIE

PORTIONEN 2

Lecker! Jetzt kannst du den köstlichen Geschmack von Kürbiskuchen das ganze Jahr haben. Dieses Rezept ist sättigend und enthält viele wertvolle Inhaltsstoffe, von den Gewürzen bis zum gesunden Kürbis und dem veganen Eiweißpulver, das wirklich lecker schmeckt.

// Alle Zutaten in einem Mixer fein pürieren.

// Den Smoothie in zwei großen Gläsern servieren.

ca. 300 ml milchfreie Milch, z. B. Mandel-, Cashew- oder Hanfmilch

1 Banane, tiefgefroren

2 EL Mandelmus

1 gehäufter EL veganes Vanille-Eiweißpulver

1 EL reiner Ahornsirup oder 1 bis 2 entkernte Datteln

100 g reines Kürbispüree, aus der Dose (online erhältlich) oder selbsgemacht

2 EL Lebkuchengewürz

1 Prise Meersalz

Eiswürfel (rund 1 Becher)

VORBEREITEN: 5 MINUTEN / *KOCHEN:* 0 MINUTEN / *GESAMT:* 5 MINUTEN

APFELKUCHEN-SMOOTHIE

PORTIONEN 1

Hier kommt die beliebteste Gaumenfreude der Amerikaner, verquirlt zu einem dekadenten Smoothie. Man braucht nur ein paar schmackhafte Zutaten, und schon lässt er sich ganz leicht fürs Frühstück oder für zwischendurch mixen.

2 Bananen, tiefgefroren

1 Handvoll Cashewkerne, plus etwas mehr zum Servieren

1 Handvoll Pekannusskerne, plus etwas mehr zum Servieren

125 g ungesüßtes Apfelmus

2 entkernte Datteln, nach Belieben

1 gehäufter EL veganes Vanille-Eiweißpulver

240 ml milchfreie Milch, z. B. Mandel-, Cashew- oder Hanfmilch

½ TL gemahlener Zimt, plus etwas mehr zum Garnieren

Muskatnuss, frisch gerieben

Apfelscheiben zum Servieren

// Bananen, Cashew- und Pekannusskerne, Apfelmus, Datteln, Eiweißpulver, Milch, Zimt und Muskat in einem Mixer fein pürieren.

// Den Smoothie in einem großen Glas mit Apfelscheiben, Nüssen und einer Prise Zimt servieren.

VORBEREITEN: **5 MINUTEN** (plus Einweichen über Nacht) / *KOCHEN:* **0 MINUTEN** / *GESAMT:* **5 MINUTEN**

HAFERFLOCKEN MIT BANANE UND WALNUSS

PORTIONEN 2

Meine Familie liebt Overnight Oats – sie sind herzhaft, lecker und ganz leicht zu machen. Und weil sie am Vorabend vorbereitet werden können, machen sie es einem viel einfacher, den Tag auf gesunde Art zu beginnen. Man kann die Rezeptmenge problemlos vervielfachen, um davon die ganze Woche zu essen.

100 g Haferflocken

4 TL Chiasamen

360 ml gesüßte Vanille-Mandelmilch oder andere milchfreie Milch

1 große, reife Banane, in Scheiben geschnitten

30 g gehackte Walnusskerne

1 EL reiner Ahornsirup, nach Belieben

// Haferflocken, Chiasamen und Vanille-Mandelmilch in einer kleinen Schüssel miteinander verrühren.

// Die Mischung über Nacht oder mindestens ein paar Stunden in den Kühlschrank stellen.

// Kurz vor dem Servieren die Haferflocken umrühren und in ein großes Glas gießen. Banane und Walnusskerne darübergeben.

// Die Haferflocken nach Belieben mit dem Ahornsirup beträufeln, um eine zusätzliche Note natürlicher Süße zu erhalten.

VORBEREITEN: 15 MINUTEN / *KOCHEN:* 0 MINUTEN / *GESAMT:* 15 MINUTEN

BOHNEN-ERBSEN-SALAT MIT KRÄUTERN

PORTIONEN 2

Dieser Salat ist so lecker und so einfach zu machen. Iss ihn einfach als leichte Mahlzeit mit einer Scheibe Mehrkorntoast oder fülle ihn in große Blätter Romanasalat. Ein sättigenderes Gericht bekommst du, wenn du gekochte Quinoa oder braunen Reis als Beilage dazu servierst. Ganz wie du magst.

150 g tiefgefrorene Erbsen

1 Dose weiße oder Cannellini-Bohnen (400 g), abgegossen und abgespült

½ rote Paprikaschote, gewürfelt

1 Frühlingszwiebel, in dünne Ringe geschnitten

DRESSING

1 Handvoll frische Petersilie, fein gehackt

1 Handvoll frische Minze, fein gehackt

1 EL frischer Dill, fein gehackt

1 TL Knoblauch, fein gehackt

Saft von 1 Zitrone

¼ TL Meersalz

1 EL natives Olivenöl extra

ZUM ANRICHTEN

1 Avocado, in Scheiben geschnitten

frisch gemahlener schwarzer Pfeffer

frische Kräuter, z. B. Basilikum, Thymian und/oder Estragon

// Die tiefgefrorenen Erbsen zum Auftauen in einem Sieb unter fließendes, kaltes Wasser stellen. Die Erbsen gut abtropfen lassen und mit den Bohnen, der Paprikaschote und der Frühlingszwiebel in eine große Schüssel geben.

// **DAS DRESSING MACHEN** Alle Zutaten für das Dressing mit 2 EL Wasser in einer Schüssel verquirlen. (Oder die Zutaten in einer Küchenmaschine fein pürieren.) Die Sauce gegebenenfalls abschmecken.

// Das Dressing über die Erbsenmischung geben und alles miteinander verrühren.

// Den Salat mit der in Scheiben geschnittenen Avocado garnieren. Mit frisch gemahlenem Pfeffer aus der Mühle würzen und mit frischen Kräutern deiner Wahl bestreuen.

VORBEREITEN: 15 MINUTEN / *KOCHEN:* 0 MINUTEN / *GESAMT:* 15 MINUTEN

ROHER BROKKOLI-SALAT

PORTIONEN 2

Brokkoli ist ein entgiftendes Gemüse und eine ausgezeichnete Quelle für Vitamin C, K, Folsäure, Kalium und Ballaststoffe. Außerdem trägt er dazu bei, Kollagene zu bilden, die die Haut festigen, und er strotzt nur so vor Antioxidantien.

1 kg Brokkoliröschen, geschnitten

400 g Kirschtomaten, halbiert

1 gelbe Paprikaschote, fein gewürfelt

120 g Kürbiskerne, im Backofen (180 °C) leicht geröstet, bis sie gerade braun sind

1 kleine rote Zwiebel, fein gehackt

DRESSING

4 EL körniger Senf

6 EL Apfelessig

2 TL reiner Ahornsirup

1 EL frisch gepresster Zitronensaft

// Brokkoli, Tomaten, Paprikaschote, Kürbiskerne und Zwiebel in einer großen Schüssel vermischen.

// **DAS DRESSING MACHEN** Senf, Essig, Ahornsirup, Zitronensaft und 1 EL Wasser in einer kleinen Schüssel glatt rühren.

// Das Dressing über das Gemüse geben und alles gut durchmischen, bis der Salat gleichmäßig überzogen ist. Oder die Sauce über den Salat träufeln, um ihn nur leicht zu bedecken. Übrig gebliebenes Dressing kann in einem luftdichten Behälter bis zu 5 Tage im Kühlschrank aufbewahrt werden.

VORBEREITEN: **10 MINUTEN** / *KOCHEN:* **0 MINUTEN** / *GESAMT:* **10 MINUTEN**

ROHER GEMÜSESALAT

PORTIONEN **1**

Meine Familie und ich lieben rohes Gemüse und wie wir uns fühlen, wenn wir ein Rohkost-Gericht gegessen haben. Hier kommt ein Lieblingsessen meiner Familie, das dir so gut schmecken dürfte wie uns. Es ist vollgepackt mit gesundheitsfördernden Nährstoffen, vom Geschmack ganz zu schweigen.

// **DAS DRESSING MACHEN** Alle Zutaten für das Dressing mit 1 EL Wasser in einer kleinen Schüssel vermischen.

// **DEN SALAT MACHEN** Gurke, Möhre und Brokkoli in einer großen Schüssel mischen.

// Das Dressing darübergießen und gut durchmischen.

// Oliven, Tomaten und Pinienkerne auf dem Salat verteilen und servieren.

TIPP

Ergänze nach Belieben andere Gemüsesorten, die du gerade zur Hand hast. Dieses Rezept eignet sich hervorragend dazu, frisches Gemüse zu verbrauchen, das in deinem Kühlschrank nur darauf wartet.

DRESSING

4 EL körniger Senf

3 EL Apfelessig

1 TL reiner Ahornsirup

¼ TL frisch gemahlener schwarzer Pfeffer

1 EL frisch gepresster Zitronensaft

SALAT

1 große Salatgurke, mit einem Spiralschneider geschnitten

1 große Möhre, mit einem Spiralschneider geschnitten

1 großer Brokkolistrunk, geschält und mit einem Spiralschneider geschnitten

50 g entkernte Kalamata-Oliven

200 g Kirschtomaten, halbiert

30 g Pinienkerne

VORBEREITEN: **15 MINUTEN** / *KOCHEN:* **0 MINUTEN** / *GESAMT:* **15 MINUTEN**

REGENBOGENSALAT

PORTIONEN 2

Dieser schöne farbenfrohe Salat besteht aus rohem Gemüse voller Vitamine, Mineralien, Ballaststoffe und Antioxidantien. Er ist perfekt für ein Mittagessen zu Hause oder unterwegs.

// Alle Zutaten für den Salat in einer großen Schüssel miteinander vermischen.

// Alle Zutaten für das Dressing in einer kleinen Schüssel verrühren.

// Das Dressing über den Salat gießen und gut durchmischen.

SALAT

1 Brokkoli, fein gewürfelt

1 orangefarbene Paprikaschote, fein gewürfelt

1 rote Paprikaschote, fein gewürfelt

1 grüne Paprikaschote, fein gewürfelt

4 kleine Radieschen, fein gewürfelt

1 Salatgurke, fein gewürfelt

30 g Sonnenblumenkerne

30 g Kürbiskerne

DRESSING

3 EL frisch gepresster Zitronensaft

1 EL frisch gepresster Orangensaft

2 EL natives Olivenöl extra

1 EL Dijonsenf

½ TL Knoblauch, fein gehackt

½ TL Meersalz

¼ TL frisch gemahlener schwarzer Pfeffer

VORBEREITEN: 10 MINUTEN / *KOCHEN:* 30 MINUTEN / *GESAMT:* 40 MINUTEN

VEGANE MINESTRONE

PORTIONEN 4

Minestrone – muss ich mehr sagen? Suppen wärmen mir die Seele. Tomaten bilden die Basis dieser italienischen Lieblingsspeise, die viele Antioxidantien, Vitamin C, K, Kalium und Folsäure enthält. Bohnen sorgen für das Eiweiß. Genieße diese herzhafte Suppe pur, mit einem Salat als Beilage oder mit einer Scheibe deines Lieblingstoasts.

1 l Gemüsebrühe

300 g gehackte Biotomaten (Dose oder Glas), abgetropft

1 kleine Tomate, entkernt und gewürfelt

1 kleine Kartoffel (vorwiegend festkochend), gewürfelt

1 Sommerkürbis, gewürfelt

1 große Möhre, in Scheiben geschnitten

1 Dose Cannellini-Bohnen (400 g), abgegossen und abgespült

100 g glutenfreie Pasta nach Wahl

2 TL gemahlener Kreuzkümmel

2 TL gemahlene Koriandersamen

1 TL Paprikapulver

½ TL getrocknetes Basilikum

½ TL getrockneter Oregano

½ TL Meersalz

½ TL frisch gemahlener schwarzer Pfeffer

¼ TL Zwiebelpulver

60 g frischer Spinat oder Grünkohlblätter (entstielt), gehackt

frische Kräuter, zum Garnieren, nach Belieben

// Die Brühe und die gehackten Tomaten in einen großen Topf geben und zum Kochen bringen.

// Gewürfelte Tomate, Kartoffel, Kürbis, Möhre, Bohnen und Pasta hinzufügen. Anschließend Kreuzkümmel, Koriander, Paprika, Basilikum, Oregano, Salz, Pfeffer und Zwiebelpulver zugeben und vermischen. Die Temperatur reduzieren und rund 25 Minuten unter gelegentlichem Rühren köcheln lassen.

// Abschmecken und gegebenenfalls Wasser hinzufügen, bis die gewünschte Konsistenz erreicht ist.

// Spinat unterrühren und weitere 5 Minuten köcheln lassen.

// In tiefe Teller schöpfen, nach Belieben mit frischen Kräutern garnieren und servieren.

VORBEREITEN: 5 MINUTEN / *KOCHEN:* 15 MINUTEN / *GESAMT:* 20 MINUTEN

MAGGYS SCHARFE AUBERGINENPFANNE

PORTIONEN 4

Nach diesem Gericht wirst du Hühnchen, Rindfleisch oder Meeresfrüchte in einer Chinapfanne nicht mehr vermissen. Aubergine ist ein vielseitiges Gemüse, weil sie sich geschmacklich jeder Küche anpasst, in der sie verwendet wird. Hier gibt sie ihr Bestes und verleiht einem klassischen asiatischen Gericht seinen fleischähnlichen Geschmack.

// **DIE SAUCE MACHEN** Alle Zutaten für die Sauce und 60 ml Wasser in einer kleinen Schüssel glatt rühren.

// **DIE AUBERGINENPFANNE MACHEN** Das Olivenöl bei mittlerer Temperatur in einer großen Pfanne erhitzen. Die Aubergine hinzufügen und 3 Minuten unter ständigem Rühren anbraten. 250 ml Wasser hinzufügen und die Pfanne abdecken. 5 Minuten garen, bis die Aubergine weich ist.

// Deckel abnehmen und den Knoblauch, die Zwiebel, den Spinat und die Paprikaschote hinzufügen. Deckel wieder auflegen und rund 7 Minuten garen, bis das Gemüse weich ist.

// Deckel abnehmen, die Sauce hineinrühren und köcheln lassen, bis sie angedickt ist.

// Die Auberginenpfanne über Blumenkohlreis, Quinoa oder Naturreis servieren und mit den Cashewkernen garnieren.

SAUCE

6 EL Coconut Aminos (Würzsauce; online erhältlich)

2 EL Agavendicksaft

2 EL scharfe Sauce oder Sriracha (im Asialaden erhältlich)

1 EL Maisstärke

AUBERGINENPFANNE

60 ml Olivenöl

1 mittelgroße Aubergine, geschält und gewürfelt

6 Knoblauchzehen, fein gehackt

1 mittelgroße Zwiebel, gehackt

2 Handvoll frischer Spinat, gezupft

1 rote Paprikaschote, gewürfelt

Blumenkohlreis, Quinoa oder Naturreis, gekocht, zum Servieren

30 g Cashewkerne, gehackt, zum Bestreuen

VORBEREITEN: **10 MINUTEN** / *KOCHEN:* **10 MINUTEN** /
GESAMT: **15 MINUTEN** (es kann gleichzeitig vorbereitet und gekocht werden)

BROKKOLI UND AVOCADO IM SALATBLATT

PORTIONEN 2

Mit diesem Rezept hast du eine schnelle und einfache Methode, um deinem Speiseplan mehr Grüngemüse hinzuzufügen. Brokkoli ist eine großartige Vitaminquelle: Er enthält Vitamin A, B, C, E, K und Folsäure, außerdem Ballaststoffe, Kalium und Phenolverbindungen, die vor Krebs, Diabetes und Herzkrankheiten schützen. Avocado und Kirschtomaten steuern zusätzliche Nährwerte bei.

1 Brokkoli, gewürfelt

200 g Kirschtomaten, halbiert

½ Avocado, in kleine Würfel geschnitten

Saft von ½ Limette

1 Prise frisch gemahlener schwarzer Pfeffer

1 Salatkopf, in Blätter zerteilt

2 EL Hefeflocken (im Bioladen erhältlich)

// Einen Dämpfeinsatz in einen mittelgroßen Topf mit Wasser stellen, sodass es den Einsatz gerade nicht berührt. Das Wasser bei mittlerer Hitze zum Köcheln bringen. Den Brokkoli in den Einsatz geben, Deckel auflegen und 5 Minuten garen, bis er weich ist.

// Den Brokkoli in eine große Schüssel umfüllen. Tomaten, Avocado, Limettensaft und Pfeffer hinzufügen und gut durchrühren.

// Die Brokkolimischung in die Salatblätter löffeln, mit den Hefeflocken bestreuen und servieren.

TIPP

Frische Sprossen und/oder Samen verleihen dem Gericht zusätzlichen Crunch.

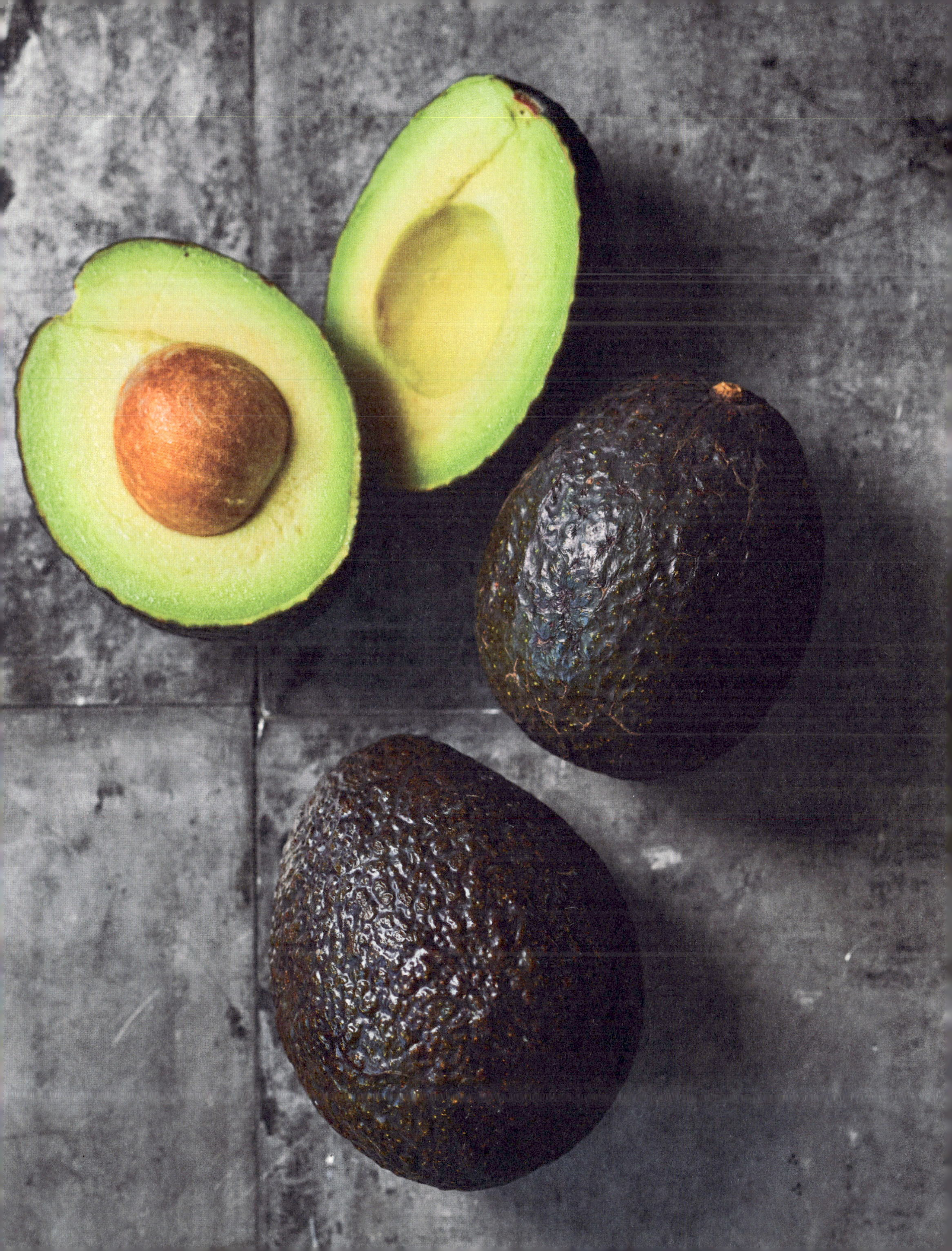

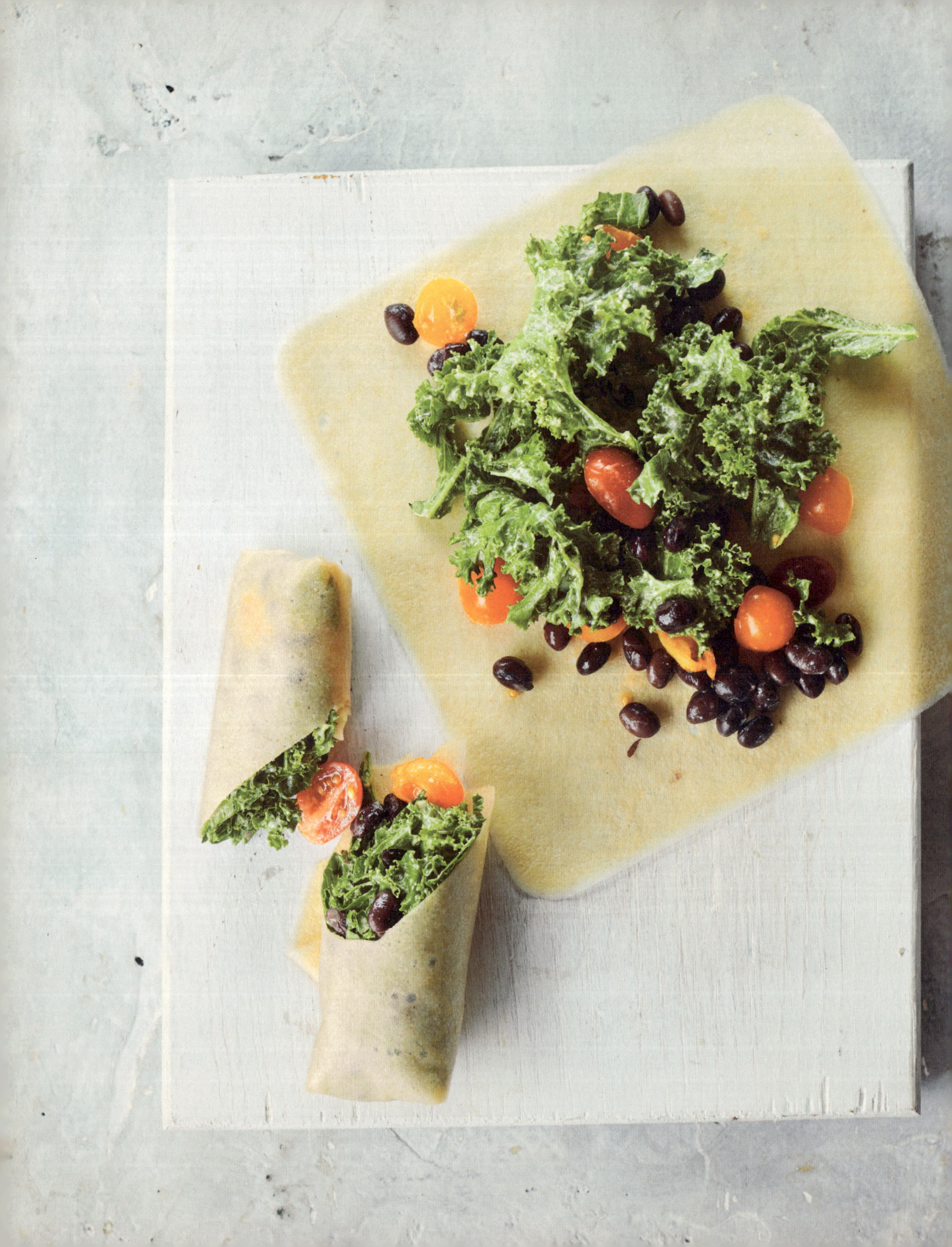

VORBEREITEN: **10 MINUTEN** (plus Einweichen über Nacht) /
KOCHEN: **5 MINUTEN** / *GESAMT:* **15 MINUTEN**

SCHWARZE BOHNEN UND GRÜNKOHL IM WRAP

PORTIONEN 2

Schwarze Bohnen und Grünkohl sind für sich genommen nährstoffreich genug, aber wenn man sie kombiniert, ergeben sie eine perfekte Mahlzeit voller Vitamine, Mineralstoffe, Eiweiß und Ballaststoffe. Hier eine Methode, wie man sie in einem einfach vorzubereitenden Wrap zusammenpackt.

DRESSING

30 g Cashewkerne

2 EL Hefeflocken (im Bioladen erhältlich)

2 EL frisch gepresster Limettensaft

180 g Grünkohlblätter, entstielt und gehackt

250 g schwarze Bohnen, gekocht oder aus der Dose, abgegossen und abgespült

200 g Kirschtomaten, halbiert

2 Kokosnuss-Wraps (eine gesunde, glutenfreie, kohlenhydratarme und vegane Alternative zu Tortillas; im Bioladen oder online erhältlich)

// **DAS DRESSING MACHEN** Die Cashewkerne in eine kleine Schale legen, mit warmem oder heißem, gefiltertem Wasser bedecken und über Nacht einweichen lassen.

// Die Cashewkerne abgießen, abspülen und in eine Küchenmaschine geben. Hefeflocken, Limettensaft und 120 ml Wasser hinzufügen und pürieren, bis das Dressing glatt ist.

// Grünkohl und 60 ml des Dressings in einer mittelgroßen Schüssel miteinander vermischen. Das Dressing mit sauberen Händen in den Grünkohl massieren, um die Blätter weicher zu machen.

// Die schwarzen Bohnen in einem kleinen Topf bei mäßiger Hitze erwärmen.

// Grünkohl, Bohnen und Tomaten auf die Kokosnuss-Wraps verteilen, mit mehr Dressing beträufeln und durch Zusammenfalten die Füllung verpacken. Sofort servieren.

TIPP

Wenn du wenig Zeit hast, weiche die Cashewkerne nicht über Nacht ein, sondern lasse sie nur ein paar Minuten in warmem, gefiltertem Wasser stehen. Abgießen und abspülen, wie beschrieben.

VORBEREITEN: **5 MINUTEN** (plus 2 Stunden Gefrierzeit) / *KOCHEN:* **0 MINUTEN** / *GESAMT:* **5 MINUTEN**

SMOOTHIE-BOWL MIT ERDNUSSBUTTER

PORTIONEN 1

Mit Smoothie-Bowls macht es Spaß, in den Tag zu starten, besonders wenn sie so köstlich und nahrhaft sind wie diese hier!

1 reife Banane, in Scheiben geschnitten, tiefgefroren

120 ml Mandelmilch oder andere milchfreie Milch

2 EL Erdnussbutter

½ reife Banane, in Scheiben geschnitten

2 EL Erdnusskerne

frische Beeren

// Die tiefgefrorenen Bananenscheiben, die Mandelmilch und die Erdnussbutter in einem Mixer fein pürieren.

// Den Smoothie in eine Schale umfüllen, mit den Bananenscheiben belegen und mit den Erdnusskernen bestreuen. Mit den frischen Beeren garnieren, um dem Smoothie zusätzliche Farbe und einen antioxidativen Kick zu verleihen.

VORBEREITEN: **10 MINUTEN** / *KOCHEN:* **25 MINUTEN** / *GESAMT:* **35 MINUTEN**

SELBST GEMACHTES KNUSPERMÜSLI

PORTIONEN 5

Dieses Müsli ohne Nüsse eignet sich perfekt als proteinreiches Frühstück oder als Snack für unterwegs. Außerdem wird es mit nur vier einfachen Zutaten gemacht.

300 g Haferflocken
70 g Sonnenblumenkerne
70 g Kürbiskerne
100 ml reiner Ahornsirup

// Den Backofen auf 160 °C vorheizen.

// Alle Zutaten in einer großen Schüssel miteinander vermischen, bis Haferflocken und Kerne gleichmäßig mit dem Sirup überzogen sind.

// Die Mischung gleichmäßig auf einem großen Backblech verteilen und 20 bis 25 Minuten backen, bis sie goldbraun ist.

// Das Knuspermüsli abkühlen lassen und in einem luftdichten Behälter bei Zimmertemperatur aufbewahren. Es hält sich bis zu 2 Wochen.

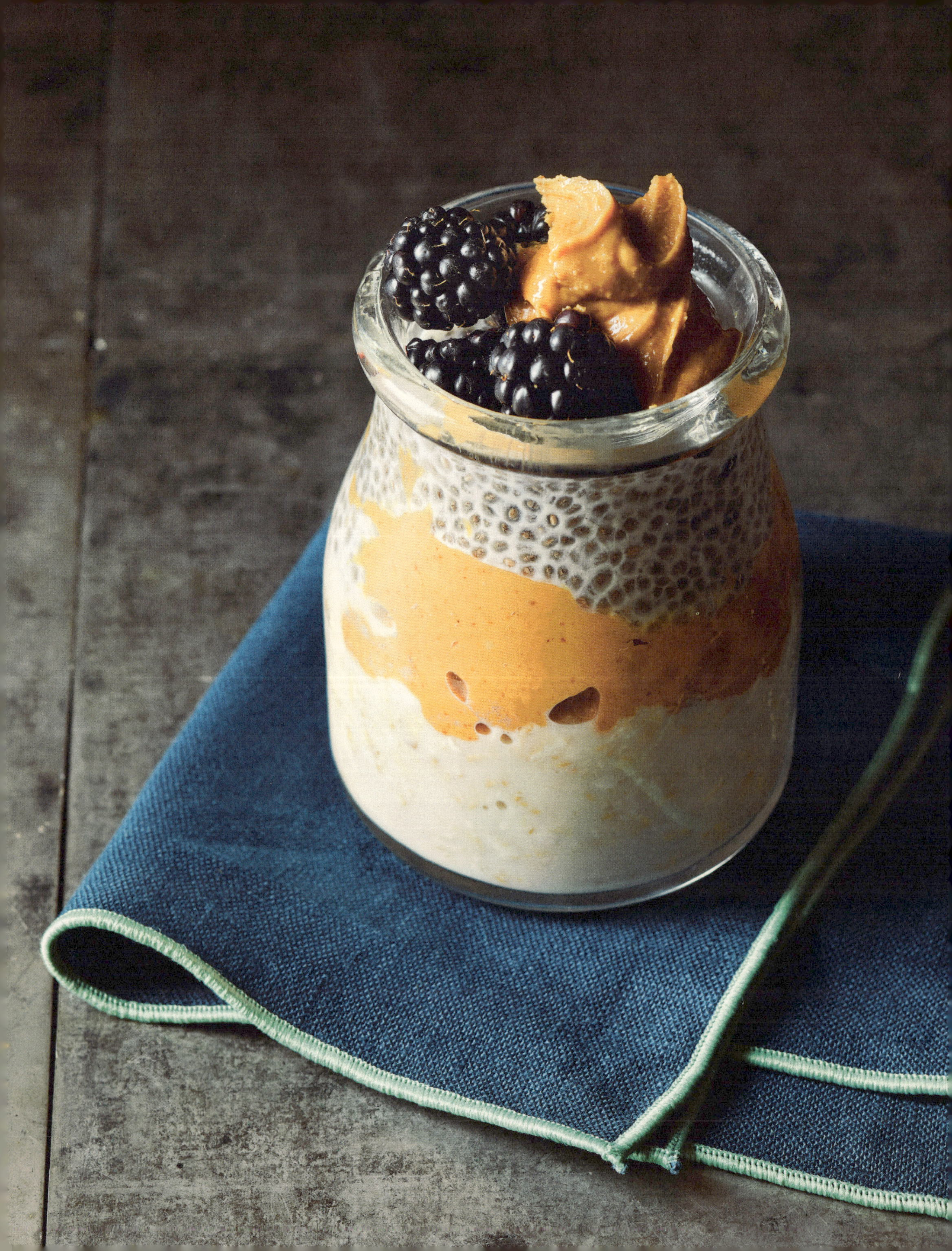

VORBEREITEN: **5 MINUTEN** (plus Einweichen über Nacht) / *KOCHEN:* **0 MINUTEN** / *GESAMT:* **5 MINUTEN**

ERDNUSSBUTTER-HAFER-CHIA-PARFAIT

PORTIONEN 2

Dieses Parfait ist ein nahrhaftes Frühstück, das man gut im Voraus zubereiten kann. Die köstliche Kombination aus Haferflocken, Chiasamen, Brombeeren und Erdnussbutter ist eine tolle Art, deinen Tag energiegeladen zu starten!

3 EL Chiasamen

500 ml ungesüßte Vanille-Mandelmilch

1 TL reiner Ahornsirup

50 g Haferflocken

4 EL Erdnussbutter

4 EL Brombeeren

// Die Chiasamen, die Hälfte der Mandelmilch und den Ahornsirup in einem Einmachglas oder einem anderen Glasbehälter mit Deckel miteinander verrühren.

// Die Haferflocken und die andere Hälfte der Mandelmilch in einem zweiten Einmachglas oder Glasbehälter mit Deckel miteinander verrühren.

// Beide Gläser mit dem Deckel verschließen und über Nacht in den Kühlschrank stellen.

// Vor dem Verzehr die Haferflocken- und die Chiasamenmischung gut durchrühren, um eventuelle Klumpen aufzulösen.

// Die Hälfte der Haferflockenmischung, 1 EL Erdnussbutter und die Hälfte der Chiasamenmischung in einem Servierglas übereinanderschichten. Das Ganze mit 1 weiteren EL Erdnussbutter und 2 EL Brombeeren abschließen. Die Schichten in einem zweiten Glas mit den restlichen Zutaten wiederholen und servieren.

VORBEREITEN: **5 MINUTEN** (plus 2 Stunden Gefrierzeit) / *KOCHEN:* **0 MINUTEN** / *GESAMT:* **5 MINUTEN**

HEIDELBEER-WONNE-BOWL

PORTIONEN **1**

Smoothie-Bowls sind eine schnelle und einfache Art, um ein nahrhaftes und leckeres Frühstück zu genießen, das dich mit der Energie versorgt, die du für deinen Start in den Tag brauchst. Diese Bowl hier ist voller antioxidativer Kraft!

1 reife Banane, in Scheiben geschnitten, tiefgefroren

170 g tiefgefrorene Heidelbeeren

1 EL gemahlene Chiasamen

125 ml Mandelmilch oder andere milchfreie Milch

80 g Brombeeren

½ reife Banane, in Scheiben geschnitten

// Die tiefgefrorenen Bananenscheiben, die Hälfte der Heidelbeeren, die Chiasamen und die Mandelmilch in einem Standmixer fein pürieren.

// Den Smoothie in eine Schale umfüllen, mit den restlichen Heidelbeeren, den Brombeeren und den Bananenscheiben belegen und servieren.

TIPP

Du darfst deiner Kreativität mit anderen Früchten und Samen als Garnierung freien Lauf lassen.

VORBEREITEN: 5 MINUTEN / *KOCHEN:* 10 MINUTEN / *GESAMT:* 15 MINUTEN

NUDELSALAT MIT PALMHERZEN UND ERBSEN

PORTIONEN 2

Dieser Nudelsalat ist köstlich und schnell gemacht. Die nährstoffreiche Kombination aus Palmherzen, Erbsen, Tomaten, Petersilie, Avocado, Kapern und Hefeflocken ist voller Vitamine und Mineralien.

100 g Pasta nach Wahl

2 EL Olivenöl

Saft von 1 Limette

½ Bund Petersilie, fein gehackt

8 Kirschtomaten, geviertelt

½ Avocado, in Scheiben geschnitten

4 Palmherzen aus der Dose (im gut sortierten Supermarkt oder Asialaden erhältlich), abgegossen und in Scheiben geschnitten

200 g Erbsen aus der Dose, abgegossen und abgespült

2 TL Kapern

2 EL Hefeflocken (im Bioladen erhältlich)

Meersalz und frisch gemahlener schwarzer Pfeffer

// Wasser in einem großen Topf zum Kochen bringen. Die Pasta hinzugeben und nach Packungsanleitung garen. Das Nudelwasser abgießen und die Pasta in eine große Schüssel umfüllen.

// Olivenöl, Limettensaft, Petersilie, Tomaten, Avocado, Palmherzen, Erbsen, Kapern und Hefeflocken hinzufügen und gut durchmischen.

// Mit Salz und Pfeffer würzen und servieren.

VORBEREITEN: **5 MINUTEN** / *KOCHEN:* **5 MINUTEN** / *GESAMT:* **10 MINUTEN**

AVOCADOTOAST MIT SONNENBLUMENKERNEN UND SPROSSEN

PORTIONEN **1**

Dies ist ein ganz besonderes Lieblingsgericht in unserer Familie. Unter der Woche mache ich fast jeden Tag so einen Toast für meine Kinder. Avocados sind unglaublich nahrhaft und enthalten eine große Vielfalt an Vitaminen und Mineralien – sie enthalten sogar mehr Kalium als Bananen. Außerdem sind sie voller Ballaststoffe und einfacher ungesättigter Fettsäuren, die gesund für das Herz sind. Dabei ist die Avocado nicht mal der einzige Superstar in diesem Rezept. Sonnenblumenkerne und Sprossen machen es zu einem perfekten Gericht zu jeder Tageszeit.

2 Scheiben glutenfreies, veganes Brot

½ Avocado

Saft von 1 Limette

1 EL Sonnenblumenkerne

40 g Brokkolisprossen

1 Prise geräuchertes Paprikapulver

// Das Brot toasten.

// Die Avocado mit einer Gabel in einer kleinen Schüssel zerdrücken und mit dem Limettensaft vermischen.

// Den Toast mit der zerdrückten Avocado bestreichen. Mit den Sonnenblumenkernen und den Sprossen bestreuen, mit dem Paprikapulver bestäuben und servieren.

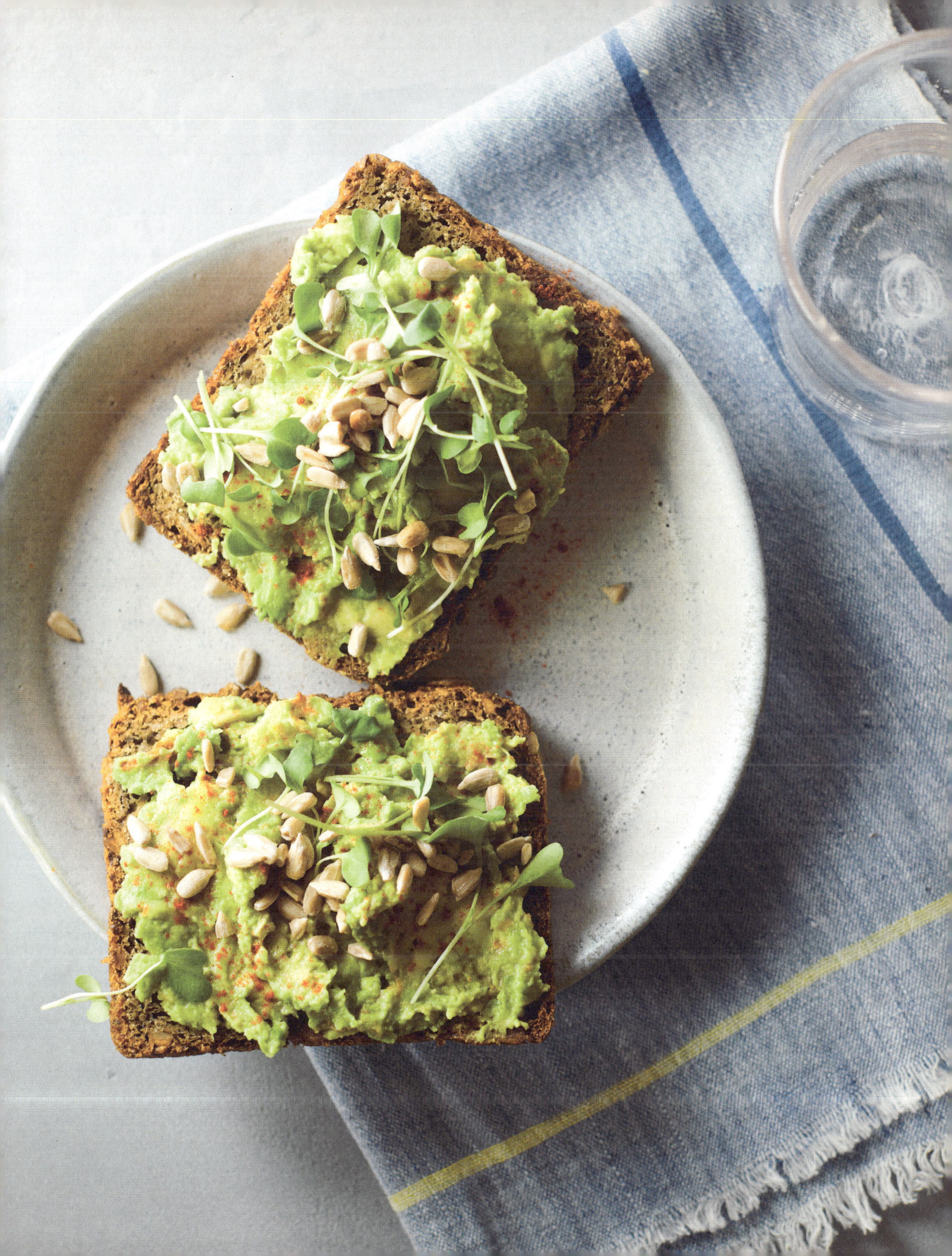

VORBEREITEN: 20 MINUTEN / *KOCHEN:* 0 MINUTEN / *GESAMT:* 20 MINUTEN

ROSENKOHL-SALAT

PORTIONEN 4

Rosenkohl hat wenige Kalorien, aber jede Menge Vitamine, Mineralien und Ballaststoffe. Dieser einfache und leicht zubereitete Salat trägt dazu bei, Entzündungen zu verringern, und schützt zugleich vor bestimmten Krebsarten. Außerdem ist er lecker und hat Biss.

150 g tiefgefrorene Erbsen

500 g Rosenkohl, fein gehobelt

200 g Möhren, geraspelt

200 g Kohl, fein geschnitten

70 g Mandelkerne

DRESSING

3 EL Coconut Aminos (Würzsauce; online erhältlich)

2 EL Erdnussbutter

2 EL Limettensaft, frisch gepresst

1 TL Ingwer, frisch gerieben

1 EL reiner Ahornsirup

// Einen Dämpfeinsatz in einen mittelgroßen Topf mit Wasser stellen, sodass es den Einsatz gerade nicht berührt. Das Wasser bei mittlerer Hitze zum Köcheln bringen. Die Erbsen in den Dämpfeinsatz geben, Deckel auflegen und ein paar Minuten garen, bis sie weich sind.

// In der Zwischenzeit den Rosenkohl, die Möhren und den Kohl in einer großen Schüssel miteinander vermischen. Die Erbsen und die Mandelkerne hinzufügen und noch einmal durchrühren.

// **DAS DRESSING MACHEN** Alle Zutaten für das Dressing in einer kleinen Schüssel miteinander verrühren, bis die Mischung glatt ist.

// Das Dressing über das Gemüse geben und den Salat durchschwenken. Sofort servieren.

TIPP

Falls du einen Teil des Salats für später aufheben möchtest, stelle diese Portion beiseite, bevor du das Dressing hinzufügst. Den Salat und das Dressing bis zum Servieren getrennt aufbewahren.

VORBEREITEN: **10 MINUTEN** / *KOCHEN:* **20 MINUTEN** / *GESAMT:* **30 MINUTEN**

SÜSSKARTOFFELTOAST MIT HUMMUS UND BROKKOLISPROSSEN

PORTIONEN 2

Wenn man Süßkartoffeln in Scheiben schneidet und röstet (oder toastet), erhält man einen leckeren Brotersatz. Der Hummus sorgt für einen Eiweiß-Schub.

1 Süßkartoffel, in ½ cm dicke Scheiben geschnitten

240 g Hummus, selbst gemacht (Seite 284) oder aus dem Bioladen

200 g Brokkolisprossen

// Den Backofen auf 180 °C vorheizen.

// Die Süßkartoffelscheiben nebeneinander auf ein Backblech legen und in den Backofen schieben. Die Scheiben rund 20 Minuten rösten, bis sie weich sind. (Man kann sie auch in einem Toaster rösten. Dazu den Toaster drei- oder viermal bei hoher Temperatur betätigen, bis die Scheiben weich sind.)

// Jede Süßkartoffelscheibe mit etwas Hummus und Brokkolisprossen belegen und servieren. Restliche Süßkartoffelscheiben halten ohne Belag in einem luftdichten Behälter im Kühlschrank bis zu 1 Woche. Vor dem Verzehr die Süßkartoffelscheiben im Toaster oder im Backofen aufwärmen und wie oben angegeben belegen.

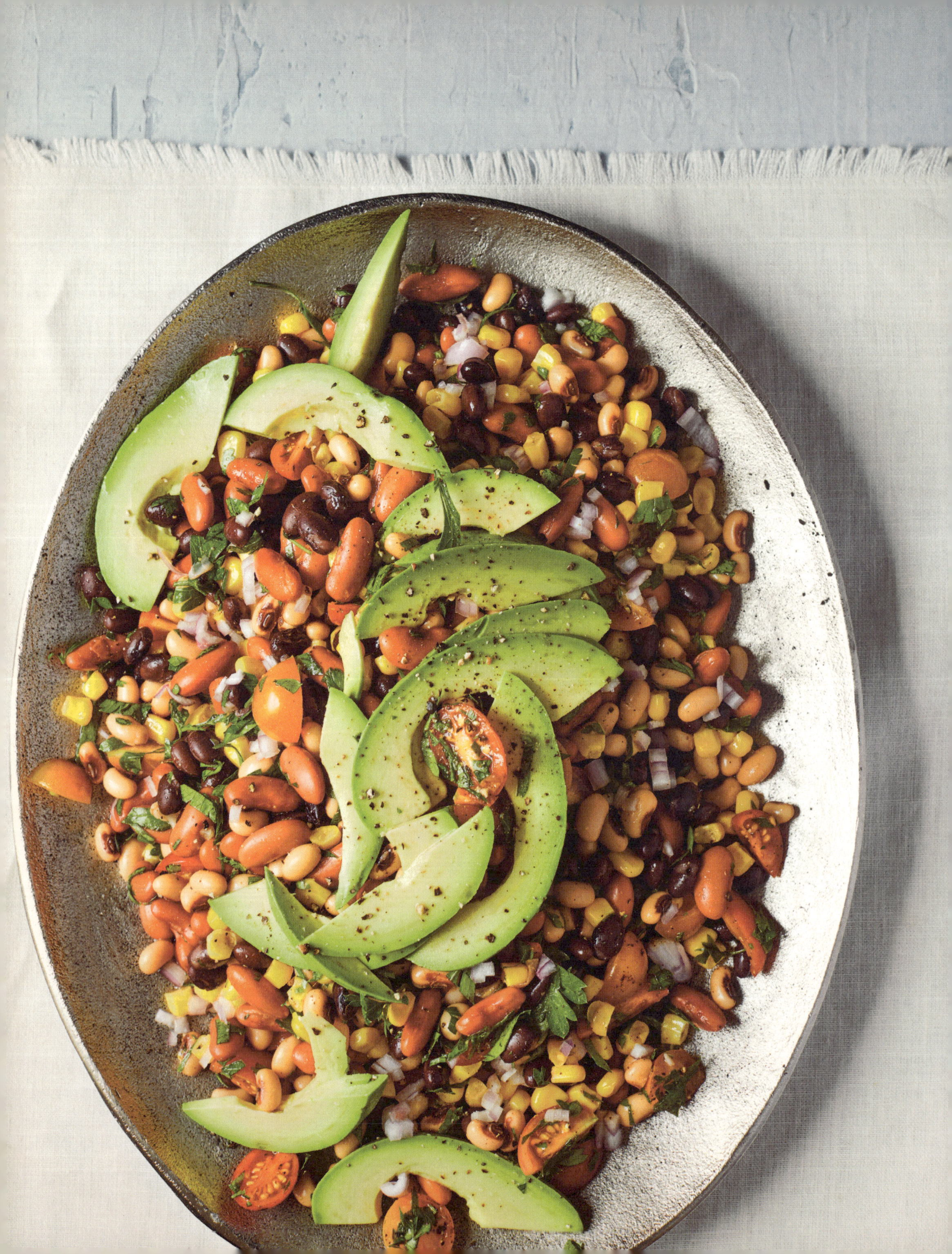

VORBEREITEN: 10 MINUTEN / *KOCHEN:* 0 MINUTEN / *GESAMT:* 10 MINUTEN

MEXIKANISCH INSPIRIERTER BOHNENSALAT

PORTIONEN 2

Dieser köstliche Salat besteht aus einer nährstoffreichen Kombination aus pflanzlichen Superstars, die mit einem Zitrusdressing verrührt und mit Avocadoscheiben bedeckt sind. Falls deine Kinder diesen Salat mitessen und empfindlich auf scharfe Gewürze reagieren, kannst du auf das Chilipulver verzichten. Falls nicht und falls du dem Salat eine authentischere mexikanische Note verleihen möchtest, kannst du ruhig fein gehackte Jalapeños hinzufügen und anstelle von Petersilie Koriandergrün verwenden.

1 Dose Kidneybohnen (Abtropfgewicht 240 g), abgegossen und abgespült

1 Dose Wachtelbohnen (Abtropfgewicht 240 g), abgegossen und abgespült

1 Dose schwarze Bohnen (Abtropfgewicht 240 g), abgegossen und abgespült

1 Dose Mais (Abtropfgewicht 240 g), abgegossen und abgespült

200 g Kirschtomaten, geviertelt

½ kleine rote Zwiebel, fein gehackt

½ Bund Petersilie oder Koriandergrün, Blätter fein gehackt

Saft von 2 Zitronen

1 EL Olivenöl, nach Belieben

1 EL Rotweinessig

½ TL Meersalz, nach Belieben mehr

¼ TL frisch gemahlener schwarzer Pfeffer, nach Belieben mehr

¼ TL Chilipulver, nach Belieben

1 Avocado, in Scheiben geschnitten

// Kidney, Wachtel- und schwarze Bohnen mit dem Mais in einer großen Schüssel vermischen. Tomaten, Zwiebel, Petersilie, Zitronensaft, nach Belieben Olivenöl, Essig, Salz, Pfeffer und nach Belieben Chilipulver hinzufügen. Alles gut durchrühren. Abschmecken und gegebenenfalls nachwürzen.

// Mit den Avocadoscheiben belegen, mit Salz und Pfeffer würzen und servieren.

VORBEREITEN: **10 MINUTEN** (plus Einweichen über Nacht) / *KOCHEN:* **40 MINUTEN** / *GESAMT:* **50 MINUTEN**

ERBSENSUPPE

PORTIONEN 4

Erbsensuppe war eines meiner Lieblingsgerichte, als ich ein Kind war. Das hat sich nicht großartig geändert. Trockenerbsen sind erstaunlich reich an Eiweiß, Ballaststoffen, Eisen, Kalzium, Magnesium und Mangan. Sie sind dafür bekannt, das Krebsrisiko zu verringern, den Blutzuckerspiegel zu regulieren, die Cholesterinwerte zu senken und die Herzgesundheit zu verbessern. Ich habe sie schon geliebt, bevor ich etwas von ihren Vorzügen wusste, und jetzt esse ich sie tagein, tagaus.

300 g getrocknete Erbsen, über Nacht in gefiltertem Wasser eingeweicht

1 EL geräuchertes Paprikapulver

2 EL gemahlener Kreuzkümmel

1 TL Knoblauch, fein gehackt

4 kleine Kartoffeln, gewürfelt

1 große Möhre, gewürfelt

1 kleine Zwiebel, gewürfelt

Saft von 1 Zitrone

¼ TL frisch gemahlener schwarzer Pfeffer

gehackte Petersilie, zum Garnieren

// Erbsen, Paprikapulver, Kreuzkümmel, Knoblauch, Kartoffeln, Möhre, Zwiebel, Zitronensaft und Pfeffer in einen großen Topf geben. 2 l Wasser hinzufügen und alles zum Kochen bringen. Die Temperatur reduzieren und die Suppe 30 bis 40 Minuten köcheln lassen, bis die Erbsen weich sind.

// In tiefe Teller schöpfen, mit Petersilie garnieren und servieren.

TIPP

Für ein herzhafteres Gericht kann man diese Suppe mit Quinoa oder Naturreis essen.

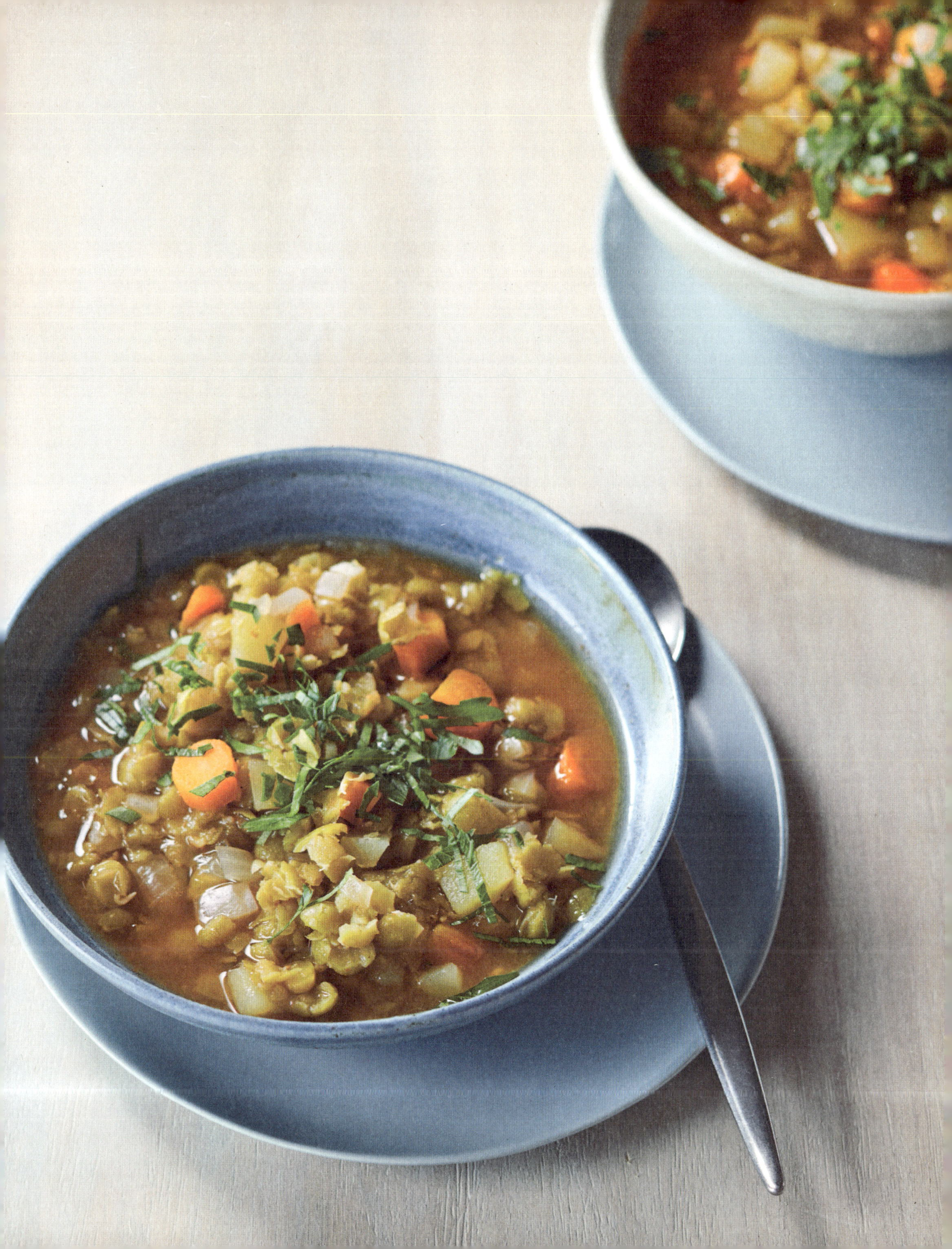

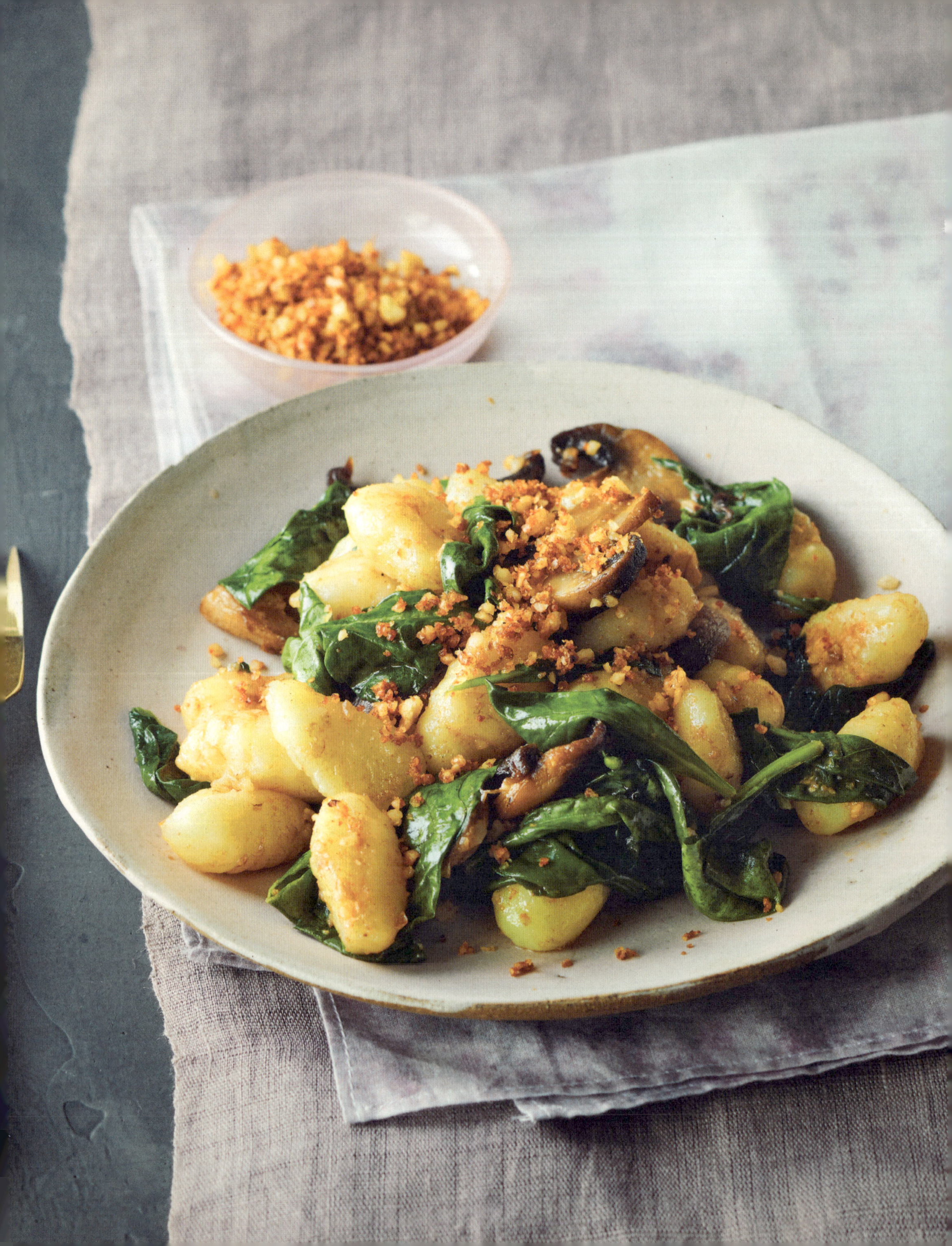

VORBEREITEN: **10 MINUTEN** / *KOCHEN:* **15 MINUTEN** / *GESAMT:* **25 MINUTEN**

SPINATGNOCCHI MIT PILZEN UND »WALNUSSFLEISCH«

PORTIONEN 2

Gnocchi bestehen aus Kartoffeln, die dank ihrem herzfreundlichen Kaliumgehalt sehr gesund sind. Daher sind sie eine großartige Grundlage für ein köstliches Pflanzengericht. Diese hier sind mir die liebsten Gnocchi von allen! du wirst überrascht sein, wie einfach sie zuzubereiten sind, und du wirst dich auf der Stelle in ihre vielen Aromen und ihre abwechslungsreiche Konsistenz verlieben.

»WALNUSSFLEISCH«

30 g Walnusskerne

1 TL Aceto balsamico

½ TL Coconut Aminos (Würzsauce; online erhältlich)

1 TL gemahlener Kreuzkümmel

1 TL gemahlene Koriandersamen

1 Prise geräuchertes Paprikapulver

Knoblauchpulver

frisch gemahlener schwarzer Pfeffer

250 g fertige Gnocchi (eine Marke ohne Eier)

2 EL Olivenöl

100 g frische Champignons, in Scheiben geschnitten

30 g frischer Spinat

// Wasser in einem großen Topf zum Kochen bringen.

// **DAS »WALNUSSFLEISCH« MACHEN** Walnusskerne, Essig, Coconut Aminos, Kreuzkümmel, Koriandersamen und Paprikapulver in eine Küchenmaschine geben. Mit Knoblauchpulver und Pfeffer würzen. Stoßweise zerkleinern, bis die Walnusskerne krümelig sind, aber darauf achten, dass aus der Mischung kein Brei wird. Das »Walnussfleisch« beiseitestellen.

// Die Gnocchi in das kochende Wasser geben und garen, bis sie nach oben steigen. Das Wasser abgießen und die Gnocchi beiseitestellen.

// Olivenöl in einer mittelgroßen Pfanne bei mittlerer Temperatur erhitzen. Die Pilze hinzufügen, ein paar Minuten unter Rühren anbraten und braun werden lassen. Die Temperatur reduzieren und die Gnocchi sowie den Hauptteil des »Walnussfleischs« (ein bisschen für die Garnitur zurückbehalten) hinzufügen und noch einige Minuten unter sanftem Rühren garen.

// Den Spinat hinzugeben und rühren, bis er zusammengefallen ist.

// Die Gnocchi mit dem restlichen »Walnussfleisch« garnieren und servieren.

VORBEREITEN: **5 MINUTEN** (plus 2 bis 3 Stunden Einweichen) / *KOCHEN:* **45 MINUTEN** / *GESAMT:* **50 MINUTEN**

BELADENE SÜSSKARTOFFELN

PORTIONEN 2

Jeder Happen dieses Gerichts strotzt vor Geschmack: die perfekte Kombination aus lieblicher Süßkartoffel mit sautierten schwarzen Bohnen und Grünkohl sowie dem cremigen Cashewdressing.

3 EL Cashewkerne

2 mittlere Süßkartoffeln

1 EL Olivenöl

1 Dose schwarze Bohnen (Abtropfgewicht 240 g), abgegossen und abgespült

150 g Grünkohlblätter, entstielt und gehackt

3/4 TL Meersalz , nach Belieben mehr

1 EL Hefeflocken (im Bioladen erhältlich)

Saft von 1/2 Zitrone

1/2 Avocado, in Scheiben geschnitten

frisch gemahlener schwarzer Pfeffer

frischer Schnittlauch, in Röllchen geschnitten, zum Garnieren

// Die Cashewkerne in eine kleine Schüssel legen und mit gefiltertem warmem oder heißem Wasser bedecken. 2 bis 3 Stunden zum Einweichen beiseitestellen.

// Den Backofen auf 200 °C vorheizen. Ein Backblech mit Backpapier auslegen.

// Die Süßkartoffeln der Länge nach halbieren, mit der Schnittseite nach unten auf das Backblech legen und 30 bis 35 Minuten rösten.

// Das Olivenöl bei mittlerer Temperatur in einer großen Pfanne erhitzen. Schwarze Bohnen, Grünkohl und eine Prise Salz hinzufügen und unter gelegentlichem Rühren garen, bis der Grünkohl zusammengefallen ist und die Bohnen aufgewärmt sind, dann warm stellen.

// Die Cashewkerne abgießen und in eine Küchenmaschine oder einen Standmixer geben. Hefeflocken, Zitronensaft, restliches Salz und 3 EL Wasser hinzufügen und fein pürieren.

// Die Süßkartoffelhälften gleichmäßig mit der Bohnenmischung und der Avocado belegen. Mit dem Cashewdressing beträufeln und pfeffern. Mit Schnittlauch garnieren und servieren.

TIPP

Ich empfehle, vom Dressing gleich mehr zu machen, es in einem luftdichten Behälter im Kühlschrank aufzubewahren und die Woche über für andere Rezepte zu verwenden. Denn größere Mengen lassen sich in einem Standmixer einfacher pürieren.

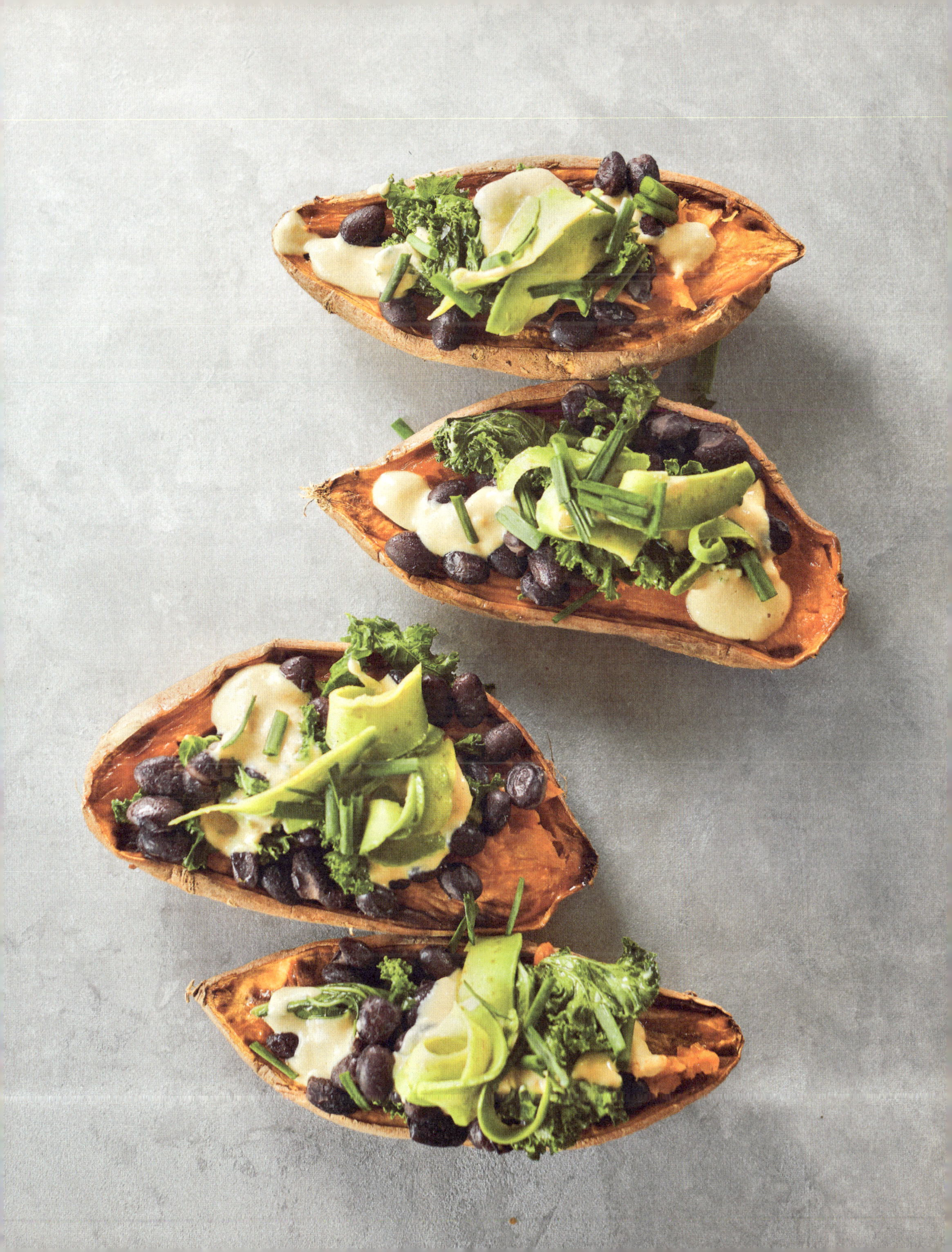

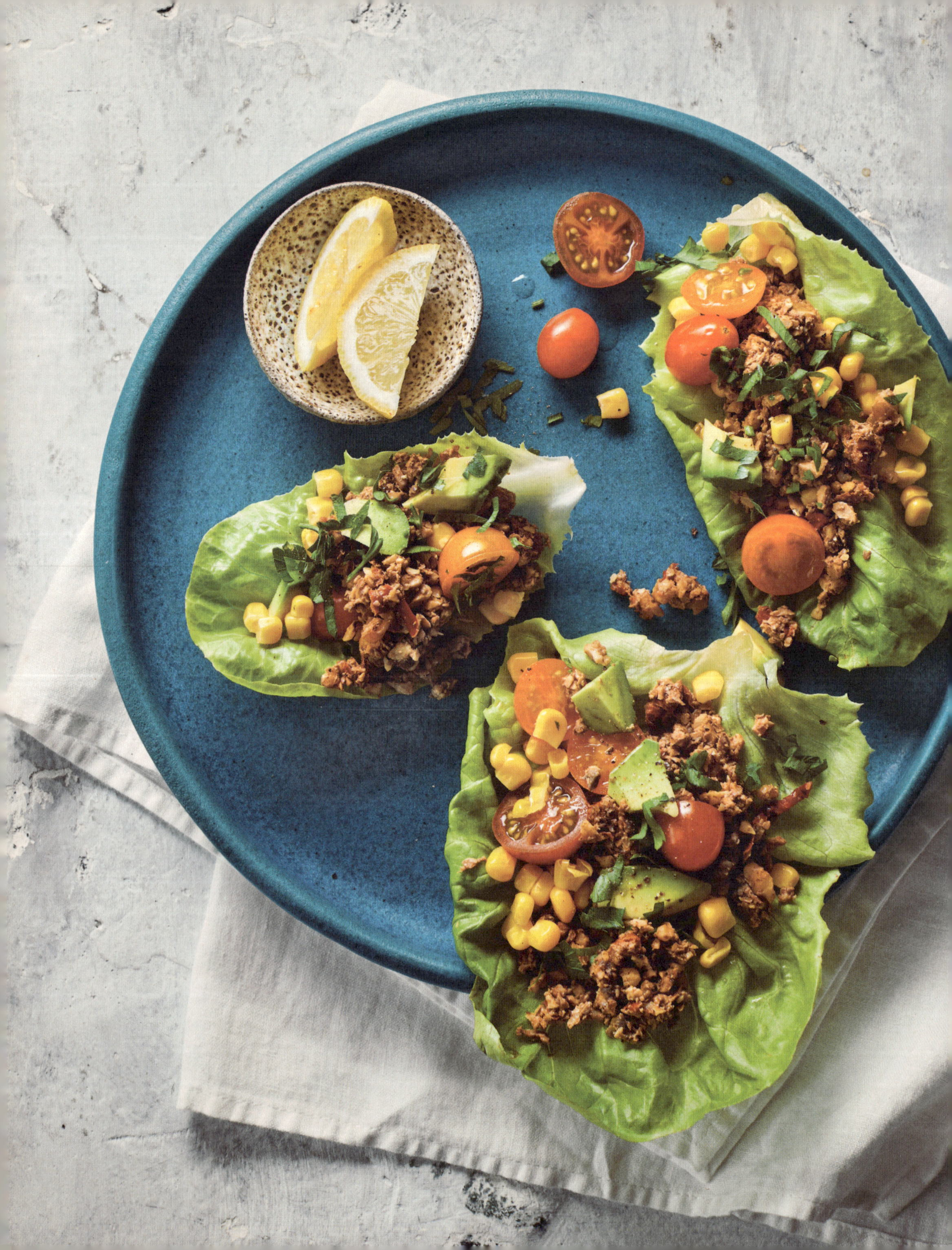

VORBEREITEN: 15 MINUTEN / *KOCHEN:* 5 MINUTEN / *GESAMT:* 20 MINUTEN

SALAT-TACOS MIT »PILZ-CHORIZO«

PORTIONEN 4

Diese Salat-Tacos zählen bei uns zu Hause zu den Lieblingsgerichten, und ich bin mir sicher, dass es bei dir genauso sein wird. Wenn du dieses Rezept zubereitest, dann mach doch gleich noch eine Extraportion von der »Pilz-Chorizo« und hebe sie im Kühlschrank auf, um sie für andere Gerichte zu verwenden – so machen wir das auch. Die »Pilz-Chorizo« verleiht jedem Essen einen tollen Geschmack und einen zusätzlichen Nährstoffkick.

PILZ-»CHORIZO«

100 g Pilze, in Scheiben geschnitten

100 g Walnusskerne

6 getrocknete Tomaten in Olivenöl

½ TL Knoblauch, fein gehackt

1 TL gemahlener Kreuzkümmel

½ TL geräuchertes Paprikapulver

¼ TL frisch gemahlener schwarzer Pfeffer

1 Prise Cayennepfeffer

½ TL Meersalz

1 Kopfsalat, Strunk entfernt und in Blätter zerteilt

80 g Mais aus der Dose, abgegossen und abgespült

50 g Kirschtomaten, geviertelt

½ Avocado, in Scheiben geschnitten

frische Petersilie, fein gehackt, zum Garnieren

Zitronenspalten, zum Servieren

// **DIE »PILZ-CHORIZO« MACHEN** Alle Zutaten für die »Pilz-Chorizo« in eine Küchenmaschine geben und zerkleinern, bis sie krümelig sind. Mehrfach anhalten, um die Masse an den Seiten hinunterzuschieben.

// Eine große Pfanne bei mittlerer Temperatur erhitzen. Die »Chorizo« hinzufügen und 5 Minuten unter Rühren anbraten, bis sie gebräunt und durchgegart ist, dann vom Herd nehmen.

// Die »Chorizo« mit einem Löffel in die Salatblätter legen. Mit dem Mais, den Tomaten und den Avocadoscheiben belegen und mit Petersilie garnieren. Mit den Zitronenspalten an der Seite servieren.

VORBEREITEN: **10 MINUTEN** / *KOCHEN:* **0 MINUTEN** / *GESAMT:* **10 MINUTEN**

KEIN-THUNFISCH-KICHERERBSEN-SANDWICH

PORTIONEN 2

Hier kommt noch eins unserer Lieblingsgerichte: »Kein-Thunfisch-Salat« aus Kichererbsen. Wir machen ihn zweimal pro Woche und essen ihn auf einem Sandwich, mit Möhrenscheiben und Selleriesticks, als Dip für glutenfreie Kräcker oder eine große Portion davon auf einem grünen Salat.

1 Dose Kichererbsen (Abtropfgewicht 240 g), abgegossen und abgespült, lose Schalen entfernt

2 EL Möhre, geraspelt

2 EL rote Zwiebel, fein gehackt

2 EL frische Petersilie, fein gehackt, oder 1 EL getrocknete

2 EL vegane Mayonnaise

1 TL Dijonsenf

1 Prise Knoblauchpulver

Saft von ½ Zitrone

¼ TL Meersalz

frisch gemahlener schwarzer Pfeffer, nach Belieben

Blattsalat oder anderes Grüngemüse

½ Tomate, in Scheiben geschnitten

4 Scheiben glutenfreies, veganes Brot

// Die Kichererbsen in einer mittleren Schüssel mit einer Gabel oder dem Boden einer Schale zerdrücken, bis sie eine breiige, aber immer noch leicht stückige Konsistenz haben. Möhre, Zwiebel, Petersilie, Mayonnaise, Senf, Knoblauchpulver, Zitronensaft, Salz und Pfeffer nach Belieben hinzufügen und gut durchrühren. Abschmecken und gegebenenfalls nachwürzen.

// Salat, Tomaten und »Kein-Thunfisch-Salat« auf zwei Scheiben Brot verteilen, mit den beiden anderen Scheiben bedecken und servieren.

TIPP

Mach eine große Portion »Kein-Thunfisch-Salat« für die ganze Woche und bewahre den Rest bis zu 5 Tage in einem luftdichten Behälter im Kühlschrank auf.

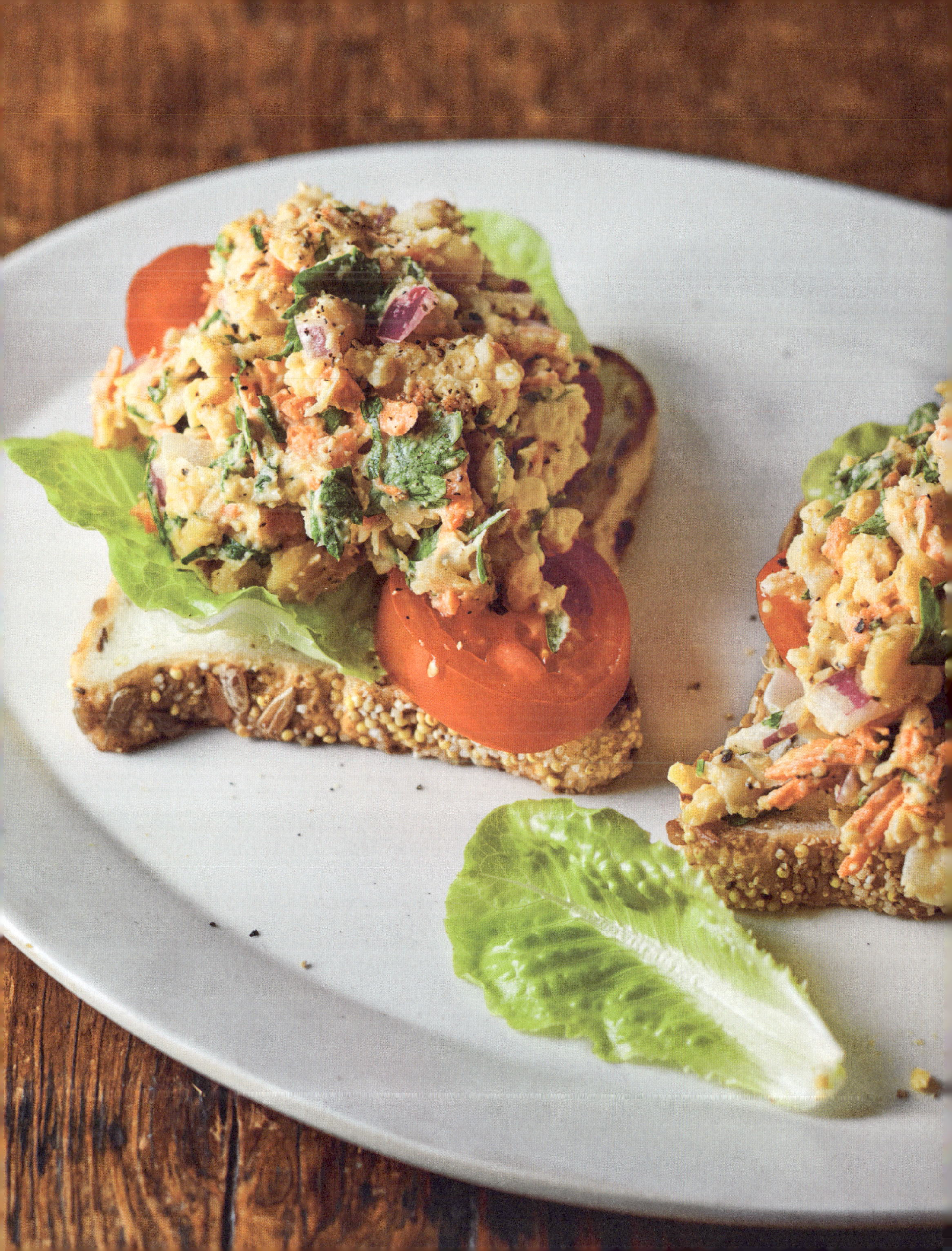

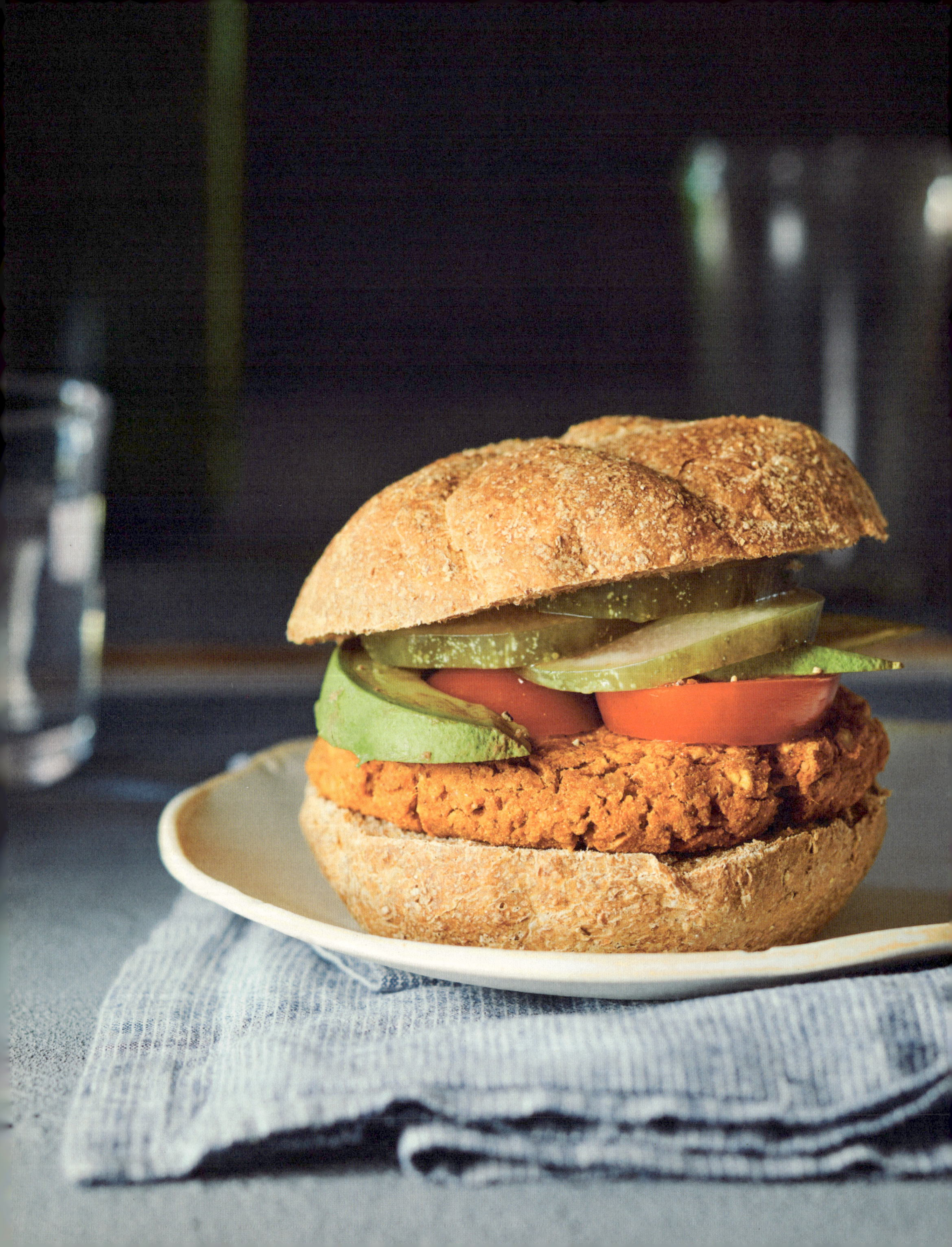

VORBEREITEN: 10 MINUTEN / KOCHEN: 1 STUNDE 30 MINUTEN / GESAMT: 1 STUNDE 40 MINUTEN

KICHERERBSENBURGER MIT AVOCADO

PORTIONEN 4

Gemüseburger sind sowohl lecker als auch nahrhaft. Dieser simple Kichererbsenburger mit Süßkartoffelanteil ist eine Geschmacksgranate und stellt ein perfektes Mittag- oder Abendessen dar.

BURGER

1 große Süßkartoffel

1 Dose Kichererbsen (Abtropfgewicht 240 g), abgetropft, abgespült und zerdrückt

40 g Kichererbsenmehl

2 TL gemahlener Kreuzkümmel

2 TL geräuchertes Paprikapulver

¼ TL Meersalz

½ TL Chilipulver

4 Vollkorn-Burgerbrötchen

1 Avocado, in Scheiben geschnitten

1 kleine Tomate, in Scheiben geschnitten

Essiggurken, in Scheiben geschnitten

// Den Backofen auf 200 °C vorheizen und ein Backblech mit Backpapier auslegen.

// Die Süßkartoffel mehrfach mit einer Gabel einstechen und auf das Backpapier legen. Die Süßkartoffel 45 Minuten bis 1 Stunde rösten, bis sie mürbe ist, dann beiseitestellen, bis man sie in die Hand nehmen und schälen kann. Die geschälte Süßkartoffel in eine große Schüssel legen.

// Kichererbsen, Mehl, Kreuzkümmel, Paprikapulver, Salz und Chilipulver hinzufügen und mit einer Gabel zerdrücken, bis alle Zutaten gut miteinander vermengt und eingearbeitet sind. Die Masse zudecken und 30 Minuten in den Kühlschrank stellen, bis sich die Mischung stabilisiert hat.

// **DIE BURGER MACHEN** Den Backofen auf 200 °C vorheizen.

// Mit den Händen aus der Süßkartoffelmischung vier flache Burger bilden und auf ein Backblech legen. Diese 30 bis 40 Minuten backen, bis sie deutlich goldbraun und knusprig sind. Nach der Hälfte der Zeit umdrehen.

// Die Burger auf die Brötchen legen und mit Avocado-, Tomaten- und Gurkenscheiben belegen. Übrig gebliebene Burger können ein paar Tage in einem luftdichten Behälter im Kühlschrank oder rund 1 Monat im Tiefkühler aufbewahrt werden.

VORBEREITEN: 5 MINUTEN / *KOCHEN:* 5 MINUTEN / *GESAMT:* 10 MINUTEN

QUINOA-BOWL MIT BANANE UND NÜSSEN

PORTIONEN 3

Ich bewahre gekochte Quinoa gern im Kühlschrank auf, um mir die Arbeit fürs Mittagessen zu erleichtern. Hier verwende ich sie für ein leckeres und herzhaftes Frühstück, das mit Sicherheit dein Herz erfreuen wird. Quinoa ist eine gute Quelle für das komplette Eiweißprofil. Kombiniert mit Banane, Heidelbeeren und Walnusskernen ergibt sie ein perfektes Frühstück für die ganze Familie.

400 g gekochte Quinoa (Seite 237)

180 ml ungesüßte Vanille-Mandelmilch oder andere milchfreie Milch

1 Banane, in Scheiben geschnitten

40 g gehackte Walnusskerne

100 g Heidelbeeren

1 EL Mandelmus, nach Belieben

// Die Quinoa und die Mandelmilch in einem kleinen Topf vermischen und bei mittlerer Temperatur garen, bis die Flüssigkeit von der Quinoa absorbiert wurde.

// Die gekochte Quinoa in eine kleine Schüssel füllen und mit der Banane, den Walnusskernen und den Heidelbeeren bedecken.

// Nach Belieben mit etwas Mandelmus beträufeln. Und genießen.

TIPP

Dies ist ein sehr vielseitiges Gericht, das mit verschiedensten Früchten (frisch oder getrocknet) und Nussbuttersorten zubereitet werden kann.

VORBEREITEN: 5 MINUTEN / *KOCHEN:* 15 MINUTEN / *GESAMT:* 20 MINUTEN / *ERGIBT:* 600 GRAMM

SO KOCHT MAN QUINOA

200 g ungekochte Quinoa

Menschen essen Quinoa seit Tausenden von Jahren, aber seit Kurzem ist sie zu einem der beliebtesten Supernahrungsmittel der Welt geworden. Sie ist eines von den Lebensmitteln, die für sich genommen eine vollständige Mahlzeit sein können. Sie enthält alle essenziellen Aminosäuren und ist daher eine großartige Eiweißquelle. Quinoa ist reich an Ballaststoffen, Vitaminen, Mineralien und Antioxidantien, und sie ist von Haus aus glutenfrei. Bei uns zu Hause ist sie ein Grundnahrungsmittel, und ein Behälter mit gekochter Quinoa steht immer in unserem Kühlschrank, wo sie darauf wartet, in einem Salat, einer schnellen Bowl oder einem gesunden Snack verwendet zu werden.

// Die Quinoa in einem feinmaschigen Sieb abspülen und gut abtropfen lassen.

// Die Quinoa mit 500 ml Wasser in einem mittleren Topf aufsetzen und alles zum Kochen bringen. Die Temperatur reduzieren, den Deckel auflegen und 12 bis 15 Minuten köcheln lassen, bis das Wasser absorbiert wurde.

// Den Topf abgedeckt beiseitestellen und die Quinoa 5 Minuten ziehen lassen. Deckel abnehmen und die Masse mit einer Gabel auflockern.

// Servieren oder abkühlen lassen und bis zu 1 Woche in einem luftdichten Behälter im Kühlschrank aufbewahren.

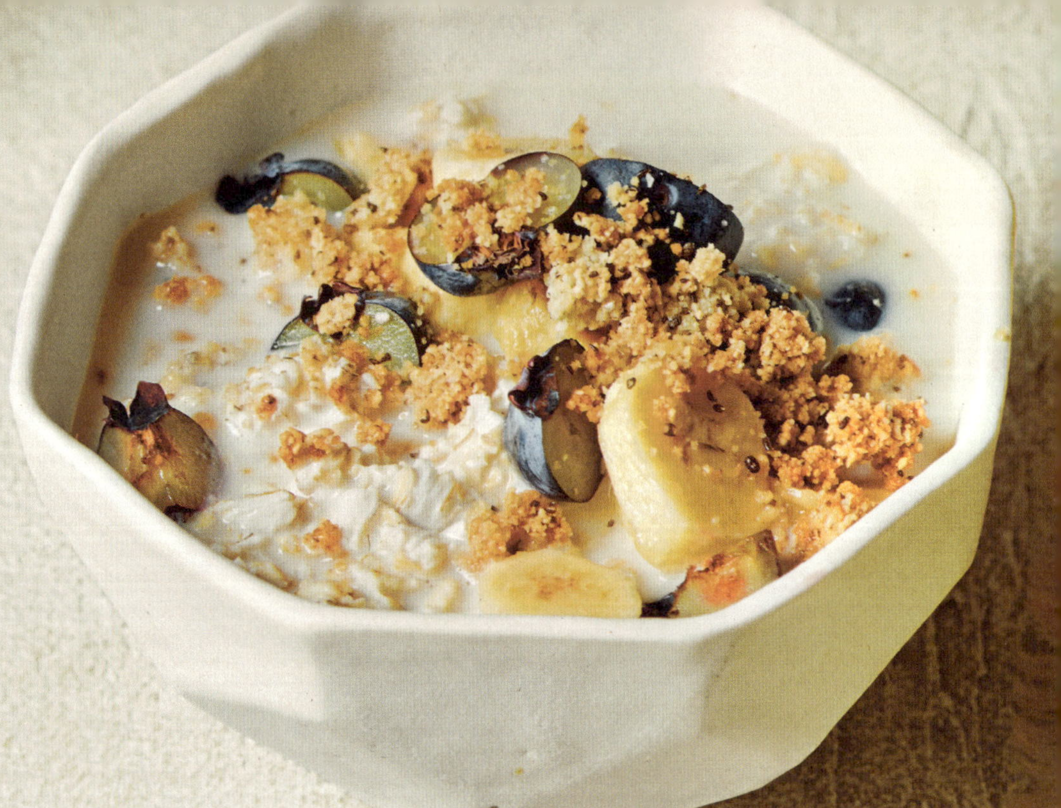

PORTIONEN **2**

VORBEREITEN: **5 MINUTEN** (plus Einweichen über Nacht) / *KOCHEN:* **10 MINUTEN** / *GESAMT:* **15 MINUTEN**

MANDEL-GRANOLA-MÜSLISCHALE

Beginne deinen Tag mit diesem leichten und köstlichen Frühstück! Gib einfach das frisch gebackene Knuspermüsli auf die Overnight Oats und kröne das Müsli mit den Bananenscheiben und den Heidelbeeren.

100 g Haferflocken

375 ml ungesüßte Vanille-Mandelmilch

50 g Mandelmehl

2 TL gemahlene Chiasamen

1 EL reiner Ahornsirup

1 Banane, in Scheiben geschnitten

80 g Heidelbeeren

// Haferflocken und Mandelmilch in einem Einmachglas oder einem anderen Glasbehälter mit Deckel miteinander verrühren. Das Glas zuschrauben und über Nacht in den Kühlschrank stellen.

// Wenn du bereit fürs Frühstück bist, den Backofen auf 180 °C vorheizen. Ein Backblech mit Backpapier auslegen.

// Mehl, Chia und Ahornsirup in einer mittleren Schüssel verrühren, bis die Mischung krümelig ist. Die Mandelmischung auf dem Backpapier verteilen und 8 bis 10 Minuten backen, bis sie einen hellen Goldton angenommen hat.

// Die Overnight Oats auf zwei Schalen verteilen. Knuspermandeln, Bananenscheiben und Heidelbeeren darauf anrichten und genießen!

VORBEREITEN: 5 MINUTEN / *KOCHEN:* 0 MINUTEN / *GESAMT:* 5 MINUTEN

SELBST GEMACHTE HAFERMILCH

ERGIBT 1 LITER

Ich mache mir meine Milchalternativen liebend gern zu Hause. Es geht ganz einfach und ist nicht so teuer wie gekaufte Sorten. Außerdem kontrolliert man bei einer aus Getreide oder Nüssen selbst hergestellten »Milch« die Zutaten, die man dazu verwendet. Diese Hafermilch wird ohne Nüsse gemacht und ist in 5 Minuten trinkfertig.

100 g Hafergrütze (im Bioladen erhältlich)

6 entkernte Datteln, nach Belieben auch mehr

½ TL Vanilleextrakt

// Hafergrütze, Datteln, Vanille und 1 l gefiltertes Wasser in einen Standmixer füllen und fein pürieren.

// Die Hafermilch durch einen Nussmilchbeutel oder ein mit einem Mulltuch ausgelegtes feinmaschiges Sieb in ein großes Einmachglas seihen.

// Die Hafermilch 4 bis 5 Tage zugedeckt im Kühlschrank aufbewahren. Dass sich die Feststoffe vom Wasser absetzen, ist normal – vor dem Verbrauch gründlich schütteln, damit sich alles wieder verbindet. Die Milch schmeckt wunderbar in Smoothies, mit Overnight Oats oder mit einem Knuspermüsli.

VORBEREITEN: 5 MINUTEN / *KOCHEN:* 10 MINUTEN / *GESAMT:* 15 MINUTEN

NATURREIS-PORRIDGE MIT TROCKENFRÜCHTEN

PORTIONEN 2

Ein herzhaftes, warmes Frühstück ist immer eine Wohltat. Hier kommt ein schnelles und leichtes Rezept, besonders wenn du noch übrig gebliebenen Naturreis im Kühlschrank hast.

400 g gekochter Naturreis

300 ml ungesüßte Vanille-Mandelmilch

1½ TL gemahlene Chiasamen

1½ TL gemahlene Leinsamen

2 EL getrocknete Cranberrys

80 g Heidelbeeren

80 g Himbeeren

35 g Cashewkerne

// Naturreis, Mandelmilch, Chiasamen, Leinsamen und getrocknete Cranberrys in einem kleinen Topf miteinander verrühren. Die Mischung bei mittlerer Temperatur rund 10 Minuten kochen, bis sie angedickt ist.

// Den Porridge auf zwei Schüsseln verteilen und mit Heidelbeeren, Himbeeren und Cashewkernen bestreuen. Warm servieren.

TIPP

Erhitze Reste auf dem Herd mit einem Schuss Mandelmilch oder Wasser.

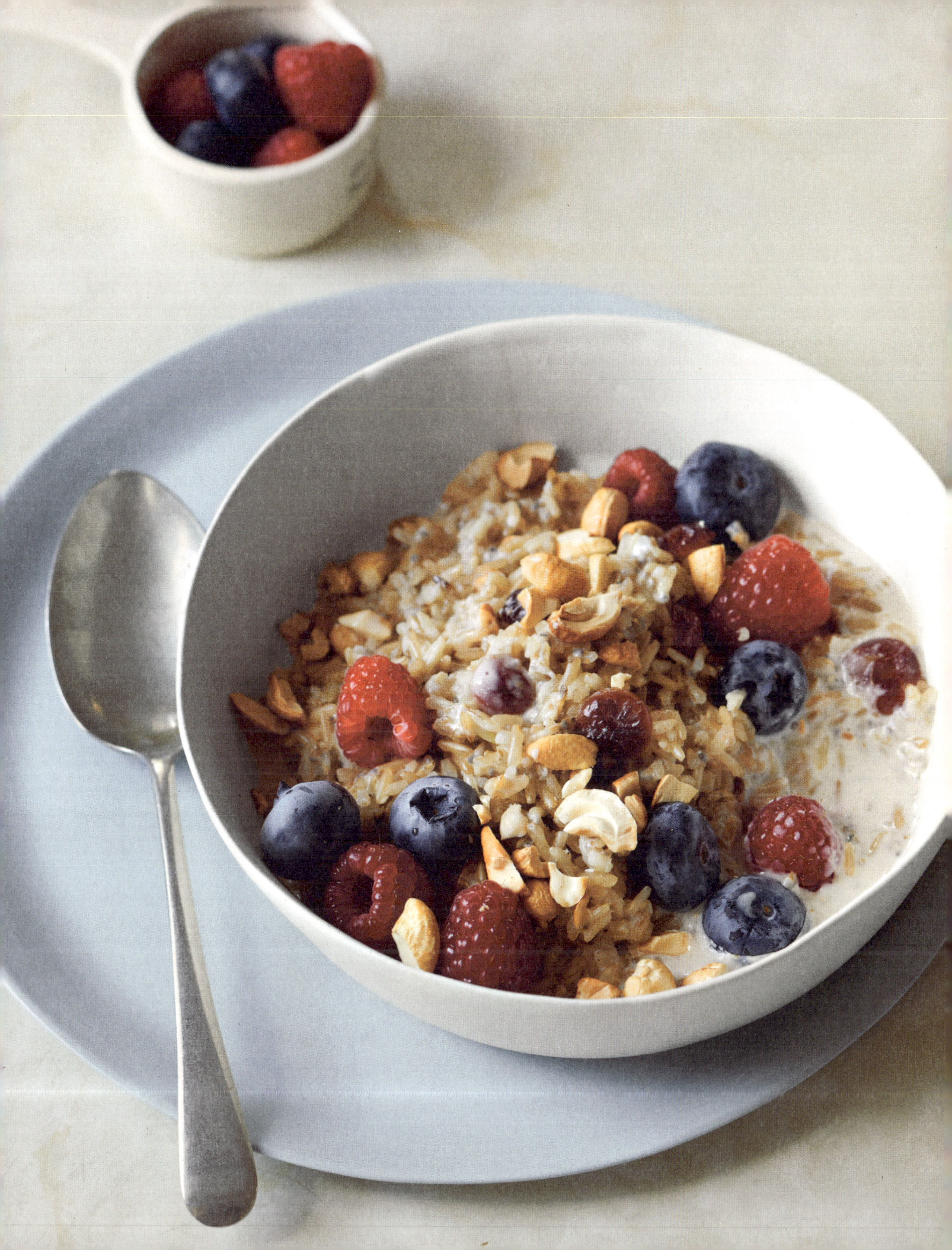

VORBEREITEN: **15 MINUTEN** (plus Einweichen über Nacht) / *KOCHEN:* **0 MINUTEN** / *GESAMT:* **15 MINUTEN** / *ERGIBT ETWA:* **1 LITER MANDELMILCH**

MACH DEINE EIGENE MANDEL-MILCH

///////

ES IST EINFACH!

Mandelmilch ist lecker und rappelvoll mit gesunden Nährstoffen – aber wie viele gesunde Nahrungsmittel kann sie einiges von ihrer Nährstoffqualität verlieren, wenn sie für den Massenverbrauch produziert wird. Mandelmilch kann in so gut wie jedem Rezept verwendet werden, das nach normaler Milch verlangt – Backwaren, Suppen, Saucen, Eis, Desserts –, und sie schmeckt auch pur wahnsinnig lecker! Wenn du Mandelmilch magst und den größtmöglichen Nährwert haben willst, mach sie selbst. Es ist wirklich leicht.

140 g Mandelkerne
1 EL reiner Ahornsirup
1 TL reines Vanilleextrakt

// Mandelkerne in eine mittelgroße Schüssel legen, mit gefiltertem Wasser bedecken und 8 bis 12 Stunden oder über Nacht einweichen lassen.

// Mandelkerne abgießen, abspülen, gründlich abtrocknen und in einen Standmixer oder eine Küchenmaschine umfüllen. Ahornsirup, Vanilleextrakt und 750 ml Wasser hinzufügen und ziemlich fein pürieren.

// Mandelmilch durch einen Nussmilchbeutel oder ein mit einem Mulltuch ausgelegtes feinmaschiges Sieb in ein großes Einmachglas seihen. (Mandelmus zur Verwendung in anderen Rezepten aufheben. Siehe unten.)

// Die Mandelmilch kann abgedeckt 2 bis 3 Tage im Kühlschrank aufbewahrt werden.

MANDELMUS

Das übrig gebliebene Mandelmus (auch als Mandelmehl bekannt) kann in Smoothies verwendet, in Backwaren eingearbeitet oder mit Joghurt und Haferbrei vermischt werden. Falls du das Mus nicht sofort benutzt, trockne es zur späteren Verwendung oder friere es ein. Damit aus dem Mus durch Trocknen Mehl wird, braucht man ein Dörrgerät, oder man breitet es auf einem mit Backpapier ausgelegten Backblech aus und schiebt es in einen auf 90 °C vorgeheizten Backofen, bis es völlig trocken ist (was ein paar Stunden dauern kann). Im Kühlschrank bis zu 1 Woche, im Tiefkühler bis zu 1 Monat haltbar.

PRAKTISCHE TIPPS

Nach Möglichkeit immer Bioprodukte verwenden.

Zum Einweichen und Pürieren gefiltertes Wasser nehmen.

Falls du oft Mandelmilch machen möchtest, kannst du die Anschaffung eines wiederverwendbaren Nussmilchbeutels in Erwägung ziehen.

VORBEREITEN: **10 MINUTEN** / *KOCHEN:* **0 MINUTEN** / *GESAMT:* **10 MINUTEN**

FRÜHSTÜCKSSALAT MIT GRÜNKOHL

PORTIONEN 2

Grünkohl zum Frühstück? Na klar! Es gibt keine bessere Art, morgens das Fasten zu brechen, als mit diesem Supergrünzeug. Grünkohl enthält jede Menge Ballaststoffe, Eiweiß sowie die Vitamine A, B, C und K. Dieser schnell gemachte Salat stellt sicher, dass du mit einem Energieschub in den Tag startest.

DRESSING

1 EL Dijonsenf

1 Prise frisch gemahlener schwarzer Pfeffer

2 EL Aceto balsamico

1 EL frisch gepresster Limettensaft

1½ TL reiner Ahornsirup

SALAT

1 kleines Bund Grünkohlblätter, entstielt und gehackt

1 große Grapefruit, geschält und filetiert

1 große Orange, geschält und filetiert

80 g Granatapfelsamen

40 g Kürbiskerne

// DAS DRESSING MACHEN Alle Zutaten für das Dressing in einer kleinen Schüssel verquirlen, bis sie gut miteinander vermischt sind.

// DEN SALAT MACHEN Den Grünkohl in eine große Schüssel geben und mit dem Dressing übergießen. Das Dressing mit sauberen Händen in den Grünkohl massieren, um die Blätter weicher zu machen.

// Die Grapefruit- und Orangenfilets auf dem Grünkohl verteilen und das Ganze mit den Granatapfelsamen und den Kürbiskernen bestreuen.

TIPP

Man kann mit verschiedenen Früchten, Samen und Kernen experimentieren, um andere gesunde Toppings und Garnierungen auszuprobieren.

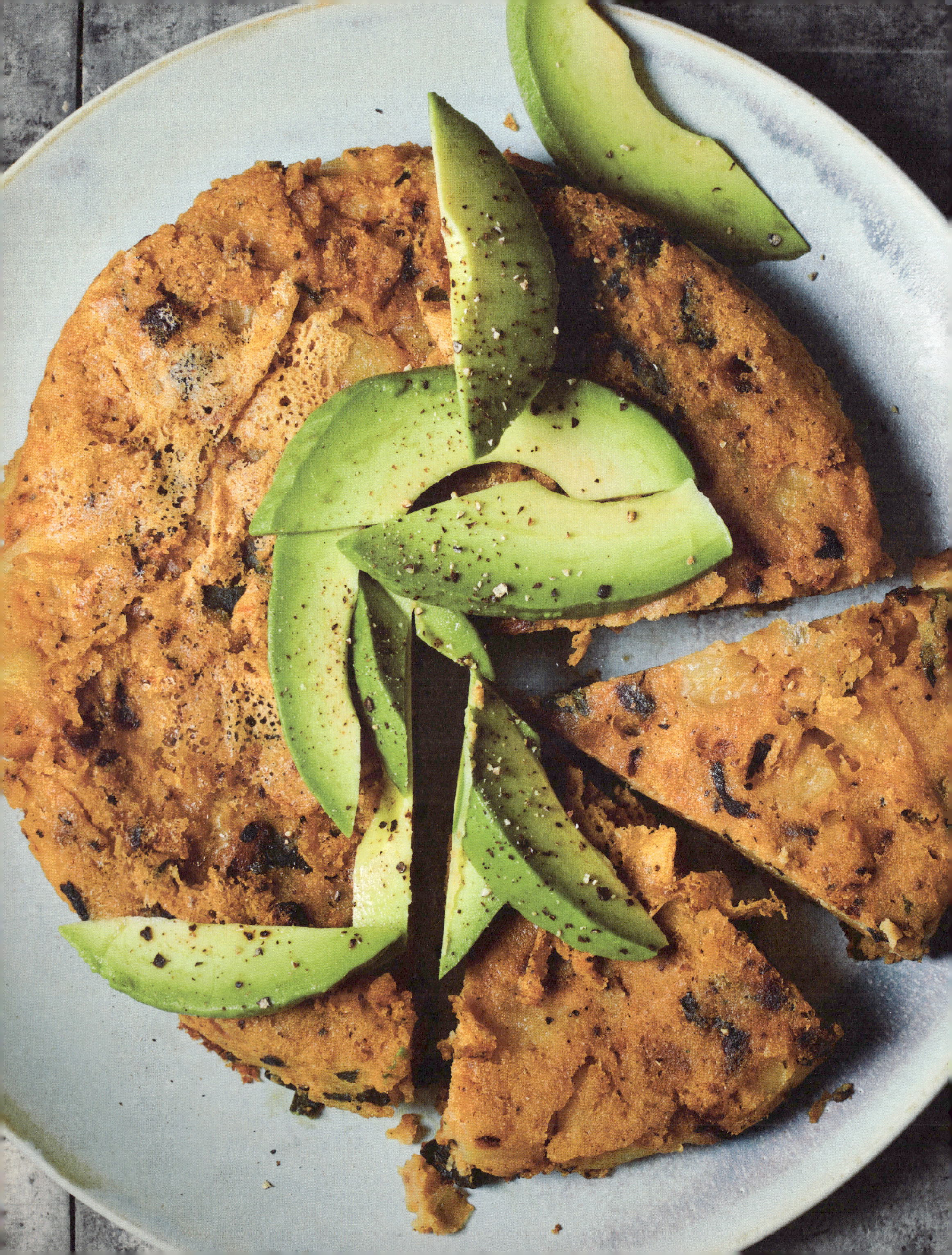

VORBEREITEN: **10 MINUTEN** / *KOCHEN:* **25 MINUTEN** / *GESAMT:* **35 MINUTEN**

SPINAT-TORTILLA (SPINAT-OMELETT)

PORTIONEN 2

Spanische Omeletts mit Kartoffeln und Zwiebeln, bekannt als Tortillas, sind in kubanischen Haushalten ganz alltäglich, und ich bin mit ihnen groß geworden. Diese Spinat-Tortilla ist meine gesunde Version einer traditionellen Tortilla ohne das Cholesterin und das erhöhte Krankheitsrisiko, die mit dem Verzehr von Eiern einhergehen. Man kann sie nicht nur zum Frühstück, sondern auch wunderbar mittags oder abends essen.

2 EL Olivenöl

½ kleine Zwiebel, fein gehackt

2 kleine Kartoffeln (vorwiegend festkochend), gewürfelt

30 g frischer Spinat, gehackt

45 g Kichererbsenmehl

¼ TL Meersalz, nach Belieben mehr

frisch gemahlener schwarzer Pfeffer

1 Avocado, in Scheiben geschnitten, zum Garnieren

// 1 EL Olivenöl bei mittlerer Temperatur in einer Pfanne mit 20 cm Durchmesser erhitzen. Zwiebel und Kartoffeln hinzufügen und ein paar Minuten anbraten, bis die Zwiebel weich ist.

// Spinat und 60 ml Wasser hinzufügen und rühren. Temperatur reduzieren, Deckel auflegen und 10 bis 15 Minuten garen, bis die Kartoffeln weich sind.

// In der Zwischenzeit Kichererbsenmehl und 125 ml Wasser in einer mittleren Schüssel verquirlen. Salzen und pfeffern.

// Kartoffelmischung zu der Mehlmischung geben und unterrühren.

// Die Pfanne auswischen. Das restliche Olivenöl bei mittlerer Temperatur erhitzen. Die Kartoffel-Mehl-Mischung in die Pfanne gießen, bedecken und 5 Minuten braten, bis sie unten goldbraun ist.

// Deckel abnehmen und einen Teller mit einem größeren Durchmesser als die Pfanne darauflegen. Pfanne und Teller zusammendrücken und umdrehen, um die Tortilla auf den Teller zu stürzen. Die Tortilla wieder in die Pfanne gleiten lassen und 5 Minuten auf der anderen Seite braten, dann auf einen Servierteller gleiten lassen.

// Mit der Avocado belegen, pfeffern und servieren.

VORBEREITEN: 10 MINUTEN / *KOCHEN:* 20 MINUTEN / *GESAMT:* 30 MINUTEN

SÜSSKARTOFFELTOAST MIT MANDELMUS UND HEIDELBEEREN

PORTIONEN 2

Dies ist ein nährstoffreiches Frühstück, nach dem man süchtig werden kann. Süßkartoffeln enthalten Vitamin B_6, C und D und sind voller Kalium, Magnesium und Karotinoide (die das Immunsystem stärken und zur Krebsverhütung beitragen). Das Nährstoffniveau dieses Kraftfutters wird durch die Zugabe von Mandelmus und Heidelbeeren noch gesteigert.

1 Süßkartoffel, in ½ cm dicke Scheiben geschnitten

60 g Mandelmus

80 g Heidelbeeren

// Den Backofen auf 180 °C vorheizen.

// Die Süßkartoffelscheiben auf ein Backblech legen. Rund 20 Minuten backen, bis sie weich sind. (Man kann sie auch in einem Toaster rösten. Dazu den Toaster drei- oder viermal bei hoher Temperatur betätigen, bis die Scheiben weich sind.)

// Mit dem Mandelmus bestreichen und mit Heidelbeeren belegen. Restliche Süßkartoffelscheiben halten ohne Belag in einem luftdichten Behälter im Kühlschrank bis zu 1 Woche. Vor dem Verzehr die Süßkartoffelscheiben im Toaster oder im Backofen aufwärmen und wie oben angegeben belegen.

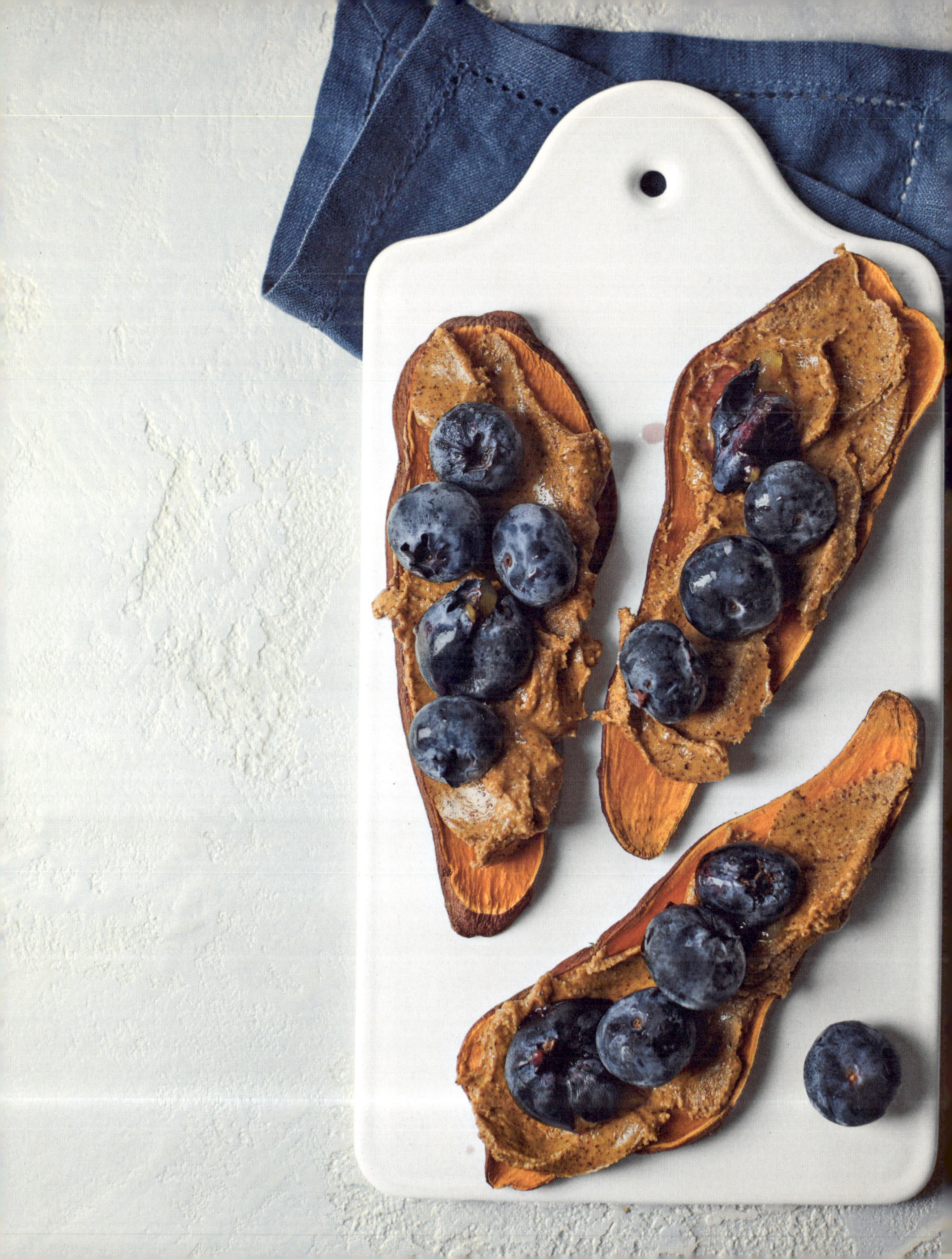

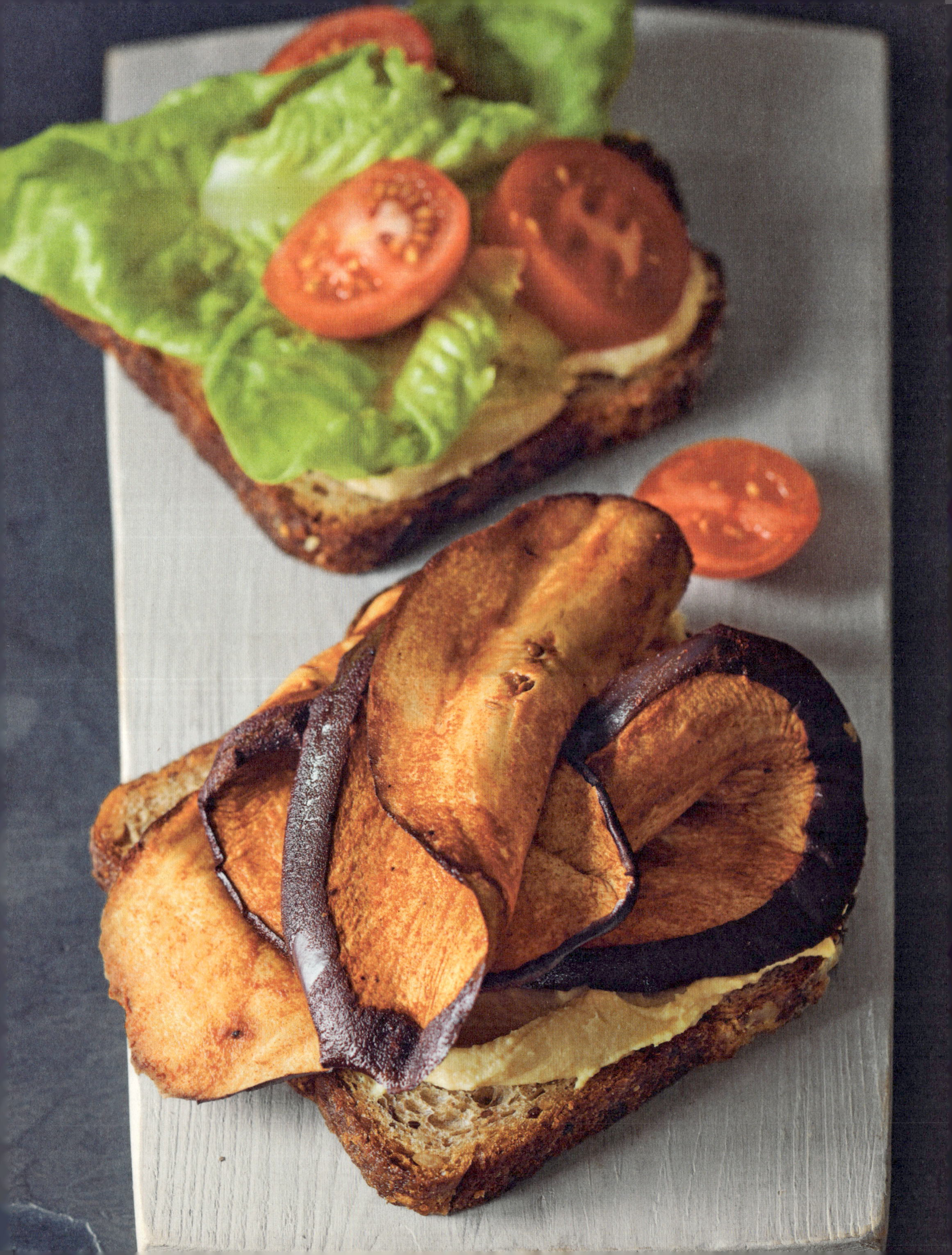

VORBEREITEN: 10 MINUTEN / KOCHEN: 30 MINUTEN / GESAMT: 40 MINUTEN
(wenn du die Aubergine vorher vorbereitest, kannst du 25 Minuten von der Zubereitungszeit streichen)

SANDWICH MIT »SPECK«, SALAT UND TOMATE

PORTIONEN 1

Sandwiches sind schnell gemacht und leicht zu essen, und das hier ist keine Ausnahme. Die knusprige und nach Fleisch schmeckende Aubergine, die saftige Tomate und das krosse Brot ergeben eine perfekte Kombination aus Geschmack und Textur.

»AUBERGINEN-SPECK«

2 EL Coconut Aminos (Würzsauce; online erhältlich)

1 EL reiner Ahornsirup

1 TL geräuchertes Paprikapulver

1 TL Flüssigrauch (im gut sortierten Supermarkt oder online erhältlich)

¼ TL Cayennepfeffer

2 EL frisch gepresster Limettensaft

1 TL frisch gemahlener schwarzer Pfeffer

1 mittelgroße Aubergine, längs in 3 mm dünne Scheiben geschnitten

SANDWICH

1 EL Hummus, selbst gemacht (Seite 284) oder aus dem Bioladen

2 Scheiben glutenfreies, veganes Brot, getoastet

1 Tomate, in Scheiben geschnitten

2 Blätter Kopfsalat

// **DEN »AUBERGINEN-SPECK« MACHEN** Den Backofen auf 100 °C vorheizen.

// Coconut Aminos, Ahornsirup, Paprikapulver, Flüssigrauch, Cayennepfeffer, Limettensaft und schwarzen Pfeffer in einer mittleren Schüssel miteinander verquirlen.

// Auberginenscheiben nebeneinander auf einem Backblech anordnen. Auf beiden Seiten mit der Coconut-Aminos-Mischung bestreichen. 20 bis 25 Minuten backen, bis die Auberginenscheiben leicht knusprig sind (sie werden beim Abkühlen noch knuspriger). Auberginen aus dem Backofen nehmen und abkühlen lassen.

// **DAS SANDWICH ANRICHTEN** Eine Seite der Toastscheiben mit Hummus bestreichen. Einen Toast mit ein paar Scheiben »Auberginen-Speck«, der Tomate und dem Salat belegen. Die andere Toastscheibe obenauf legen. Übrig gebliebene Auberginenscheiben halten in einem luftdichten Behälter im Kühlschrank bis zu 5 Tage.

TIPP

Ich habe statt der üblichen Mayonnaise Hummus verwendet, aber man kann seiner Kreativität freien Lauf lassen und mit veganer Mayonnaise oder auch einem milchfreien Käseaufstrich experimentieren.

VORBEREITEN: 5 MINUTEN / *KOCHEN:* 30 MINUTEN / *GESAMT:* 35 MINUTEN

SALAT-BOWL MIT SÜSSKARTOFFELN UND SCHWARZEN BOHNEN

PORTIONEN 2

Bowls sind immer eine gute Idee – und so leicht zusammenzustellen. Die hier wird aus gerösteten Süßkartoffeln, schwarzen Bohnen, Mais, Spinat, einem Tomaten-Avocado-Salat und einem großzügigen Klecks Hummus angerichtet. Man kann sie essen, wie hier angegeben, oder zusätzlich mit seinem Lieblingsdressing beträufeln.

2 kleine Süßkartoffeln, in 2 cm große Würfel geschnitten

¼ TL Paprikapulver

½ Avocado, in Scheiben geschnitten

1 große Tomate, in Scheiben geschnitten

½ kleine Zwiebel, gewürfelt

Saft von ½ Limette

1 Prise getrocknete Petersilie

Meersalz

60 g frischer Spinat

160 g Mais aus der Dose, abgegossen und abgespült

200 g schwarze Bohnen aus der Dose, abgegossen und abgespült

60 g Hummus, selbst gemacht (Seite 284) oder aus dem Bioladen

// Den Backofen auf 200 °C vorheizen. Ein Backblech mit Backpapier auslegen.

// Die Süßkartoffeln auf dem vorbereiteten Backpapier verteilen, mit dem Paprikapulver bestreuen und rund 30 Minuten rösten – dabei nach der Hälfte der Zeit wenden.

// In der Zwischenzeit Avocado, Tomate, Zwiebel, Limettensaft und Petersilie in einer mittleren Schüssel verrühren. Salzen und abschmecken.

// Die Süßkartoffeln, den Tomaten-Avocado-Salat, den Spinat, den Mais und die schwarzen Bohnen auf zwei Schüsseln verteilen. Mit einem Klecks Hummus garnieren und servieren.

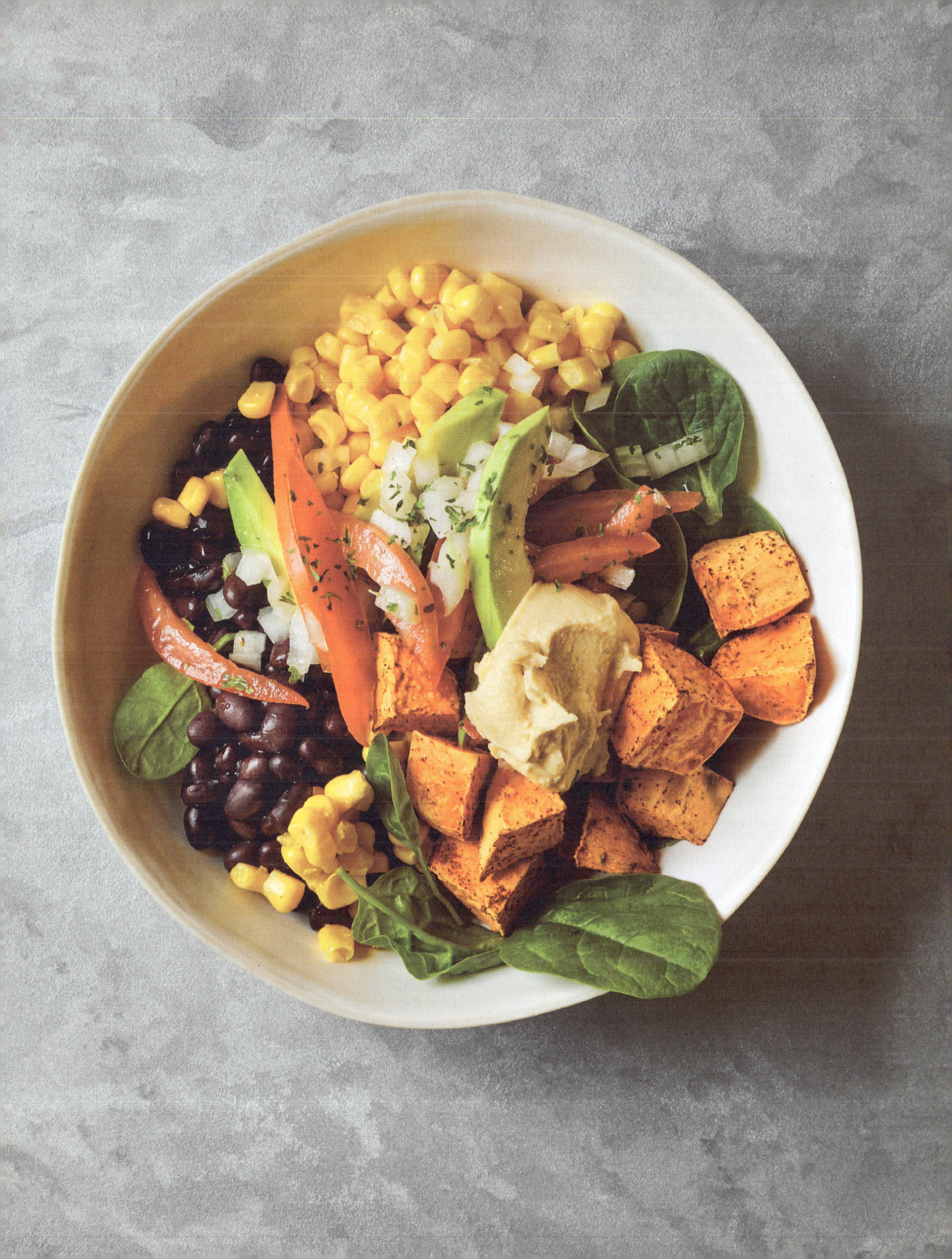

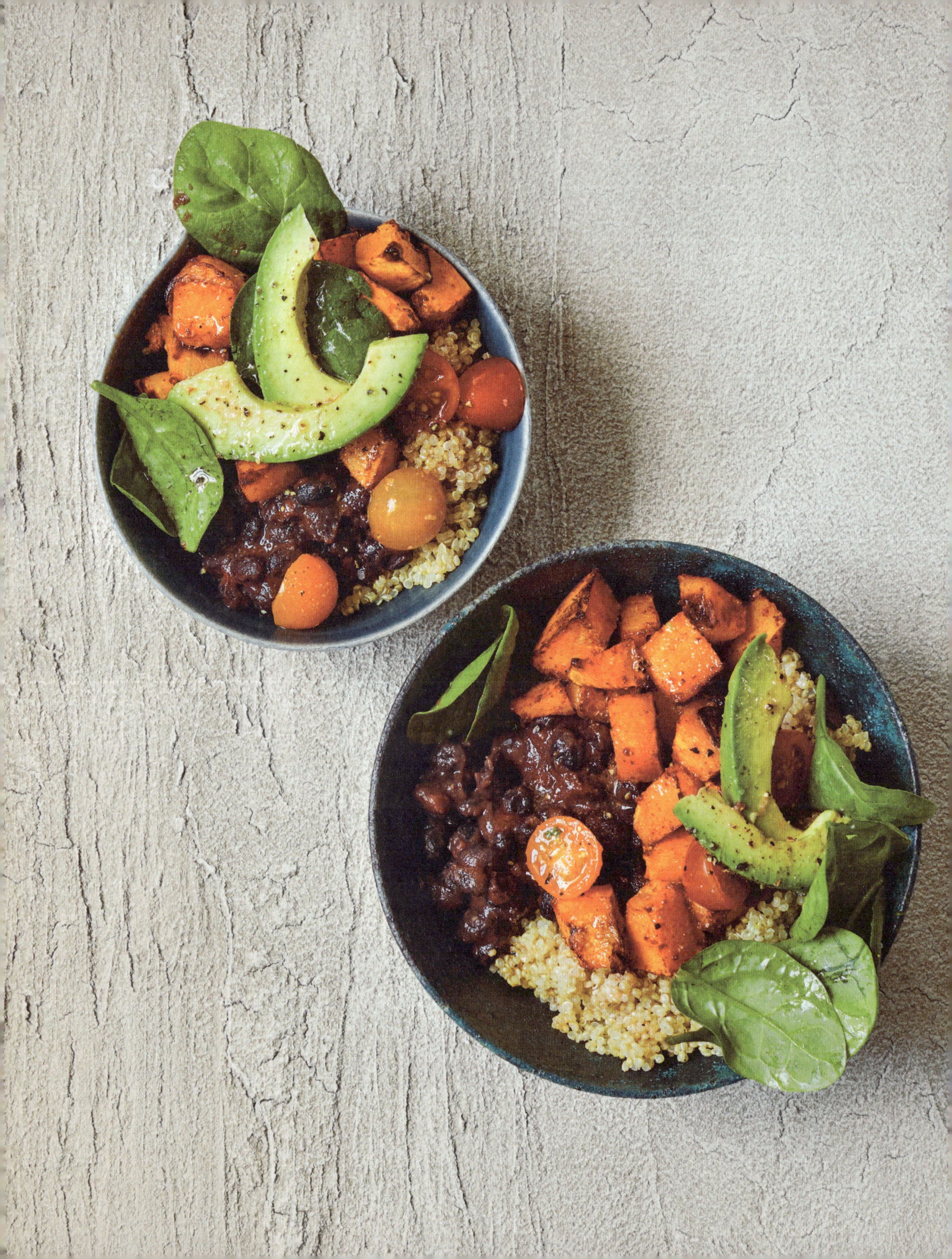

VORBEREITEN: 10 MINUTEN / *KOCHEN:* 30 MINUTEN / *GESAMT:* 40 MINUTEN

QUINOA-KÜRBIS-BOWL MIT SCHWARZEN BOHNEN

PORTIONEN 2

Diese leckere und nahrhafte Bowl besteht aus Butternusskürbis, Quinoa, schwarzen Bohnen, Avocado, Tomate und Spinat – ausschließlich pflanzliche Nahrungsmittel, die gut fürs Herz sind.

220 g Butternusskürbis, geschält und gewürfelt

½ TL Paprikapulver

Meersalz

100 g ungekochte Quinoa

150 g schwarze Bohnen aus der Dose (nicht abgießen)

1 EL Tomatenmark

DRESSING

Saft von 1 Limette

1½ EL Rotweinessig

1 EL natives Olivenöl extra

1 Prise Knoblauchpulver

Meersalz und frisch gemahlener schwarzer Pfeffer

BOWLS

60 g frischer Spinat

200 g Kirschtomaten, halbiert

½ Avocado, in Scheiben geschnitten

// Den Backofen auf 200 °C vorheizen. Ein Backblech mit Backpapier auslegen.

// Den Butternusskürbis auf dem vorbereiteten Backpapier verteilen und mit dem Paprikapulver und einer Prise Salz bestreuen. Den Kürbis 30 bis 35 Minuten rösten, dabei nach der Hälfte der Zeit wenden, bis der Kürbis weich und goldbraun ist.

// In der Zwischenzeit die Quinoa in einem feinmaschigen Sieb abspülen und gut abtropfen lassen. Die Quinoa in einen kleinen Topf füllen und 250 ml Wasser sowie eine Prise Salz hinzufügen. Alles zum Kochen bringen, dann die Temperatur reduzieren, den Deckel einen Spaltbreit offen lassen und 12 bis 15 Minuten köcheln lassen, bis das Wasser absorbiert wurde. Den Topf vom Herd nehmen, Deckel schließen und 5 Minuten stehen lassen. Die Quinoa mit einer Gabel auflockern.

// Die schwarzen Bohnen (mit der Flüssigkeit aus der Dose), das Tomatenmark und eine Prise Salz in einem anderen kleinen Topf verrühren, bei niedriger Temperatur zum Kochen bringen und rund 10 Minuten köcheln lassen.

// **DAS DRESSING MACHEN** Limettensaft, Essig, Olivenöl und Knoblauchpulver in einer kleinen Schüssel vermischen, salzen und pfeffern.

// **DIE BOWLS ZUSAMMENSTELLEN** Butternusskürbis, Quinoa, schwarze Bohnen, Spinat, Tomaten und Avocado auf zwei Schüsseln verteilen. Mit dem Dressing begießen und servieren.

VORBEREITEN: 10 MINUTEN / *KOCHEN:* 40 MINUTEN / *GESAMT:* 50 MINUTEN

TERIYAKI-SUSHI-BOWL

PORTIONEN 2

Jede dieser Zutaten ist schon für sich genommen lecker. Zusammen bilden sie jedoch eine absolut großartige Bowl! Dieses Gericht, reich an Vitaminen, Mineralien, Ballaststoffen und Geschmack dürfte bald zu einem Standardgericht in deinem Haushalt werden.

2 Süßkartoffeln, geschält und in 2 cm große Würfel geschnitten (rund 200 g)

100 g gekeimter Naturreis (nach Möglickeit Rundkornreis; im Bioladen oder online erhältlich)

Meersalz

TERIYAKI-DRESSING

2½ EL Teriyaki-Sauce (auf Basis von Coconut-Aminos-Sauce; online erhältlich)

1 EL vegane Mayonnaise ohne Soja

2 TL Coconut Aminos (Würzsauce; online erhältlich)

BOWLS

2 Möhren, geraspelt oder gehobelt

2 Radieschen, in Scheiben geschnitten

1 Avocado, in Scheiben geschnitten

120 g Grünkohlblätter, entstielt und gehackt, oder anderes Grüngemüse

2 Frühlingszwiebeln, in Röllchen geschnitten

eingelegter Ingwer

Dulse-Flocken (Algen; im Bioladen oder online erhältlich)

Sesamsamen

// Den Backofen auf 200 °C vorheizen. Ein Backblech mit Backpapier auslegen.

// Die Süßkartoffeln auf dem vorbereiteten Backpapier verteilen und rund 30 Minuten rösten – dabei nach der Hälfte der Zeit wenden –, bis sie weich und goldfarben sind.

// In der Zwischenzeit den Reis, 250 ml Wasser und eine Prise Salz in einem kleinen Topf verrühren und zum Kochen bringen. Die Temperatur reduzieren, den Deckel auflegen und rund 30 Minuten köcheln lassen, bis das Wasser absorbiert wurde. Den Topf vom Herd nehmen und 5 bis 10 Minuten stehen lassen. Den Reis mit einer Gabel auflockern und beiseitestellen.

// **DAS TERIYAKI-DRESSING MACHEN** Die Teriyaki-Sauce, die Mayonnaise und die Coconut Aminos in einer kleinen Schüssel miteinander verquirlen.

// **DIE BOWLS ZUSAMMENSTELLEN** Die Süßkartoffeln, den Reis, die Möhren, die Radieschen, die Avocado und den Grünkohl auf zwei Schalen verteilen. Mit den Frühlingszwiebeln, dem Ingwer, den Dulse-Flocken und den Sesamsamen bestreuen. Mit dem Dressing beträufeln und servieren.

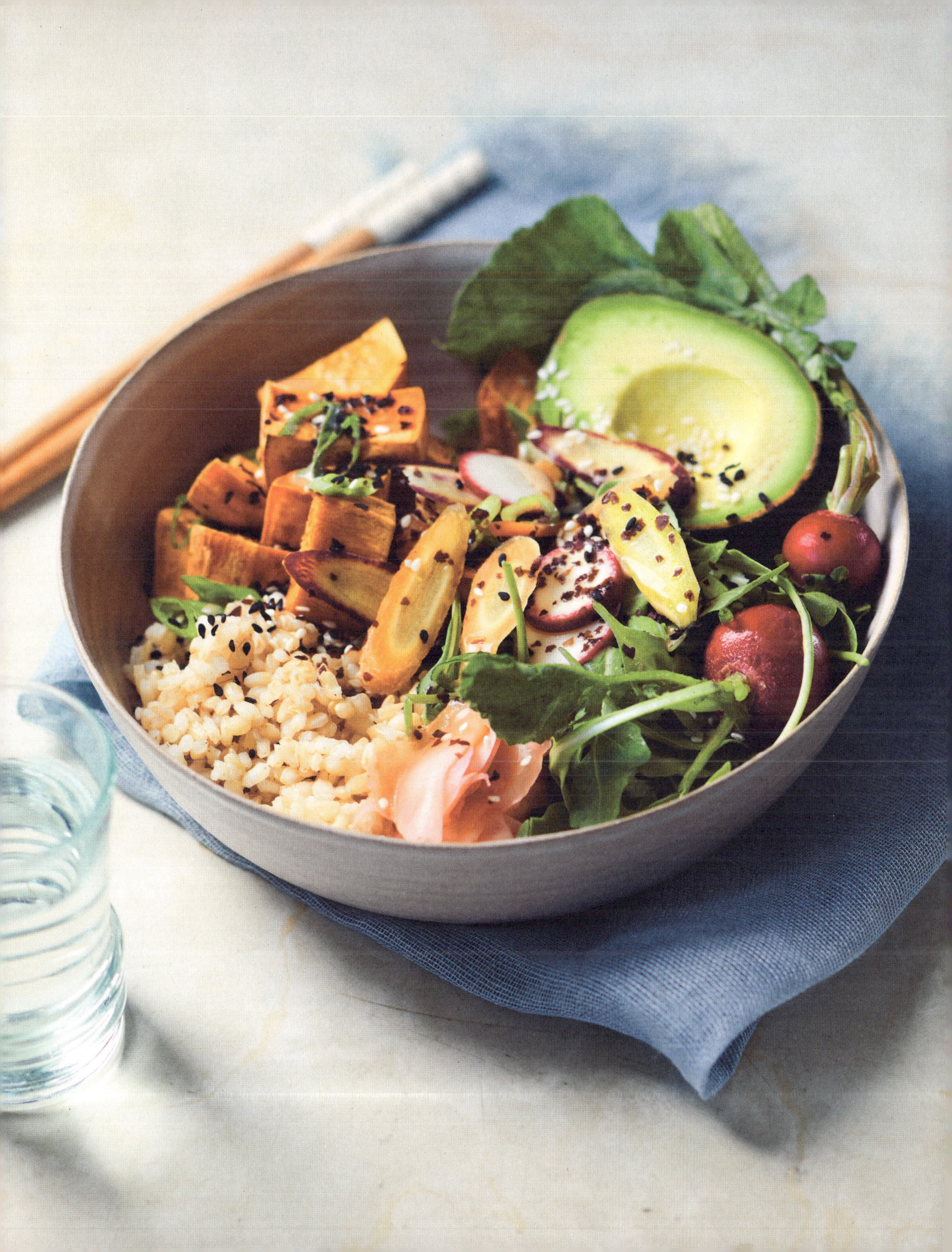

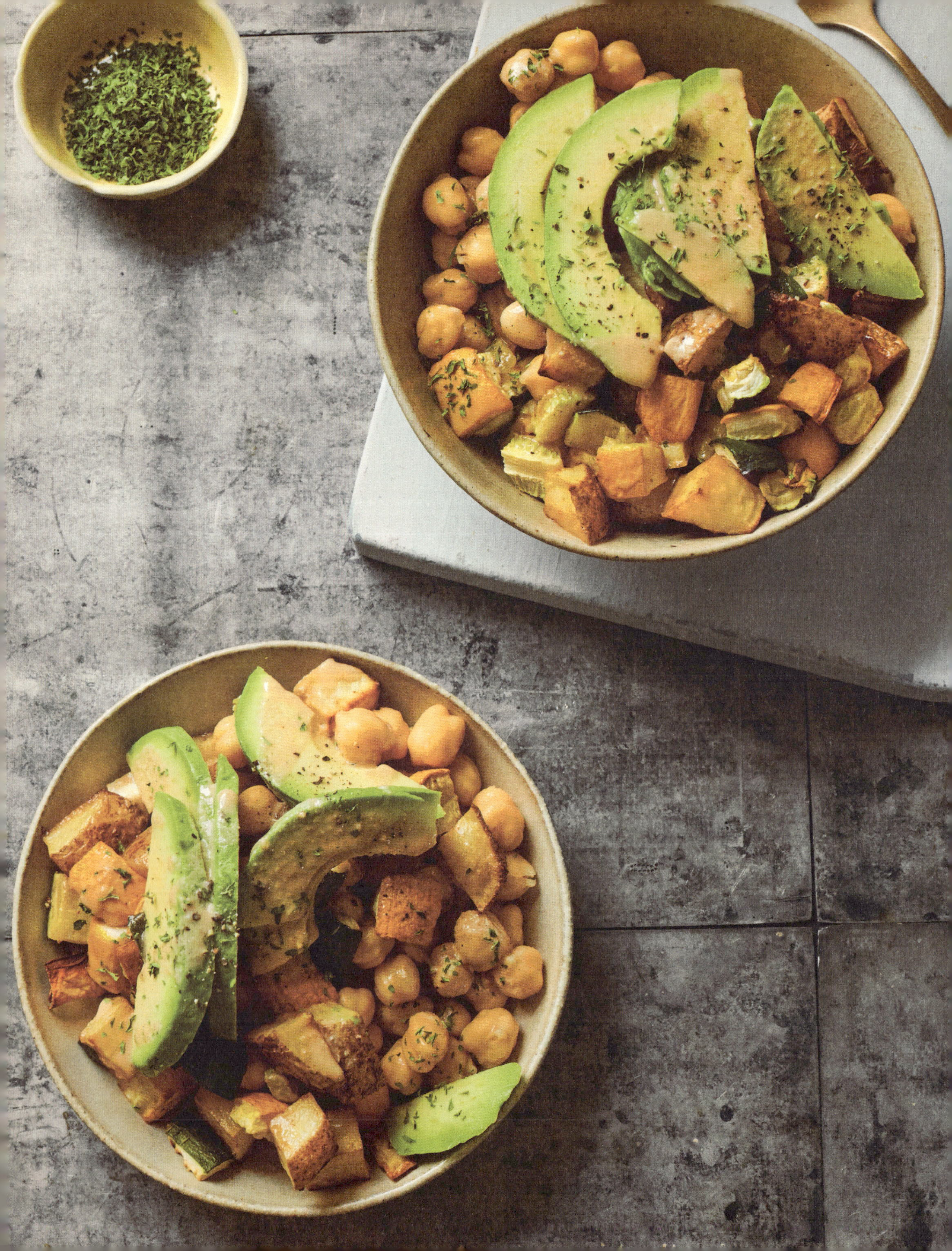

VORBEREITEN: 10 MINUTEN / *KOCHEN:* 35 MINUTEN / *GESAMT:* 45 MINUTEN

KARTOFFEL-BOWL MIT ZUCCHINI UND KÜRBIS

PORTIONEN 2

Hier kommt ein Lebensmittel-Kraftpaket in der Schüssel. Kichererbsen enthalten jede Menge Eiweiß, Ballaststoffe, Magnesium, Kalium, Eisen und Folsäure. Sommerkürbis und Zucchini sind rappelvoll mit Vitaminen und Mineralien. Zusammen mit den Kartoffeln ergeben sie ein sättigendes, aromatisches Gericht, das mittags und abends gegessen werden kann.

2 mittlere Kartoffeln (vorwiegend festkochend), rund 300 g, gewürfelt

1 EL Rapsöl

1 EL Coconut Aminos (Würzsauce; online erhältlich)

1 Prise gemahlener Kreuzkümmel

Meersalz

1 Sommerkürbis, gewürfelt

1 Zucchini, gewürfelt

TAHIN-DRESSING

1 EL Tahin (Sesampaste)

Saft von 1 Zitrone

1 EL Aceto balsamico

1 EL Coconut Aminos (Würzsauce; online erhältlich)

¼ EL Knoblauchpulver

1 Prise frisch gemahlener schwarzer Pfeffer

Meersalz

BOWLS

1 Dose Kichererbsen (Abtropfgewicht 240 g), abgegossen und abgespült

1 Avocado, in Scheiben geschnitten

getrocknete Petersilie

frisch gemahlener schwarzer Pfeffer

// Den Backofen auf 200 °C vorheizen. Ein Backblech mit Backpapier auslegen.

// Kartoffeln, Rapsöl, Coconut Aminos, Kreuzkümmel und eine Prise Salz in einer mittleren Schüssel gut verrühren. Kartoffeln auf dem vorbereiteten Backpapier verteilen und 15 Minuten rösten. Das Backblech aus dem Ofen nehmen, Kartoffeln wenden und beiseiteschieben, sodass genug Platz für Kürbis und Zucchini ist. Kürbis und Zucchini auf das Backblech legen, mit einer Prise Salz würzen und das Backblech wieder in den Backofen schieben. Alles 15 bis 20 Minuten rösten, bis die Kartoffeln weich sind.

// **IN DER ZWISCHENZEIT DAS DRESSING MACHEN** Tahin, Zitronensaft, Essig, Coconut Aminos, Knoblauchpulver und Pfeffer in einer kleinen Schüssel verrühren, dann salzen.

// **DIE BOWLS ZUSAMMENSTELLEN** Kartoffeln, Kürbis, Zucchini, Kichererbsen und Avocado auf zwei Schüsseln verteilen. Alles mit Petersilie und frischem Pfeffer bestreuen. Mit dem Dressing beträufeln und servieren.

VORBEREITEN: **10 MINUTEN** / *KOCHEN:* **20 MINUTEN** / *GESAMT:* **30 MINUTEN**

REGENBOGEN-QUINOA-BOWL

PORTIONEN 2

Diese farbenfrohe und nahrhafte Quinoa-Bowl hat jede Menge Eiweiß, Vitamine und Ballaststoffe zu bieten! Es gibt keine bessere Art, Gemüse zu essen. Quinoa, Grünkohl, Kichererbsen, Mais, Tomaten und Avocado verbinden sich perfekt zu einem Gericht, das komplett, ausgewogen und voller Geschmack ist.

100 g ungekochte Quinoa

Meersalz

ZITRONEN-TAHIN-DRESSING

1½ EL Tahin (Sesampaste)

Saft von ½ Zitrone

1 Prise Knoblauchpulver

¼ TL Meersalz

BOWLS

120 g Grünkohlblätter, entstielt und gehackt

2 Möhren, geraspelt (rund 150 g)

200 g Kirschtomaten, halbiert

½ Avocado, in Scheiben geschnitten

160 g Kichererbsen aus der Dose, abgegossen und abgespült

160 g Mais aus der Dose, abgegossen und abgespült

Meersalz und frisch gemahlener schwarzer Pfeffer

Sesamsamen, zum Garnieren

// Die Quinoa in einem feinmaschigen Sieb abspülen, gut abtropfen lassen, dann in einen kleinen Topf füllen und 250 ml Wasser sowie eine Prise Salz hinzufügen. Alles zum Kochen bringen, die Temperatur reduzieren, den Deckel auflegen und 12 bis 15 Minuten köcheln lassen, bis das Wasser absorbiert wurde. Den Topf vom Herd nehmen und 5 Minuten zugedeckt stehen lassen. Deckel abnehmen und die Quinoa mit einer Gabel auflockern.

// **DAS DRESSING MACHEN** Tahin, Zitronensaft, Knoblauchpulver, Salz und 2 EL Wasser in einer kleinen Schüssel miteinander verrühren.

// **DIE BOWLS ZUSAMMENSTELLEN** Quinoa, Grünkohl, Möhren, Tomaten, Avocado, Kichererbsen und Mais auf zwei Schüsseln verteilen. Mit Salz und Pfeffer würzen. Mit dem Dressing beträufeln, mit den Sesamsamen garnieren und servieren.

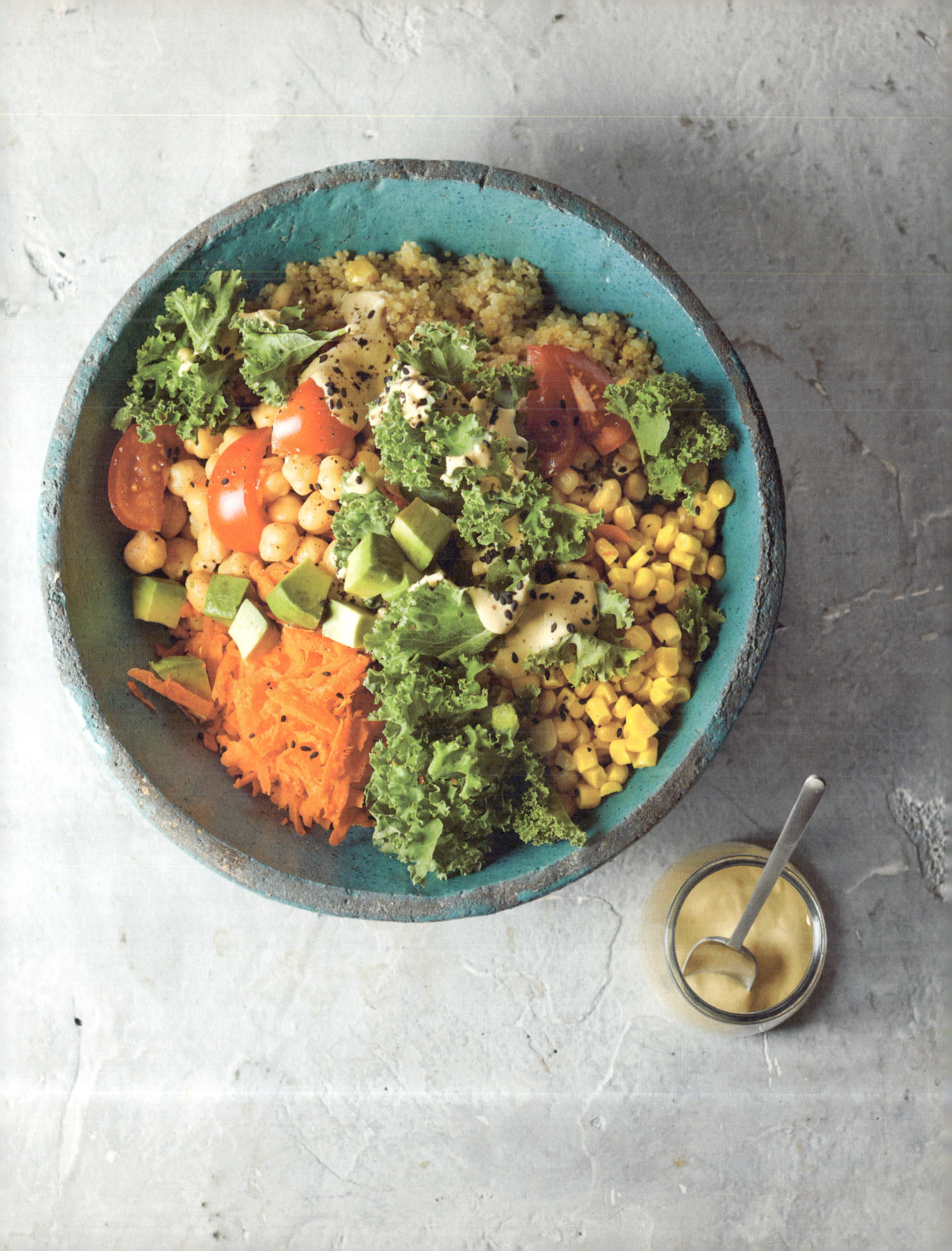

VORBEREITEN: 5 MINUTEN / *KOCHEN:* 20 MINUTEN / *GESAMT:* 25 MINUTEN

SCHWARZE-BOHNEN-BOWL MIT ARTISCHOCKE

PORTIONEN 2

Das Grillaroma der Artischocken und die würzige Salsa passen ausgezeichnet zu den schwarzen Bohnen und der Quinoa. In diesem Rezept werden gegrillte Artischocken aus dem Glas verwendet, aber wenn du genug Zeit hast, kannst du sie auch selbst zubereiten und dann in diesem Gericht verwenden.

100 g ungekochte Quinoa

Meersalz

400 g schwarze Bohnen aus der Dose, abgegossen (Flüssigkeit aufheben) und abgespült

1 EL Tomatenmark

1 Prise Zwiebelpulver

1 Prise Knoblauchpulver

SALSA

1 Paprikaschote, gewürfelt

1 Tomate, gewürfelt

½ Zwiebel, gewürfelt

Meersalz und frisch gemahlener schwarzer Pfeffer

2 EL Branntweinessig

Saft von ½ Limette

¼ TL Paprikapulver

4 marinierte, gegrillte Artischocken aus dem Glas, abgegossen

// Die Quinoa in einem feinmaschigen Sieb abspülen und gut abtropfen lassen. Anschließend in einen kleinen Topf füllen und 250 ml Wasser sowie eine Prise Salz hinzufügen. Alles zum Kochen bringen, die Temperatur reduzieren, den Deckel auflegen und 12 bis 15 Minuten köcheln lassen, bis das Wasser absorbiert wurde. Den Topf vom Herd nehmen und 5 Minuten zugedeckt stehen lassen. Den Deckel abnehmen und die Quinoa mit einer Gabel auflockern.

// In der Zwischenzeit die schwarzen Bohnen (mit der Flüssigkeit aus der Dose), das Tomatenmark, das Zwiebel- und das Knoblauchpulver mit einer Prise Salz in einem zweiten kleinen Topf miteinander verrühren. Bei niedriger Temperatur zum Köcheln bringen und rund 10 Minuten simmern lassen.

// **DIE SALSA MACHEN** Paprikaschote, Tomate und Zwiebel in einer kleinen Schüssel mischen, salzen und pfeffern. Essig, Limettensaft und Paprikapulver hinzufügen und nachwürzen. Gut durchrühren.

// Die Quinoa, die schwarzen Bohnen und die Artischocken auf zwei Schüsseln verteilen. Mit der Salsa beträufeln und servieren.

VORBEREITEN: 5 MINUTEN / *KOCHEN:* 15 MINUTEN / *GESAMT:* 20 MINUTEN

MÖHRENNUDELN MIT ZUCKERSCHOTEN

PORTIONEN 2

Was mir an Zuckerschoten so ausnehmend gut gefällt? Dass man sie nicht aushülsen, entkernen, schälen oder hacken muss – man kann sie mit der Schote und allem Drum und Dran essen. Außerdem enthalten sie jede Menge Vitamine, Eisen und Eiweiß. In diesem Gericht verbinden sie sich mit den Möhren zu einer Geschmacksexplosion, von dem hohen Nährwert ganz zu schweigen.

DRESSING

3 EL Coconut Aminos (Würzsauce; online erhältlich)

2 EL Erdnussbutter

2 EL Zitronensaft, frisch gepresst

1 TL Ingwer, frisch gerieben

1 EL reiner Ahornsirup

200 g Brokkoli, gewürfelt

1 große Möhre, geraspelt

200 g Zuckerschoten

230 g Reisnudeln

30 g Sesamsamen, zum Garnieren

// **DAS DRESSING MACHEN** Alle Zutaten für das Dressing in einer mittleren Schüssel miteinander verrühren. Beiseitestellen.

// Einen Dämpfeinsatz in einen großen Topf mit Wasser stellen, sodass es den Einsatz gerade nicht berührt. Das Wasser bei mittlerer Hitze zum Kochen bringen. Den Brokkoli in den Einsatz legen, Deckel auflegen und 2 Minuten dünsten. Den Brokkoli in eine große Schüssel umfüllen. Diesen Vorgang mit den Möhren und den Zuckerschoten wiederholen und sie in die Schüssel mit dem Brokkoli geben, wenn sie gar sind.

// In der Zwischenzeit 1 l Wasser in einem mittleren Topf zum Kochen bringen. Sobald das Wasser sprudelnd kocht, die Reisnudeln hinzufügen und 10 Minuten kochen, bis sie weich, aber noch bissfest sind. Die Nudeln abgießen, unter kaltem, fließendem Wasser abspülen und abtropfen lassen. Die Nudeln in die Schüssel mit dem Gemüse umfüllen.

// Das Dressing hinzufügen und gut durchrühren.

// Mit den Sesamsamen garnieren und servieren. Übrig gebliebenes Dressing kann in einem luftdichten Behälter im Kühlschrank bis zu 5 Tage aufbewahrt werden.

VORBEREITEN: 10 MINUTEN / *KOCHEN:* 15 MINUTEN / *GESAMT:* 25 MINUTEN

SPINAT-GRÜNKOHL-PASTA MIT KNUSPRIGEM ROSENKOHL

PORTIONEN 2

Diese schnell und einfach zubereitete Pasta wird in einem Spinat-Grünkohl-Pesto geschwenkt und zum krönenden Abschluss mit knackig-knusprigem Rosenkohl bestreut. Die pure Gemüse-Power – eine wahrhaft köstliche Kombination, die sättigt und schmeckt!

KNUSPRIGER ROSENKOHL

100 g Rosenkohl, fein gehobelt

1½ TL Olivenöl

1 Prise Meersalz

frisch gemahlener schwarzer Pfeffer

130 g Naturreis-Penne oder andere glutenfreie, vegane Pasta (im Bioladen erhältlich)

SPINAT-GRÜNKOHL-PESTO

50 g frischer Spinat

50 g Grünkohlblätter, entstielt und gehackt

2 EL Cashewkerne

1 EL getrocknetes Basilikum

2 EL natives Olivenöl extra

Saft von ½ Limette

1 TL Knoblauch, fein geschnitten

¼ TL Meersalz

frisch gemahlener schwarzer Pfeffer

// Den Backofen auf 230 °C vorheizen. Ein Backblech mit Backpapier auslegen.

// Wasser in einem großen Topf zum Kochen bringen.

// **DEN KNUSPRIGEN ROSENKOHL MACHEN** Rosenkohl, Olivenöl, Salz und Pfeffer gut miteinander vermischen. Rosenkohl auf dem vorbereiteten Backpapier verteilen und 10 bis 15 Minuten rösten, bis er knusprig ist.

// In der Zwischenzeit die Pasta und Salz in das kochende Wasser geben und umrühren. Die Pasta nach Packungsanleitung garen, dann abgießen, 125 ml des Kochwassers zurückbehalten und die Pasta wieder in den Topf geben.

// **DAS PESTO ZUBEREITEN** Spinat, Grünkohl, die Hälfte des zurückbehaltenen Kochwassers, Cashewkerne, Basilikum, Olivenöl, Limettensaft, Knoblauch, Salz und Pfeffer in einer Küchenmaschine fein pürieren. Gegebenenfalls esslöffelweise weiteres Pasta-Kochwasser hinzufügen, bis die gewünschte Konsistenz erreicht ist.

// Das Pesto in den Topf mit der Pasta geben und so lange unterrühren, bis die Pasta völlig damit überzogen ist. Abschmecken und gegebenenfalls nachwürzen.

// Die Pasta mit dem knusprigen Rosenkohl bestreuen und servieren.

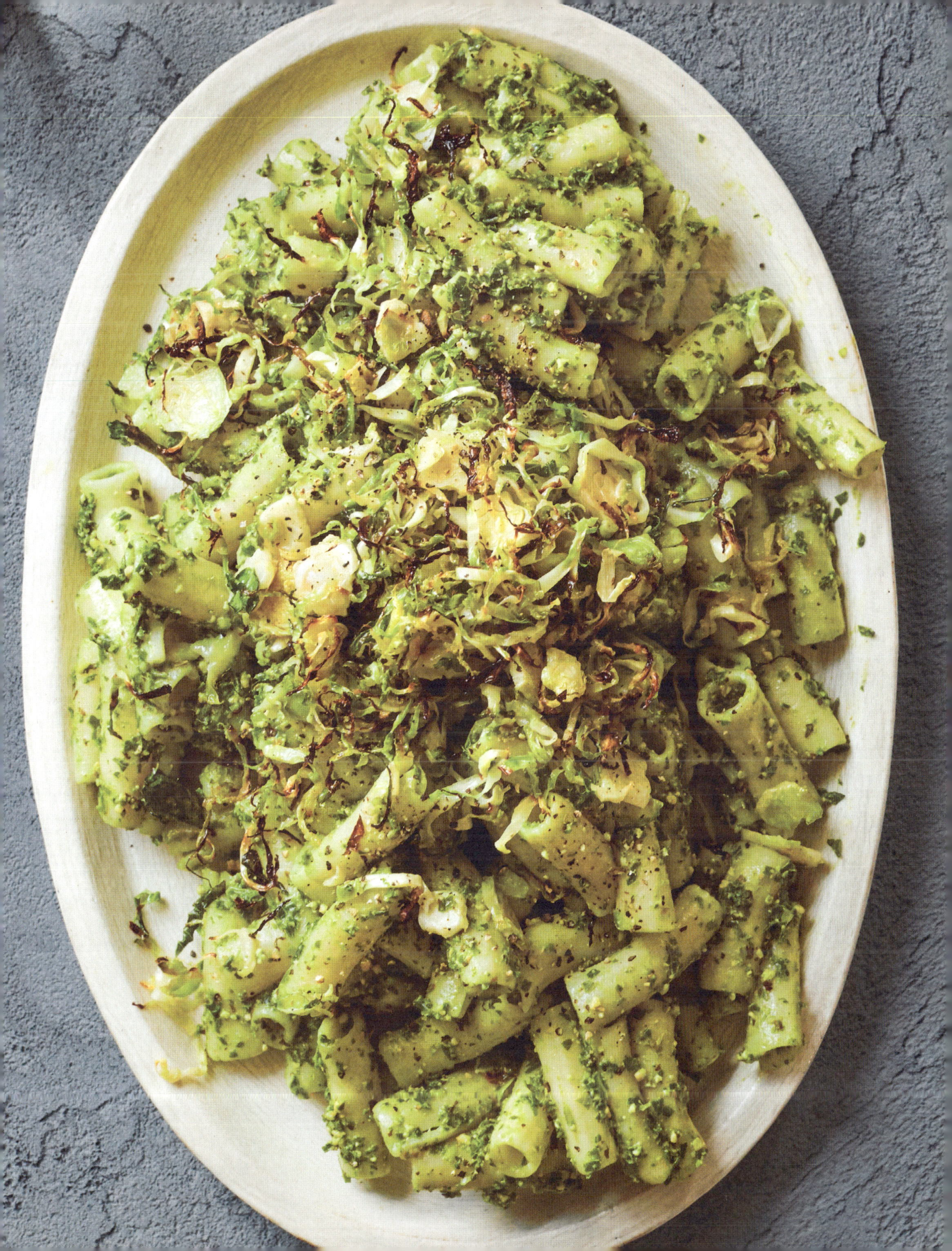

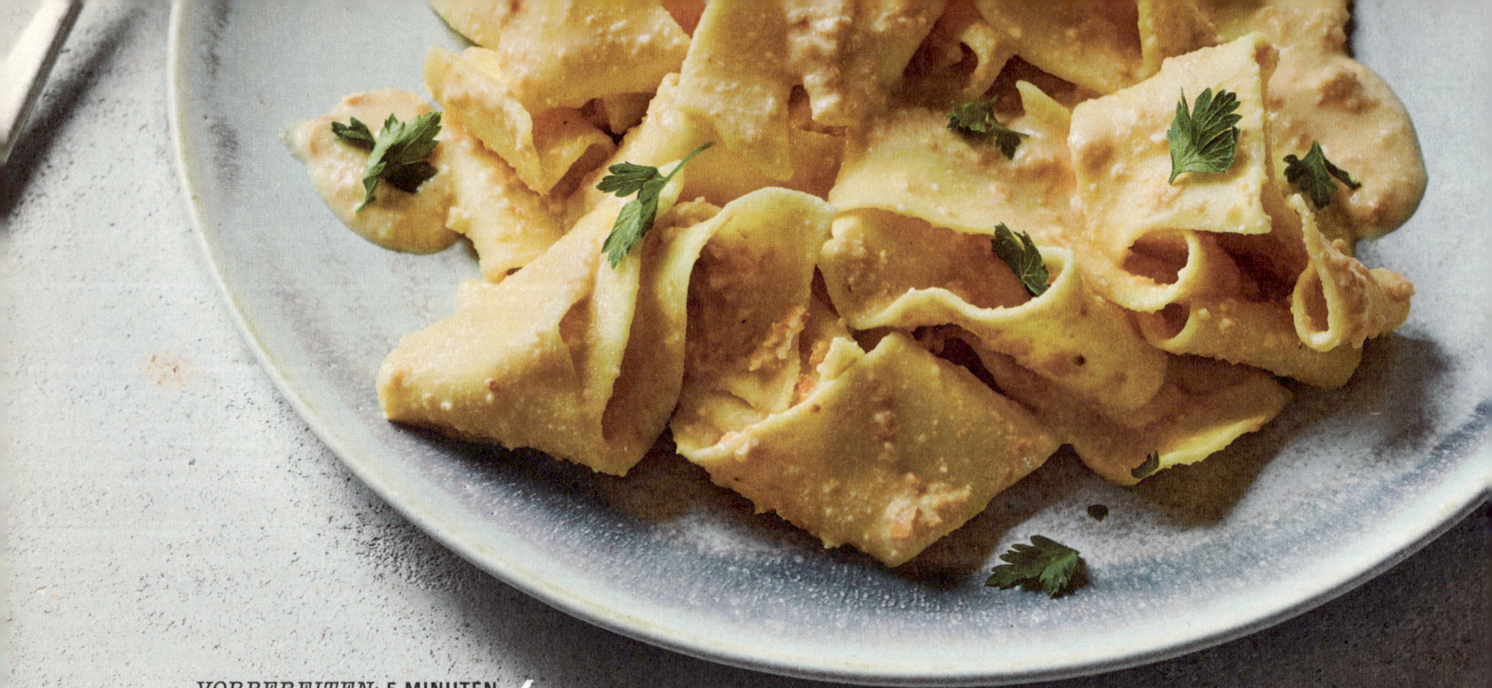

VORBEREITEN: **5 MINUTEN** /
KOCHEN: **10 MINUTEN** /
GESAMT: **15 MINUTEN**

CASHEW-KÄSE-PASTA

PORTIONEN
2

Eine simple Kombination aus Cashewkernen, Limette und Hefeflocken macht aus diesem Gericht eine gesunde, eiweißreiche Mahlzeit. Die Cashewstücke in der Sauce verleihen der Pasta einen schönen Biss, und die frische Petersilie sorgt mit ihren zusätzlichen Aromen für Ausgewogenheit.

70 g Cashewkerne

170 g glutenfreie Pasta

2 EL Hefeflocken (im Bioladen erhältlich)

Saft von ½ Limette

1 Prise Knoblauchpulver

¼ TL Meersalz

frische Petersilie, zum Garnieren, nach Belieben

// Die Cashewkerne in eine kleine Schüssel legen, mit warmem oder heißem gefiltertem Wasser bedecken und rund 5 Minuten einweichen lassen. (Für eine glattere Konsistenz über Nacht in gefiltertem Wasser einweichen lassen.)

// Wasser in einem großen Topf zum Kochen bringen. Die Pasta hinzufügen und nach Packungsanleitung garen.

// In der Zwischenzeit die Cashewkerne abgießen und in einen Standmixer oder eine Küchenmaschine umfüllen. Hefeflocken, Limettensaft, Knoblauchpulver, Salz und 125 ml Wasser hinzufügen und alles fein pürieren.

// Die Pasta abgießen und wieder in den Topf geben. Die Cashewsauce hinzufügen und gut unterrühren.

// Nach Belieben mit der Petersilie garnieren und servieren.

VORBEREITEN: **5 MINUTEN** / *KOCHEN:* **10 MINUTEN** / *GESAMT:* **15 MINUTEN**

SPINAT-SAHNE-PASTA

PORTIONEN 2

Gönne dir diese schnell gemachte, cremige, herzhafte und köstliche Pasta! Dieses bei Kindern beliebte Gericht wird mit Superzutaten zubereitet: Spinat, Cashewkernen, Limettensaft und Hefeflocken.

70 g Cashewkerne

170 g Pasta nach Wahl

100 g frischer Spinat

2 EL Hefeflocken (im Bioladen erhältlich)

Saft von ½ Limette

1 Prise Knoblauchpulver

¼ TL Meersalz

frisch gemahlener schwarzer Pfeffer

// Die Cashewkerne in eine kleine Schüssel legen, mit warmem oder heißem gefiltertem Wasser bedecken und rund 5 Minuten einweichen lassen. (Für eine glattere Konsistenz über Nacht in gefiltertem Wasser einweichen lassen.)

// Wasser in einem großen Topf zum Kochen bringen. Die Pasta hinzufügen und nach Packungsanleitung garen.

// In der Zwischenzeit die Cashewkerne abgießen und in einen Standmixer oder eine Küchenmaschine umfüllen. Spinat, Hefeflocken, Limettensaft, Knoblauchpulver, Salz und 125 ml Wasser hinzufügen und fein pürieren.

// Die Pasta abgießen und wieder in den Topf geben. Die Spinatsauce hinzufügen und unterrühren, bis die Pasta völlig überzogen ist.

// Mit Pfeffer würzen und servieren.

VORBEREITEN: 5 MINUTEN / *KOCHEN:* 25 MINUTEN / *GESAMT:* 30 MINUTEN

QUINOA-GEMÜSE-SALAT MIT »SONNENBLUMEN-KERN-PARMESAN«

PORTIONEN 4

Ich liebe Quinoa und Kichererbsen – vor allem in einem Gericht kombiniert. Wachtelbohnen habe ich ihres Eiweißgehalts wegen hinzugefügt. Der »Sonnenblumenkern-Parmesan« erweitert das Geschmacksspektrum.

200 g ungekochte Quinoa

Meersalz

150 g tiefgefrorene Erbsen

½ Bund Petersilie, Blätter abgezupft und fein gehackt

1 Dose Kichererbsen (Abtropfgewicht 240 g), abgegossen und abgespült

1 Dose Mais (Abtropfgewicht 240 g), abgegossen und abgespült

1 Dose Wachtelbohnen (Abtropfgewicht 240 g), abgegossen und abgespült

1 grüne Paprikaschote, fein gehackt

1 rote Paprikaschote, fein gehackt

1 kleine Selleriestange, fein gehackt

Saft von 1 Limette

2 EL natives Olivenöl extra

frisch gemahlener schwarzer Pfeffer

»SONNENBLUMENKERN-PARMESAN«

35 g ungesalzene Sonnenblumenkerne, geröstet

2 EL Hefeflocken (im Bioladen erhältlich)

¼ TL Meersalz

// Die Quinoa in einem feinmaschigen Sieb abspülen und gut abtropfen lassen, dann in einen kleinen Topf schütten und eine Prise Salz sowie 500 ml Wasser hinzufügen. Alles zum Kochen bringen, dann die Temperatur reduzieren, den Deckel auflegen und 12 bis 15 Minuten köcheln lassen, bis das Wasser absorbiert wurde. Den Topf vom Herd nehmen und 5 Minuten zugedeckt stehen lassen. Deckel abnehmen, die Quinoa mit einer Gabel auflockern und abkühlen lassen.

// Die Tiefkühlerbsen in ein Sieb geben und zum Auftauen unter kaltes fließendes Wasser stellen. Die Erbsen gut abtropfen lassen und in eine große Schüssel schütten.

// Petersilie, Kichererbsen, Mais, Wachtelbohnen, Paprikaschoten, Sellerie, Limettensaft und Olivenöl hinzufügen und mit Salz und Pfeffer würzen. Alles gut miteinander vermengen.

// Die abgekühlte Quinoa zu der Bohnenmischung geben und unterrühren.

// **DEN »SONNENBLUMENKERN-PARMESAN« MACHEN** Alle Zutaten für den »Parmesan« in eine Küchenmaschine geben und mehrmals kurz mixen, bis die Mischung die Konsistenz von geriebenem Parmesan hat.

// Den Quinoa-Gemüse-Salat mit dem »Parmesan« bestreuen und servieren.

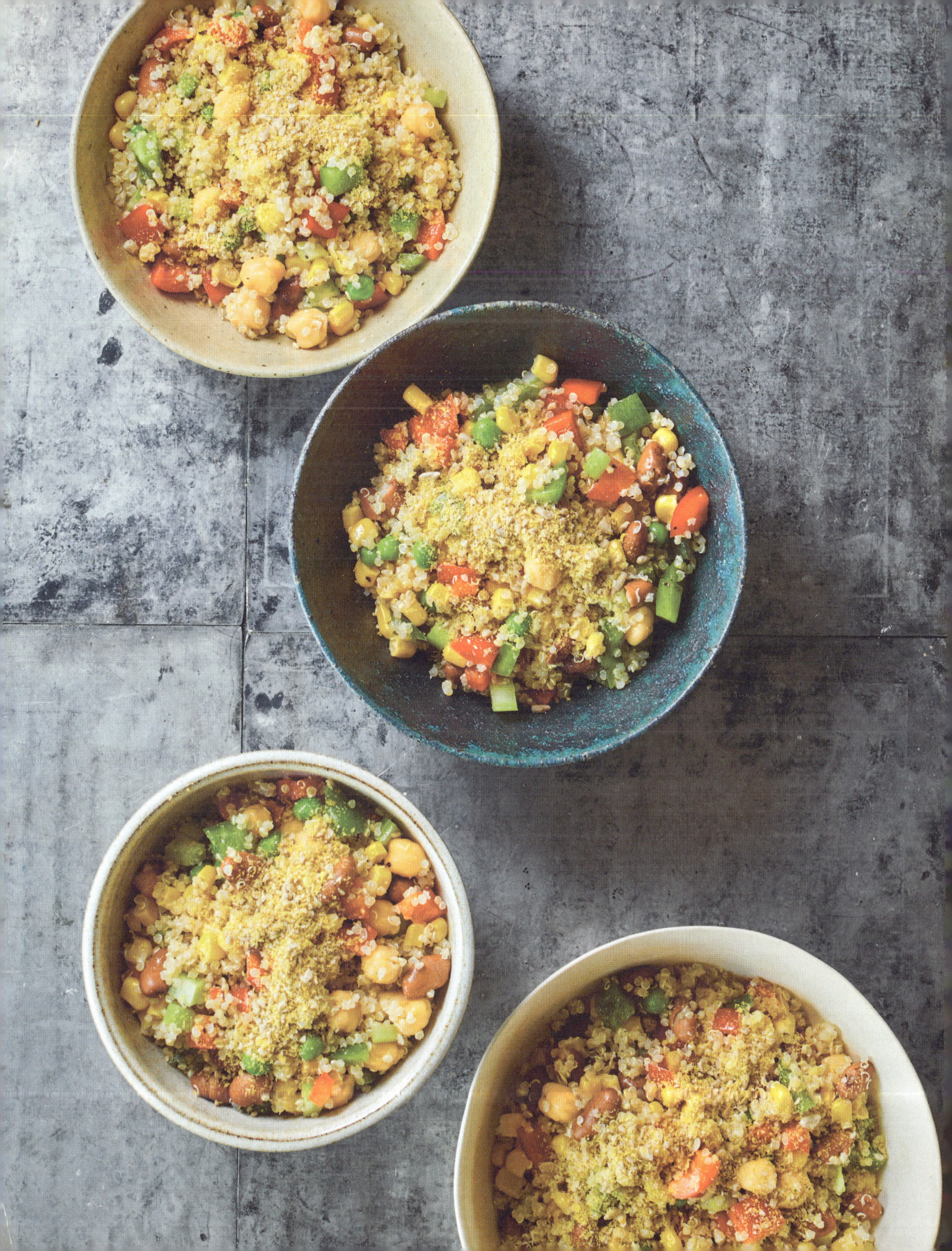

VORBEREITEN: 10 MINUTEN / *KOCHEN:* 20 MINUTEN / *GESAMT:* 30 MINUTEN

THAI-SALAT MIT ERDNUSSKERNEN UND QUINOA

PORTIONEN 2

Dieser von der Thai-Küche inspirierte knackigfrische Salat ist leicht, lecker und voller nährstoffreicher Gemüsesorten wie Rucola, Kohl und Möhren, alles überzogen mit einem cremigen Erdnussdressing.

150 g ungekochte Quinoa

Meersalz

ERDNUSSDRESSING

2 EL Erdnussbutter

1 EL Coconut Aminos (Würzsauce; online erhältlich)

2 EL Reisessig

1 Prise Ingwerpulver

1 Prise frisch gemahlener schwarzer Pfeffer

60 g Rucola

30 g fein geschnittener Kohl

1 Möhre, geraspelt

2 EL Erdnusskerne, gehackt

// Die Quinoa in einem feinmaschigen Sieb abspülen und gut abtropfen lassen, dann in einen kleinen Topf umschütten und eine Prise Salz und 350 ml Wasser hinzufügen. Alles zum Kochen bringen, dann die Temperatur reduzieren, den Deckel auflegen und 12 bis 15 Minuten köcheln lassen, bis das Wasser absorbiert wurde. Den Topf vom Herd nehmen und 5 Minuten zugedeckt stehen lassen. Deckel abnehmen, die Quinoa mit einer Gabel auflockern und abkühlen lassen.

// **DAS ERDNUSSDRESSING MACHEN** Alle Zutaten für das Erdnussdressing in eine kleine Schüssel geben und gut verrühren, bis die Mischung glatt ist.

// Die abgekühlte Quinoa mit Rucola, Kohl und Möhre vermengen. Die Hälfte des Dressings hinzufügen und durchrühren, bis das Gemüse überzogen ist. Abschmecken und gegebenenfalls nachsalzen.

// Den Salat mit den gehackten Erdnusskernen bestreuen, mit dem restlichen Dressing beträufeln und servieren.

DIE ZUKUNFT HÄNGT DAVON AB, WAS WIR HEUTE TUN.

– *MAHATMA GANDHI*

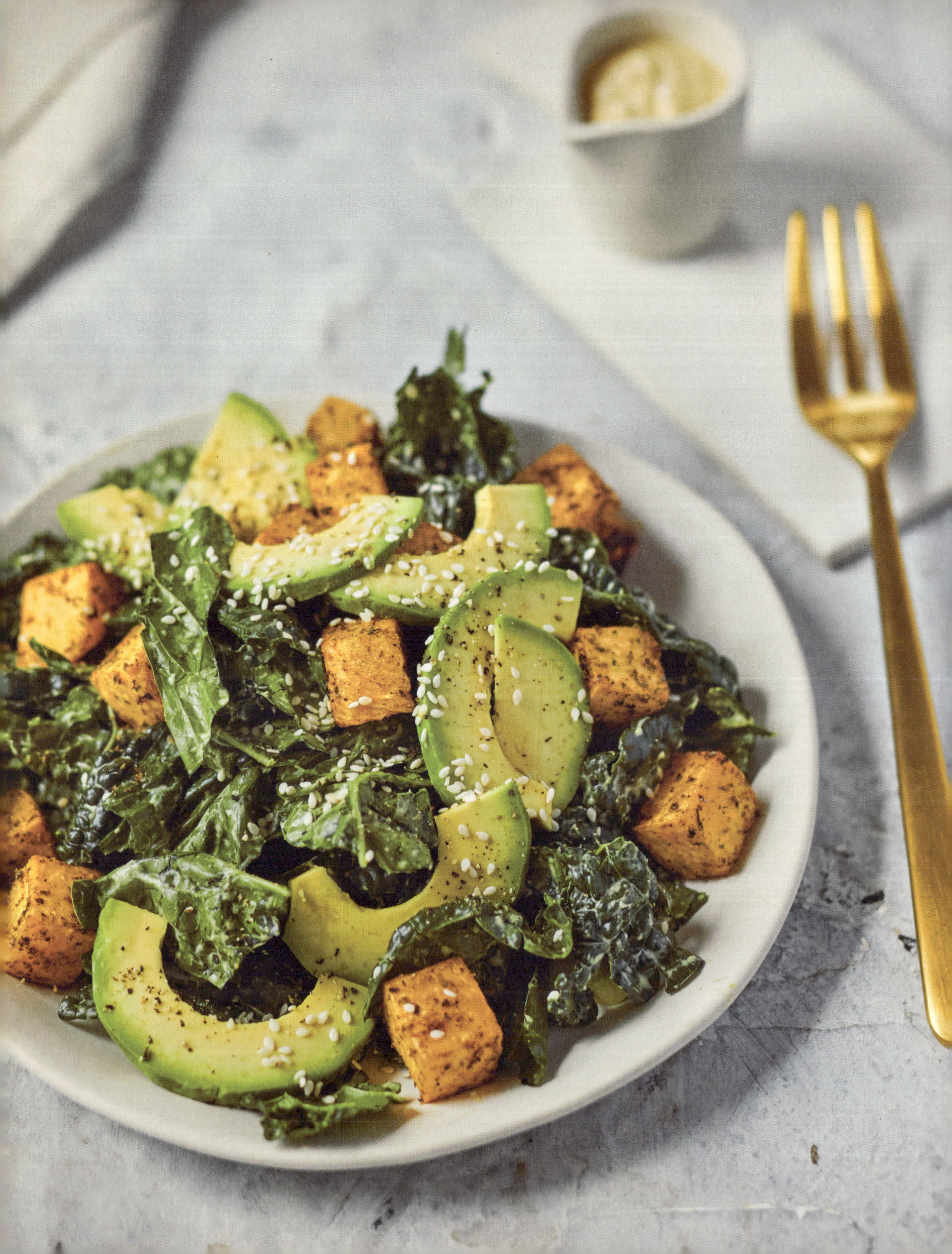

VORBEREITEN: **10 MINUTEN** (plus 2 bis 3 Stunden Einweichen) /
KOCHEN: **35 MINUTEN** / *GESAMT:* **45 MINUTEN**

GERÖSTETER GRÜNKOHL-STECKRÜBEN-SALAT

PORTIONEN 2

Steckrüben sind ein nährstoffreiches Gemüse, das viele Antioxidantien enthält. Hier werden sie, mit Kräutern und Gewürzen versehen, auf einem Grünkohlsalat serviert, mit einem cremigen Cashewdressing angerichtet und mit Sesamsamen bestreut. Falls gerade keine Steckrübensaison ist, kannst du sie gut durch Süßkartoffeln ersetzen, die das ganze Jahr über erhältlich sind.

30 g Cashewkerne

2 kleine Steckrüben, geschält und in 2 cm große Würfel geschnitten

1 EL Olivenöl

¼ TL geräuchertes Paprikapulver

¼ TL gemahlener Kreuzkümmel

¼ TL gemahlener Koriander

¼ TL Knoblauchpulver

¼ TL getrocknetes Basilikum

½ TL getrocknete Petersilie

Meersalz

DRESSING

2 TL Hefeflocken (im Bioladen erhältlich)

Saft von ½ Zitrone

½ TL Dijonsenf

¼ TL Meersalz

1 Prise Knoblauchpulver

250 g Grünkohlblätter, entstielt und gehackt

1 Avocado, in Scheiben geschnitten

Sesamsamen

// Die Cashewkerne in eine kleine Schüssel legen, mit warmem oder heißem gefiltertem Wasser bedecken und 2 bis 3 Stunden einweichen lassen.

// Den Backofen auf 220 °C vorheizen. Ein Backblech mit Backpapier auslegen.

// Steckrüben, Olivenöl, Paprikapulver, Kreuzkümmel, Koriander, Knoblauchpulver, Basilikum und Petersilie in einer mittleren Schüssel mischen und salzen. Die Steckrübenmischung auf dem vorbereiteten Backpapier ausbreiten und 35 bis 40 Minuten rösten, bis sie goldfarben ist und sich mit einer Gabel leicht einstechen lässt.

// **DAS DRESSING MACHEN** Die Cashewkerne abgießen, abspülen und in eine Küchenmaschine geben. Hefeflocken, Zitronensaft, Senf, Salz, Knoblauchpulver und 2 EL Wasser hinzufügen. Cremig fein pürieren.

// Den Grünkohl in eine große Schüssel legen und das Dressing mit sauberen Händen einmassieren, bis der Grünkohl völlig damit überzogen ist.

// Steckrüben und Avocado auf dem Grünkohl anrichten, alles mit Sesamkörnern bestreuen und servieren.

VORBEREITEN: 5 MINUTEN / *KOCHEN:* 1 STUNDE 15 MINUTEN / *GESAMT:* 1 STUNDE 20 MINUTEN

SCHARFE SUPPE MIT LINSEN UND BOHNEN

PORTIONEN 4

Linsen sind prall gefüllt mit einer ganzen Reihe von Nährstoffen, die gut für die Gesundheit und den Stoffwechsel sind. In diesem Rezept hab ich sie in eine fatastische scharfe Suppe verwandelt. Wir haben davon immer einen Vorrat im Kühlschrank, und ich hoffe, dass du sie ebenso magst wie wir.

200 g getrocknete Linsen, abgespült

200 g getrocknete Kidney- oder Wachtelbohnen, abgespült

½ kleine Zwiebel, fein gehackt

1 Knoblauchzehe, fein gehackt

1 EL gemahlener Kreuzkümmel

1 EL gemahlener Koriander

1 Dose Mais (Abtropfgewicht 240 g), abgegossen und abgespült

½ kleine grüne Paprikaschote, fein gewürfelt

½ kleine rote Paprikaschote, fein gewürfelt

1 Tomate, gewürfelt

2 EL Tomatenmark

1 TL Chilipulver

¼ TL Meersalz, nach Belieben mehr

½ TL frisch gemahlener schwarzer Pfeffer

1 Avocado, in Scheiben geschnitten, zum Servieren

frisches Koriandergrün, zum Garnieren, nach Belieben

// Linsen, Bohnen, Zwiebel, Knoblauch, Kreuzkümmel und Koriander in einem großen Topf vermengen und 2 l Wasser hinzufügen. Alles zum Kochen bringen, dann die Temperatur reduzieren, den Deckel auflegen und unter gelegentlichem Rühren rund 45 Minuten köcheln lassen.

// Den Mais, die Paprikaschoten, die Tomate, das Tomatenmark, das Chilipulver, das Salz und den schwarzen Pfeffer hinzufügen, umrühren und weitere 30 Minuten köcheln lassen – oder länger, wenn die Suppe dicker werden soll. Die Suppe abschmecken und gegebenenfalls nachwürzen und Wasser hinzufügen, bis sie die gewünschte Konsistenz hat.

// Die Suppe in tiefe Teller schöpfen und jeweils mit ein paar Avocadoscheiben belegen. Nach Belieben mit Koriandergrün garnieren und servieren.

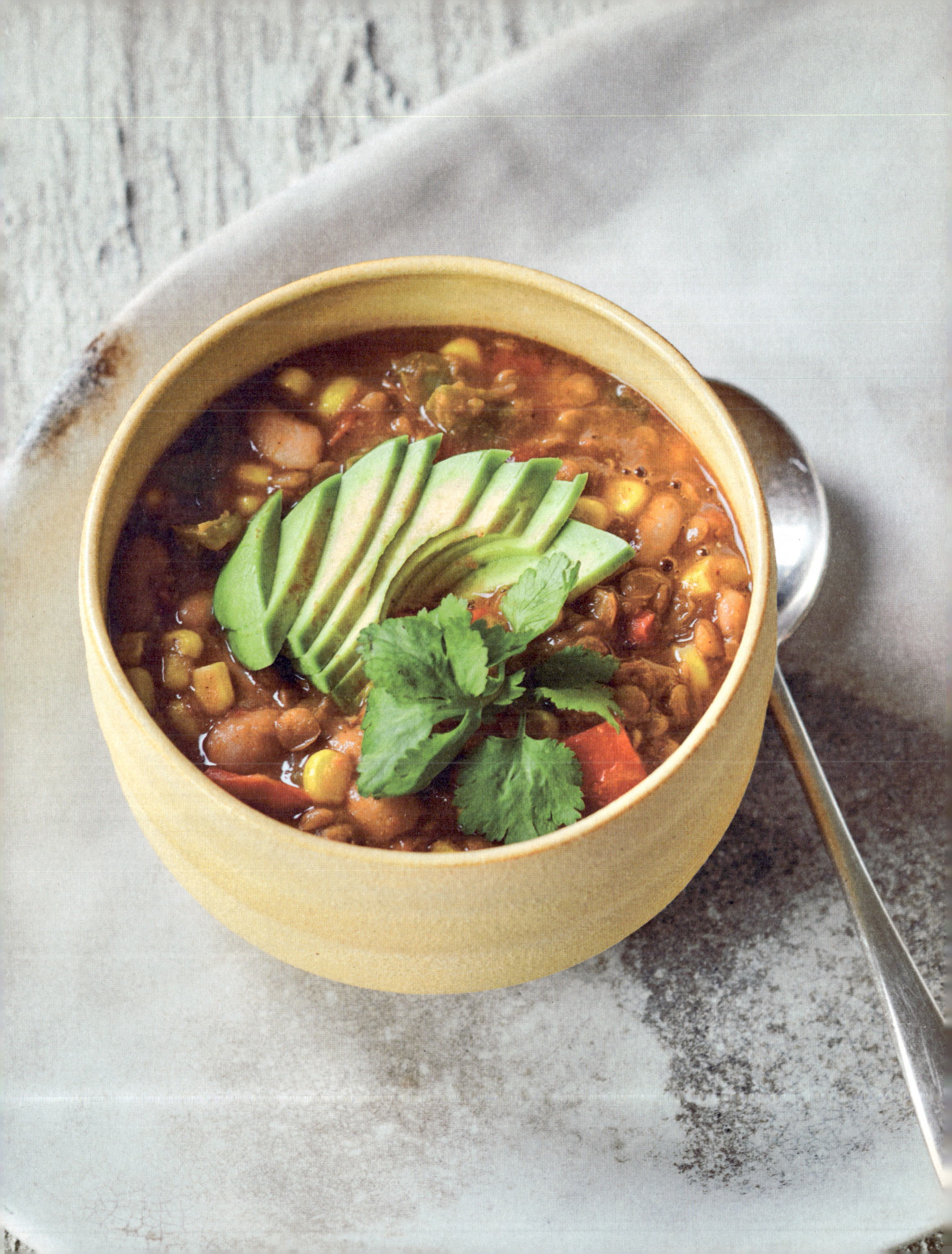

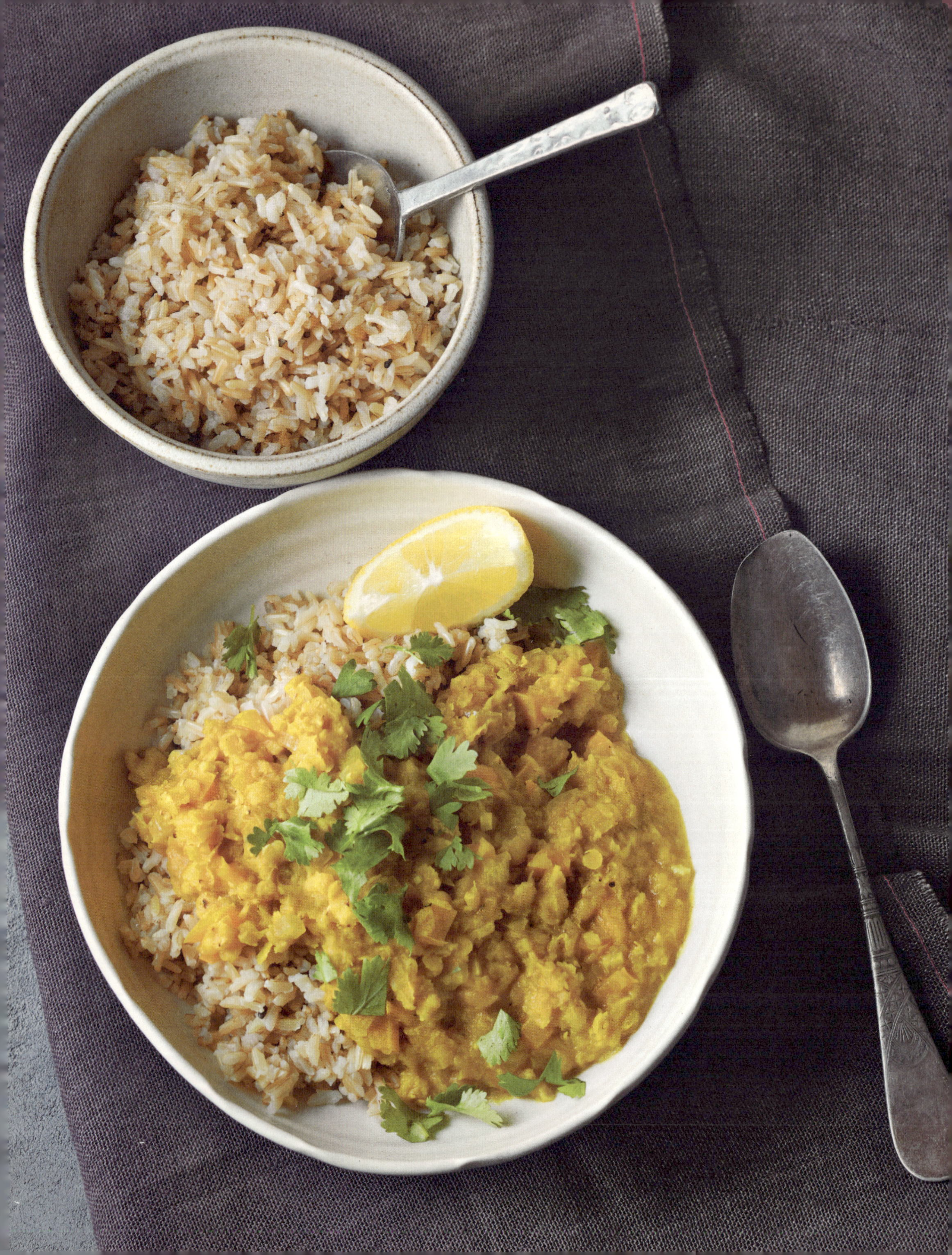

VORBEREITEN: 10 MINUTEN / *KOCHEN:* 30 MINUTEN / *GESAMT:* 40 MINUTEN

ROTE-LINSEN-DAL

PORTIONEN 4

Dal ist ein klassisches indisches Gericht auf Linsenbasis, das einfach zuzubereiten und wundervoll zu genießen ist. Für deine Familie wird dieses Gericht mit jedem Mal mehr zum Lieblingsgericht werden.

200 g getrocknete rote Linsen

1 gelbe Paprikaschote, gewürfelt

1 kleine rote Zwiebel, fein gewürfelt

1 EL Knoblauch, fein gehackt

1 TL frischer Ingwer, fein gehackt

Saft von 1 Zitrone

1 TL Currypulver

1 EL gemahlener Kreuzkümmel

¼ TL frisch gemahlener schwarzer Pfeffer

1 TL gemahlene Kurkuma

gekochter Naturreis oder gekochte Quinoa, zum Servieren

frisches Koriandergrün, zum Garnieren, nach Belieben

Zitronenspalten

// Linsen, Paprikaschote, Zwiebel, Knoblauch, Ingwer, Zitronensaft, Currypulver, Kreuzkümmel, schwarzen Pfeffer, Kurkuma und 750 ml Wasser in einen großen Topf geben. Alles zum Kochen bringen, dann die Temperatur reduzieren, den Deckel auflegen und unter gelegentlichem Rühren 30 Minuten köcheln lassen, bis die Linsen weich sind.

// Reis oder Quinoa in eine Servierschüssel oder auf eine Servierplatte schütten und das Dal darüberschöpfen. Nach Belieben mit Koriandergrün garnieren und mit Zitronenspalten (zum Auspressen) servieren.

VORBEREITEN: 10 MINUTEN / *KOCHEN:* 35 MINUTEN / *GESAMT:* 45 MINUTEN

GEDÜNSTETE BELUGALINSEN UND BUTTERNUSSKÜRBIS

PORTIONEN 2

Belugalinsen sind schwarz, klein, rund und zerfallen nicht, wenn sie gekocht werden (im Gegensatz zu andern Linsen, die breiig werden können). Ich dünste sie gern und kombiniere sie dann mit geröstetem Butternusskürbis wegen seines süßen, nussigen Geschmacks.

BUTTERNUSSKÜRBIS

350 g Butternusskürbis, geschält und gewürfelt

1 EL Olivenöl

2 TL getrockneter Oregano

1 TL Currypulver

Meersalz und frisch gemahlener schwarzer Pfeffer

LINSEN

150 g getrocknete Belugalinsen, abgespült

Meersalz

1 EL Olivenöl

1 EL Knoblauch, fein gehackt

½ kleine rote Zwiebel, gewürfelt

1 EL Apfelessig

Saft von ½ Limette

1 TL Dijonsenf

1½ EL getrocknetes Basilikum

1 EL getrocknete Petersilie

30 g Rucola oder anderes Blattgemüse

// **DEN BUTTERNUSSKÜRBIS MACHEN** Den Backofen auf 220 °C vorheizen. Ein Backblech mit Backpapier auslegen.

// Alle Zutaten für den Kürbis in einer großen Schüssel miteinander vermengen, bis er gleichmäßig überzogen ist. Den Kürbis auf dem vorbereiteten Backpapier ausbreiten. 30 bis 35 Minuten rösten, bis er weich und goldbraun ist – nach der Hälfte der Zeit wenden. Den Kürbis aus dem Backofen nehmen und beiseitestellen.

// **DIE LINSEN MACHEN** 400 ml Wasser in einem kleinen Topf zum Kochen bringen. Die Linsen und eine Prise Salz hinzufügen, die Temperatur reduzieren und die Linsen 25 bis 30 Minuten ohne Deckel köcheln lassen, bis sie weich sind. Die Linsen in ein Sieb schütten, abspülen und abtropfen lassen.

// Im selben Topf das Olivenöl bei mittlerer Temperatur erhitzen. Den Knoblauch hinzufügen und anbraten, bis er leicht kross ist. Die Linsen hinzufügen und unter gelegentlichem Rühren 5 Minuten garen, bis sie warm sind. Die Linsen in eine mittelgroße Schüssel füllen.

// Die rote Zwiebel, den Essig, den Limettensaft, den Senf, das Basilikum und die Petersilie hinzufügen und alles gut durchrühren. Den gerösteten Kürbis und den Rucola hinzufügen und noch einmal durchmischen.

// Das Gericht auf einen Servierteller umfüllen und servieren.

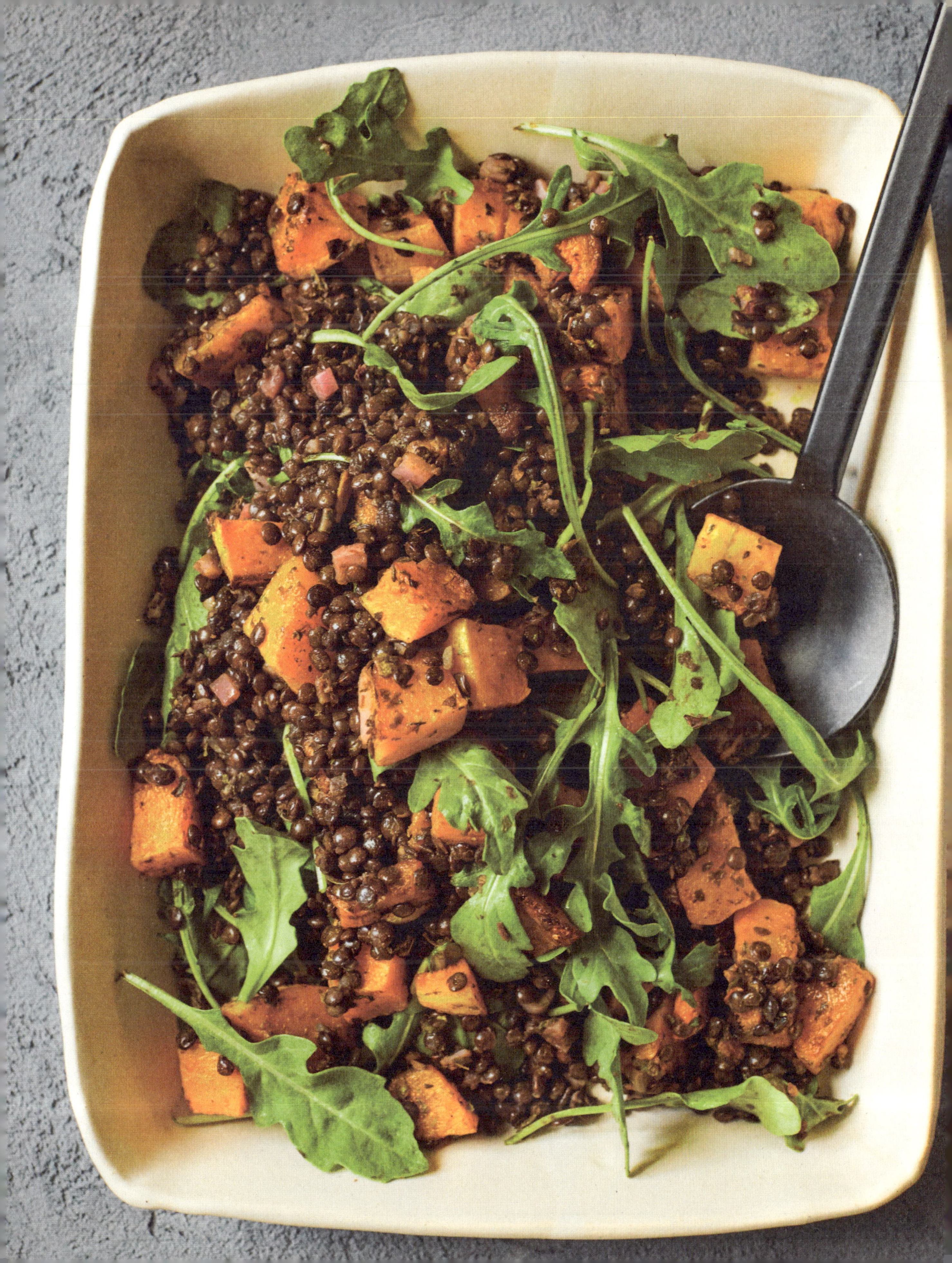

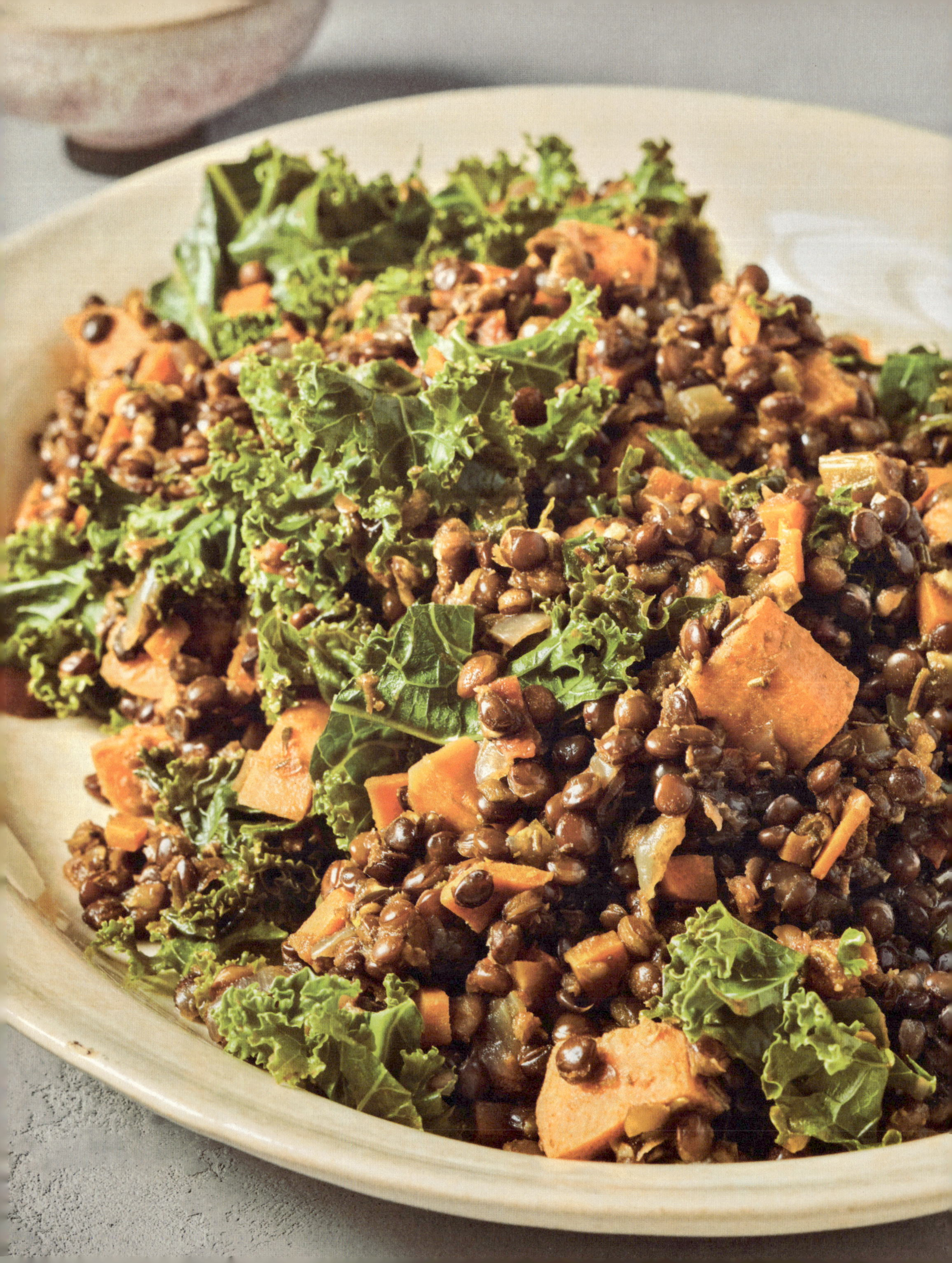

VORBEREITEN: 10 MINUTEN / *KOCHEN:* 35 MINUTEN / *GESAMT:* 45 MINUTEN

GESCHMORTE BELUGA-LINSEN MIT GRÜNKOHL

PORTIONEN 2

1 EL natives Olivenöl extra

1 Möhre, gewürfelt

1 Selleriestange, gewürfelt

1 Speisezwiebel, gewürfelt

2 Knoblauchzehen, fein gehackt

200 g getrocknete Belugalinsen

1 EL getrockneter Rosmarin

1 TL gemahlener Koriander

1 TL gemahlener Kreuzkümmel

⅛ TL gemahlene Kurkuma

⅛ TL gemahlener Ingwer

500 ml Gemüsebrühe

2 große, reife Tomaten, fein gewürfelt

1 Süßkartoffel (rund 230 g), geschält und in 2 cm große Würfel geschnitten

120 g Grünkohlblätter, entstielt und grob gehackt

1 EL Sherry-Essig

125 ml Kokosmilch-Naturjoghurt oder anderer milchfreier Joghurt

Saft von ¼ Zitrone

¼ TL Meersalz, nach Belieben mehr

1 Prise frisch gemahlener schwarzer Pfeffer, nach Belieben mehr

Dieses vom Rosmarinaroma durchdrungene Linsenschmorgericht kommt bei allen gut an. Die Belugalinsen werden in einer Tomaten-Gemüsebrühe geköchelt, wodurch sie zu einer herzhaften und köstlichen Mahlzeit werden!

// Das Olivenöl bei mittlerer Temperatur in einem mittelgroßen Topf erhitzen. Möhre, Sellerie, Zwiebel und Knoblauch hinzufügen. Unter gelegentlichem Rühren ein paar Minuten anschwitzen, bis das Gemüse weich geworden ist und duftet.

// Linsen, Rosmarin, Koriander, Kreuzkümmel, Kurkuma und Ingwer einrühren und 1 bis 2 Minuten garen.

// Die Brühe, die Tomaten und die Süßkartoffel hinzufügen. Alles zum Kochen bringen, die Temperatur reduzieren und alles 25 bis 30 Minuten köcheln lassen, bis die Linsen weich sind. Gegebenenfalls weiteres Wasser hinzufügen, jeweils 100 ml, bis die gewünschte Konsistenz erreicht ist. Abschmecken und nach Belieben nachwürzen.

// Grünkohl und Essig einrühren und einige weitere Minuten köcheln lassen, bis der Grünkohl zusammengefallen ist.

// Joghurt, Zitronensaft, Salz und Pfeffer verrühren.

// Die Linsen mit einem Klecks Joghurtsauce servieren.

VORBEREITEN: **10 MINUTEN** / *KOCHEN:* **35 MINUTEN** / *GESAMT:* **45 MINUTEN**

SCHARFE AUBERGINEN-STEAKS VOM GRILL

PORTIONEN 2

Wenn du bislang kein Auberginenrezept gefunden hast, das du liebst, ist deine Suche jetzt beendet. Das hier ist leicht zu machen und so überzeugend wie nährstoffreich. Die Barbecuesauce verleiht dem Gericht eine Würze, die nach mehr schmeckt.

125 g Jasminreis

Meersalz

AUBERGINE

2 EL Coconut Aminos (Würzsauce; online erhältlich)

1 EL natives Olivenöl extra, plus etwas mehr für die Pfanne

Saft von 1 Limette

1 EL gemahlener Koriander

2 TL gemahlener Kreuzkümmel

1 TL geräuchertes Paprikapulver

1 TL getrockneter Thymian

1 Prise Cayennepfeffer

1 Prise frisch gemahlener schwarzer Pfeffer, nach Belieben mehr

1 Prise Meersalz, nach Belieben mehr

1 Frühlingszwiebel, in dünne Röllchen geschnitten

1 Knoblauchzehe, fein gehackt, oder ¼ TL Knoblauchpulver

1 große oder 2 kleine Auberginen, der Länge nach in 1 cm dicke »Steaks« geschnitten

// Den Reis mit einer Prise Salz und 250 ml Wasser in einen kleinen Topf geben und zum Kochen bringen. Die Temperatur reduzieren, den Deckel auflegen und den Reis 20 Minuten köcheln lassen. Den Topf vom Herd nehmen und weitere 5 Minuten mit aufgelegtem Deckel stehen lassen.

// **DIE AUBERGINE MACHEN** Coconut Aminos, Olivenöl, Limettensaft, Koriander, Kreuzkümmel, Paprikapulver, Thymian, Cayennepfeffer, schwarzen Pfeffer, Salz, Frühlingszwiebel und Knoblauch in einer kleinen Schüssel mischen.

// Die Auberginenscheiben von beiden Seiten mit der Coconut-Aminos-Mischung bestreichen.

// Eine Grillpfanne leicht mit Olivenöl bestreichen und bei mittlerer Temperatur erhitzen. Die Auberginenscheiben portionsweise hinzufügen und auf jeder Seite 3 bis 5 Minuten grillen, bis sie goldbraun sind.

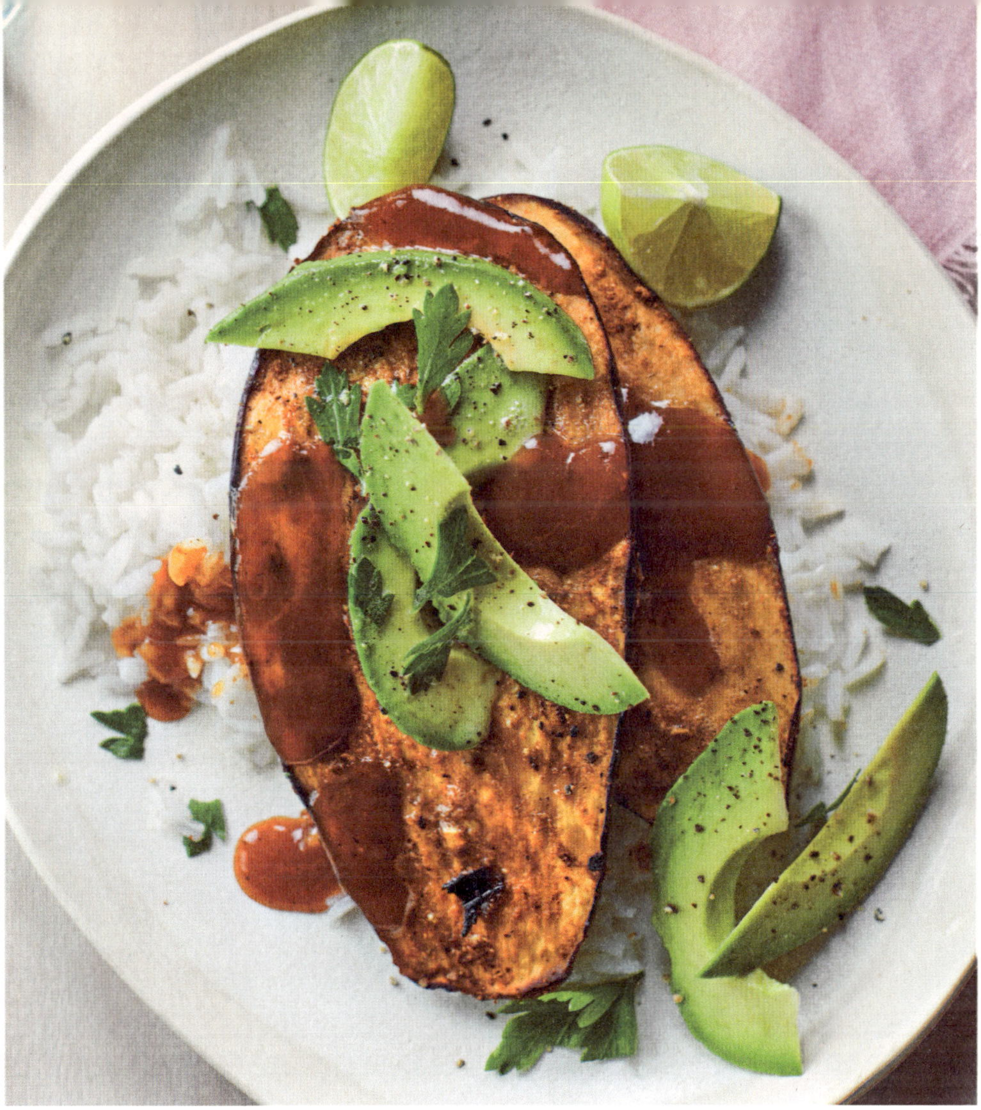

BARBECUESAUCE

2 EL vegane Barbecuesauce

1 TL Flüssigrauch (im gut sortierten Supermarkt oder online erhältlich)

Saft von ½ Limette

1 Prise Meersalz, nach Belieben mehr

1 Prise frisch gemahlener schwarzer Pfeffer, nach Belieben mehr

ZUM SERVIEREN

½ Avocado, in Scheiben geschnitten, nach Belieben

Limettenspalten, zum Garnieren

frische Petersilie, zum Garnieren

// IN DER ZWISCHENZEIT DIE BARBECUESAUCE MACHEN
Barbecuesauce, Flüssigrauch, Limettensaft, Salz und Pfeffer in einer kleinen Schüssel mischen. Die Sauche abschmecken und gegebenenfalls nachwürzen.

// Den Reis auf zwei Teller verteilen. Die gegrillten Auberginensteaks und nach Belieben die Avocado darauf legen. Mit Limettenspalten und Petersilie garnieren und mit der Barbecuesauce daneben servieren. Reste kann man in einem luftdichten Behälter im Kühlschrank bis zu 3 Tage aufbewahren.

VORBEREITEN: 5 MINUTEN / *KOCHEN:* 25 MINUTEN / *GESAMT:* 30 MINUTEN

SCHWARZE BOHNEN UND MANIOK MIT JASMINREIS UND AVOCADO

PORTIONEN 2

Dieses köstliche Gericht ist lateinamerikanisch inspiriert, und man findet darin Lieblingszutaten aus dieser Kultur, wie Avocado *(aguacate)*, schwarze Bohnen *(frijoles negros)*, Maniok *(yuca)* und Reis *(arroz)*. Es ist die perfekte Mischung aus Kohlenhydraten, die gut fürs Herz sind, Eiweiß, Ballaststoffen, Vitaminen und Mineralien und ergibt zu jeder Tageszeit eine komplette Mahlzeit.

350 g vegetarisches Bohnenmus aus der Dose (im gut sortierten Supermarkt oder online erhältlich)

2 Stücke tiefgefrorene Maniokwurzel (im Asialaden erhältlich)

1 EL gemahlener Kreuzkümmel

Saft von ½ Limette

Meersalz

125 g Jasminreis

½ Avocado, in Scheiben geschnitten

frisches Koriandergrün oder Petersilie, zum Garnieren, nach Belieben

// Bohnenmus, Maniok, Kreuzkümmel, Limettensaft, eine Prise Salz und 500 ml Wasser in einen mittelgroßen Topf geben. Alles zum Kochen bringen, dann die Temperatur reduzieren, sodass das Wasser nur noch köchelt. Während des Garens den Maniok mit einem Löffel in kleinere Stücke zerteilen. Das Ganze 25 Minuten simmern lassen, bis der Maniok weich ist.

// Währenddessen den Reis, eine Prise Salz und 250 ml Wasser in einem anderen kleinen Topf aufsetzen und zum Kochen bringen. Die Temperatur reduzieren, den Deckel auflegen und rund 20 Minuten köcheln lassen. Den Topf vom Herd nehmen und mit aufgelegtem Deckel 5 Minuten stehen lassen. Den Reis mit einer Gabel auflockern.

// Die Bohnenmischung auf dem Reis anrichten. Mit Avocadoscheiben und nach Belieben mit Koriander oder Petersilie garnieren und servieren.

VORBEREITEN: 5 MINUTEN / *KOCHEN:* 45 MINUTEN / *GESAMT:* 50 MINUTEN

GEBRATENER GEMÜSEREIS

PORTIONEN 2

Genieße diesen nahrhaften Reis mit all seinem Gemüse so, wie er ist, oder mit Avocadoscheiben als Beilage. Seine köstliche und cremige Konsistenz bereichert jedes Gericht. Wir können bei uns zu Hause gar nicht genug davon bekommen.

200 g gekeimter Naturreis (nach Möglickeit Rundkornreis; im Bioladen oder online erhältlich)

Meersalz

1 EL Sesamöl

1 Knoblauchzehe, fein gehackt

1 EL frischer Ingwer gerieben oder fein gehackt

2 kleine Möhren, fein gehackt (rund 80 g)

150 g tiefgekühlte Erbsen

150 g tiefgekühlter Mais

150 g tiefgekühlter Brokkoli

1 Frühlingszwiebel, in dünne Ringe geschnitten

2 EL Coconut Aminos (Würzsauce; online erhältlich)

2 EL Reisessig

Sesamsamen, zum Garnieren

// Den Reis mit einer Prise Salz und 400 ml Wasser in einem kleinen Topf aufsetzen und zum Kochen bringen. Die Temperatur reduzieren, den Deckel auflegen und rund 30 Minuten köcheln lassen. Den Topf vom Herd nehmen und mit aufgelegtem Deckel 5 bis 10 Minuten stehen lassen. Den Reis mit einer Gabel auflockern und beiseitestellen.

// Das Sesamöl bei mittlerer Temperatur in einer großen Pfanne erhitzen. Den Knoblauch und den Ingwer hinzufügen und 1 Minute unter ständigem Rühren anbraten.

// Möhren, Erbsen, Mais, Brokkoli, Frühlingszwiebel, Coconut Aminos und Essig hinzufügen und noch ein paar Minuten unter häufigem Rühren braten.

// Den Reis und eine Prise Salz unterheben und weiterbraten, bis alles gut durchgemischt und warm ist.

// Mit Sesamsamen garnieren und servieren.

VORBEREITEN: **5 MINUTEN** / *KOCHEN:* **0 MINUTEN** / *GESAMT:* **5 MINUTEN**

HUMMUS

PORTIONEN **2**

Hummus, der aus Kichererbsen gemacht wird, ist ein Must-have für alle, die sich pflanzlich ernähren. Man kann ihn auf Toast essen, als Dip oder – was ich am liebsten mag – als Aufstrich auf gefüllten Weinblättern.

1 Dose Kichererbsen (Abtropfgewicht 240 g), abgegossen (60 ml Flüssigkeit aus der Dose zurückbehalten) und abgespült

2 EL Tahin (Sesampaste)

Saft von 1 Limette

¼ TL Meersalz

// Kichererbsen, Tahin, Limettensaft und Salz in einen Standmixer oder eine Küchenmaschine geben. Fein pürieren und dabei jeweils 1 EL von der zurückbehaltenen Flüssigkeit aus der Kichererbsendose hinzufügen, bis die erwünschte Konsistenz erreicht ist. Gleich servieren oder in einem luftdichten Behälter im Kühlschrank bis zu 1 Woche aufbewahren.

VORBEREITEN: **15 MINUTEN** (plus Einweichen über Nacht) /
KOCHEN: **2 STUNDEN** / *GESAMT:* **2 STUNDEN 15 MINUTEN**

KUBANISCHE BOHNEN

PORTIONEN 4

Ich bin mit schwarzen Bohnen groß geworden und habe sie schon immer gemocht. Aber erst an der Uni ist mir klar geworden, was für nährstoffreiche Kraftpakete sie sind. Sie sind voll von knochenstärkendem Kalzium, enthalten Magnesium, Mangan und Zink – Nährstoffe, die zur Regulierung des Blutdrucks und des Blutzuckerspiegels beitragen, Herzkrankheiten und Krebs verhindern können und die Verdauung unterstützen. Außerdem enthalten sie eine Menge Ballaststoffe.

200 g getrocknete schwarze Bohnen, abgespült

½ weiße Zwiebel, fein gehackt

1 große Knoblauchzehe, fein gehackt

1 mittlere grüne Paprikaschote, fein gehackt

1 EL gemahlener Kreuzkümmel

½ TL frisch gemahlener schwarzer Pfeffer

1 EL Branntweinessig

1 EL getrockneter Oregano

1 TL Meersalz

// Die Bohnen in eine große Schüssel füllen, mit kaltem, gefiltertem Wasser bedecken und bei Zimmertemperatur über Nacht einweichen lassen.

// Die Bohnen abgießen, abspülen und in einen großen Topf umfüllen.

// Zwiebel, Knoblauch, Paprikaschote, Kreuzkümmel, schwarzen Pfeffer, Essig, Oregano, Salz und so viel Wasser hinzufügen, dass alle Zutaten bedeckt sind. Alles zum Kochen bringen, die Temperatur reduzieren und unter gelegentlichem Umrühren bis zu 2 Stunden köcheln lassen, bis die Bohnen weich sind. Gegebenenfalls Wasser hinzufügen, jeweils 100 ml, damit die Bohnen weitersimmern können.

// Gleich servieren oder abkühlen lassen und in einem luftdichten Behälter im Kühlschrank bis zu 5 Tage oder in der Tiefkühltruhe bis zu 8 Monate aufbewahren.

VORBEREITEN: **25 MINUTEN** / *KOCHEN:* **50 MINUTEN** /
GESAMT: **1 STUNDE 15 MINUTEN** (ohne 15 Minuten Auskühlzeit)

ZIMT-APFEL-BROT

ERGIBT EINEN **20 X 10 CM-LAIB**

PORTIONEN **12**

Hier kommt eine weitere köstliche Kreation aus der Küche der Familie Borges! Das Brot ist von Natur aus süß, glutenfrei und schmeckt wundervoll – sowohl zum Frühstück als auch als Snack.

250 g ungesüßtes Apfelmus

125 ml gesüßte Vanille-Mandelmilch

6 EL reiner Ahornsirup

½ Apfel, geschält, entkernt und fein gewürfelt

1 TL reines Vanilleextrakt

½ TL Apfelessig

200 g glutenfreie Mehlmischung (im Bioladen erhältlich)

50 g Mandelmehl

1 EL gemahlene Leinsamen

1 EL gemahlene Chiasamen

2 TL glutenfreies Backpulver

½ TL Backnatron

1 TL gemahlener Zimt

⅛ TL Meersalz

// Den Backofen auf 180 °C vorheizen. Eine Kastenform von 20 x 10 cm mit Backpapier auslegen.

// Apfelmus, Mandelmilch, Ahornsirup, Apfel, Vanille und Essig in einer großen Schüssel mischen und beiseitestellen.

// In einer anderen großen Schüssel die Mehlmischung, Mandelmehl, Lein- und Chiasamen, Backpulver, Natron, Zimt und Salz verrühren.

// Die Apfelmusmischung in die Schüssel mit der Mehlmischung füllen und alles gut zu einem Teig verrühren.

// Den Teig in die vorbereitete Kastenform gießen und rund 50 Minuten backen oder bis ein in die Mitte gesteckter Zahnstocher sauber wieder herauskommt. Die Form auf ein Drahtgitter stellen und das Brot rund 15 Minuten in der Form abkühlen lassen. Anschließend das Brot auf das Gitter stürzen und komplett abkühlen lassen.

// Das Zimt-Apfel-Brot in Scheiben schneiden und servieren! Es kann in Klarsichtfolie im Kühlschrank bis zu 1 Woche aufbewahrt werden.

VORBEREITEN: 5 MINUTEN / *KOCHEN:* 0 MINUTEN / *GESAMT:* 5 MINUTEN

OBSTSALAT MIT HANFSAMEN

PORTIONEN 1

Das hier ist einer meiner liebsten Obstsalate. Hanfsamen sind voller Eiweiß und Omega-3-Fettsäuren, die so gesund für das Herz sind. Die Beeren sind die Weltmeister unter den Antioxidantien. Zusammen ergeben sie ein perfektes Gericht, das einfach zuzubereiten ist, herrlich sättigt und köstlich schmeckt.

150 g Heidelbeeren

150 g Brombeeren

150 g Erdbeeren, in Scheiben geschnitten

150 g Himbeeren

30 g Hanfsamen

Saft von 1 Orange

// Alle Beeren in einer mittleren Schüssel miteinander mischen.

// Hanfsamen und Orangensaft hinzufügen. Gut durchrühren, sodass die Beeren gleichmäßig mit Saft und Samen überzogen sind, dann servieren.

TIPP

Wenn du mehr Energie brauchst, dann gib noch deinen liebsten Kokos- oder Mandeljoghurt über den Salat.

VORBEREITEN: **5 MINUTEN** (plus Einweichen über Nacht) / *KOCHEN:* **0 MINUTEN** / *GESAMT:* **5 MINUTEN**

BEERENPUDDING MIT CHIASAMEN

PORTIONEN **2**

Pudding mag doch jeder, oder? Hier kommt eine Puddingvariante, nach deren Genuss man kein schlechtes Gewissen haben muss. Die Chiasamen enthalten ganz viele Omega-3-Fettsäuren, die sehr gesund für unser Herz sind, und außerdem noch Vitamine, Mineralien, Antioxidantien und Ballaststoffe. Genieße diesen Pudding als Dessert oder zum Frühstück.

500 ml Mandelmilch oder eine andere milchfreie Milch

60 g Chiasamen

150 g Heidelbeeren, halbiert

150 g Himbeeren

150 g Erdbeeren, in Scheiben geschnitten

// Die Mandelmilch und die Chiasamen in einem Einmachglas oder einem anderen Glasbehälter mit Deckel gut miteinander verrühren. Den Deckel schließen und das Glas über Nacht in den Kühlschrank stellen.

// Sobald du den Pudding essen möchtest, teile ihn auf zwei frische Einmachgläser auf und lege die Beeren abwechselnd schichtweise darauf.

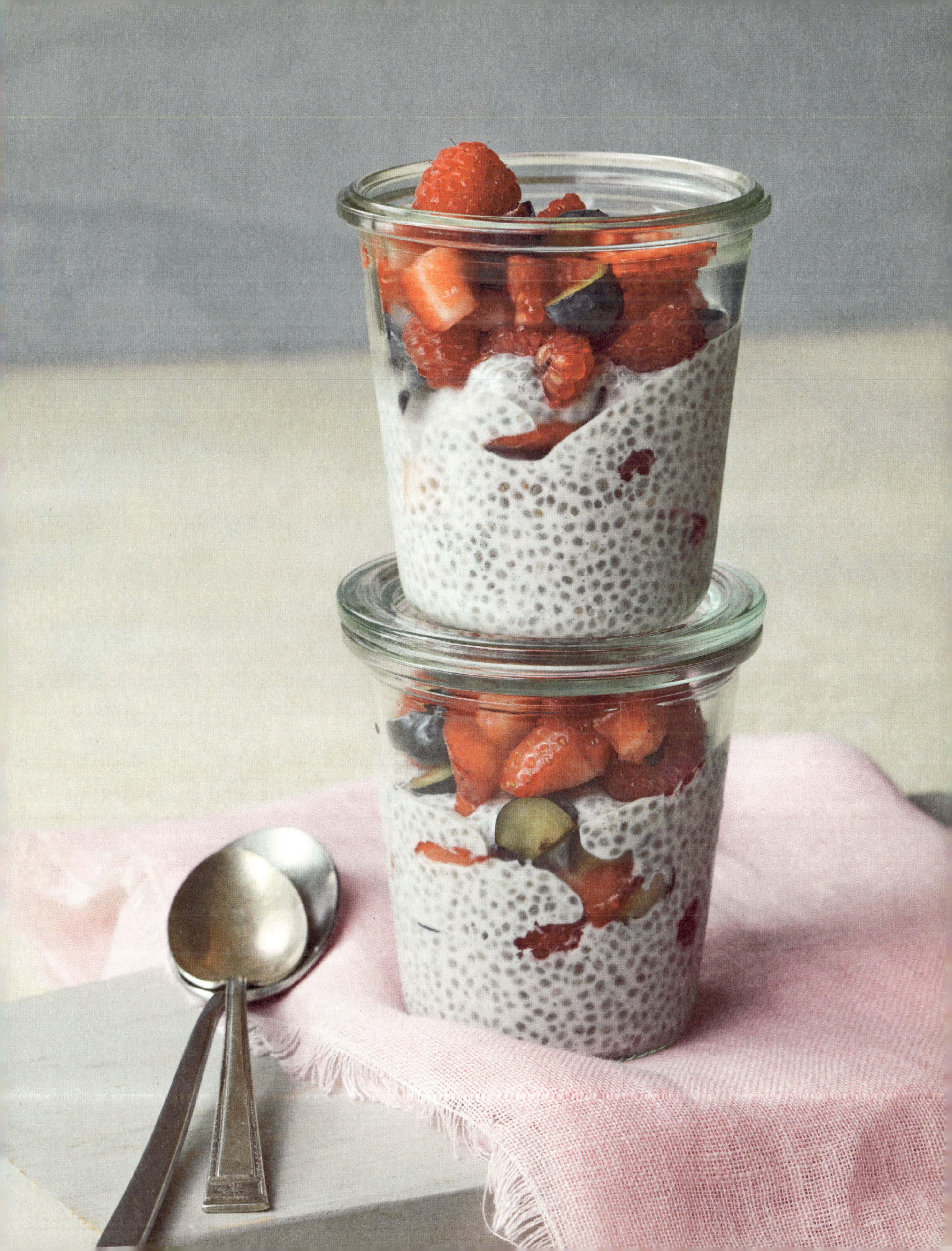

VORBEREITEN: **5 MINUTEN** (plus Einweichen über Nacht) / *KOCHEN:* **0 MINUTEN** / *GESAMT:* **5 MINUTEN**

ERDNUSSBUTTER-BEEREN-CHIA-PUDDING

PORTIONEN 2

Dieses Rezept verwandelt den amerikanischen Klassiker – das Erdnussbutter-Marmeladen-Sandwich – in einen leckeren Pudding, der das Zeug hat, selbst zum Klassiker zu werden. Genieße ihn als Dessert oder zum Frühstück.

500 ml Mandelmilch oder eine andere milchfreie Milch

65 ml Chiasamen

210 g Heidelbeeren

210 g Himbeeren

110 g Erdnussbutter mit Erdnussstückchen

2 EL ungesalzene Erdnusskerne

// Die Mandelmilch und die Chiasamen in einem Einmachglas oder einem anderen Glasbehälter mit Deckel gut miteinander verrühren. Den Deckel schließen und das Glas über Nacht in den Kühlschrank stellen.

// Die Beeren in eine Schüssel geben und leicht mit einer Gabel zerdrücken.

// Sobald du den Pudding essen möchtest, teile ihn auf zwei frische Einmachgläser auf und lege abwechselnd die zerdrückten Beeren und die Erdnussbutter schichtweise darauf. Mit den Erdnusskernen bestreuen und genießen.

VORBEREITEN: **10 MINUTEN** / *KOCHEN:* **0 MINUTEN** / *GESAMT:* **10 MINUTEN**

ANANAS-NICECREAM

PORTIONEN 2

Das hier ist eine unglaublich cremige tropische Leckerei. Völlig ohne Milchprodukte und Eier, aber mit jeder Menge Ananasgeschmack.

400 g gefrorene Ananasstücke

½ TL Limettensaft, frisch gepresst

// Die Ananas und den Limettensaft in einen Standmixer geben. Den Mixer auf niedriger Stufe laufen lassen und die Geschwindigkeit langsam erhöhen, bis die Mischung glatt und cremig ist – das dauert ungefähr 30 Sekunden. Gegebenenfalls esslöffelweise Wasser hinzufügen, um das Pürieren zu erleichtern.

// Sofort genießen oder in einen luftdichten Behälter füllen und einfrieren, bis man die Nicecream essen möchte. Sie hält sich in der Tiefkühltruhe bis zu 1 Monat.

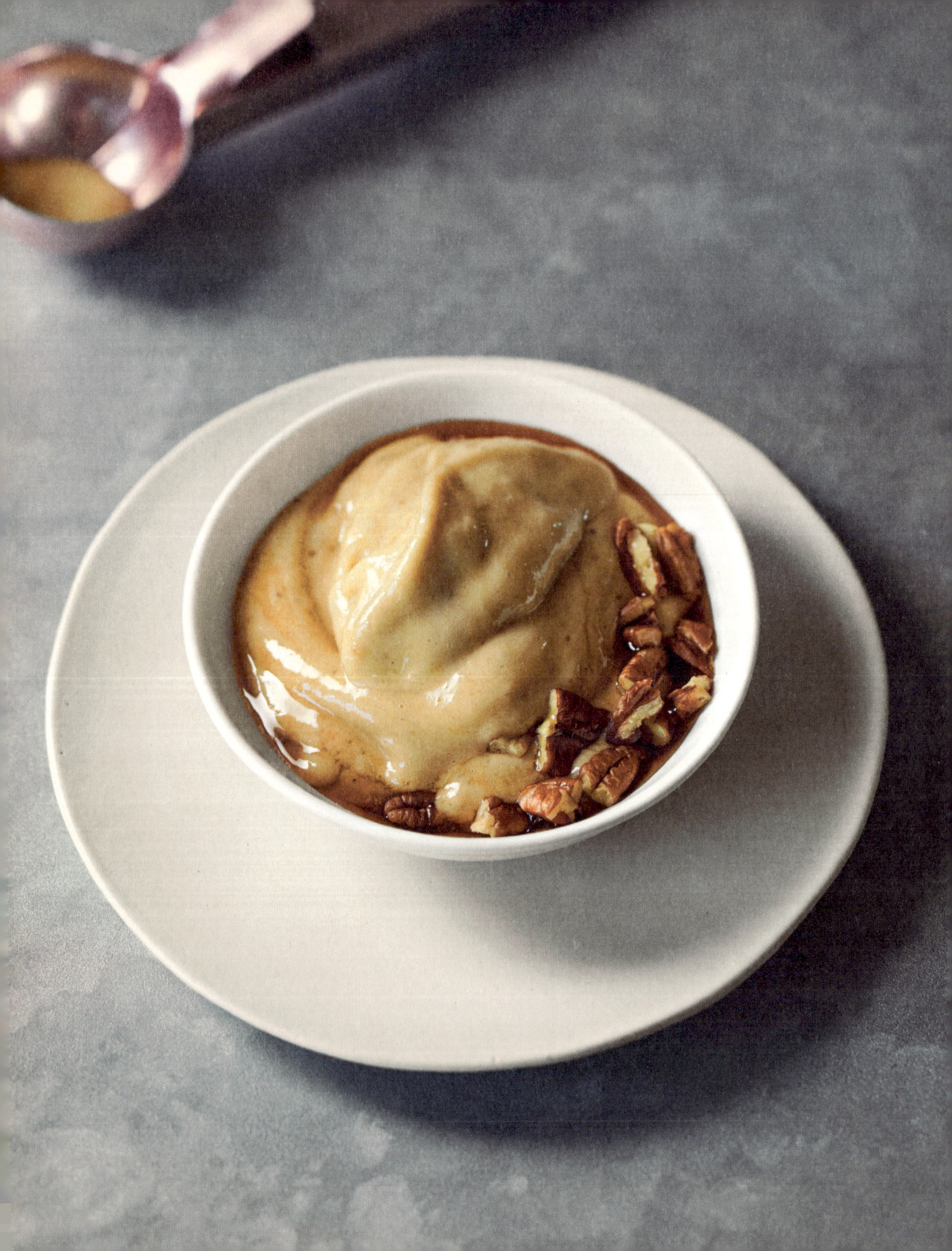

VORBEREITEN: **10 MINUTEN** (plus 2 Stunden Gefrierzeit) / *KOCHEN:* **0 MINUTEN** / *GESAMT:* **10 MINUTEN**

BANANEN-NICECREAM MIT PEKANNUSSKERNEN

PORTIONEN 2

Mithilfe von Bananen als cremige Grundlage kann man sich ganz leicht sein eigenes Eis zubereiten. Die Pekannusskerne liefern einen zusätzlichen Schub an Eiweiß, Ballaststoffen, Vitaminen und Mineralien.

2 große Bananen, geschält und in Scheiben geschnitten, tiefgekühlt

40 g Pekannusskerne, gehackt

80 ml reiner Ahornsirup

// Die Bananen in einer Küchenmaschine pürieren, bis die Mischung glatt und cremig ist – das dauert ungefähr 30 Sekunden. Gegebenenfalls esslöffelweise Wasser hinzufügen, um das Pürieren zu erleichtern.

// Die Pekannusskerne und den Ahornsirup in einer kleinen Schüssel miteinander verrühren, bis die Nüsse gleichmäßig überzogen sind.

// Eiskugeln der Bananen-Nicecream in zwei Schüsselchen füllen und die Pekannusskerne darübergeben, dann servieren.

TIPP

Man kann anstatt der Küchenmaschine auch eine Saftpresse oder einen Standmixer benutzen, um dieses Gericht zuzubereiten.

VORBEREITEN: **10 MINUTEN** (plus 6 Stunden Gefrierzeit) / *KOCHEN:* **0 MINUTEN** / *GESAMT:* **10 MINUTEN**

WASSERMELONENEIS AM STIEL

PORTIONEN 4

Hier kommt eine fruchtige, erfrischende Leckerei, die von Jung und Alt geliebt wird. Wassermelone ist die perfekte Grundlage für dieses köstliche Wassereis.

600 g Wassermelone, entkernt und gewürfelt

3 Kiwis, geschält und gewürfelt

1 bis 2 EL reiner Ahornsirup, nach Belieben

// Die Wassermelonenwürfel in einem Mixer oder einer Küchenmaschine fein pürieren.

// Das Wassermelonenpüree in Stieleisformen gießen, sodass jede Form ungefähr zu zwei Drittel gefüllt ist.

// Stiele hineinstecken und für rund 2 Stunden einfrieren, bis das Püree fest geworden ist.

// In der Zwischenzeit die Kiwis und nach Belieben den Ahornsirup in einen Mixer oder eine Küchenmaschine geben und fein pürieren.

// Die Kiwimischung auf die Wassermelonenschicht in die Formen gießen und für mindestens 4 Stunden einfrieren, bis das Eis fest ist.

VORBEREITEN: **10 MINUTEN** (plus bis zu 7 Stunden Kühl- und Gefrierzeit) / *KOCHEN:* **0 MINUTEN** / *GESAMT:* **10 MINUTEN**

HIMBEERSORBET

PORTIONEN 2

Sorbet ist reines Fruchteis. Der Sage nach hat der römische Kaiser Nero im ersten Jahrhundert nach Christus das Sorbet erfunden, als er Diener in die Berge schickte, um Eimer mit Schnee zu füllen, sie in seinen Bankettsaal zu bringen und den Schnee mit Honig und Wein zu mischen. Du wirst überrascht sein, wie leicht man ein Sorbet in einem Mixer, einer Küchenmaschine oder einer Eismaschine zubereiten kann – mit nichts als etwas gefrorenem Obst und Zutaten, die du vermutlich ohnehin im Schrank stehen hast.

300 g Himbeeren

125 ml Kokosmilch aus der Dose, ungesüßt und vollfett

80 ml reiner Ahornsirup

½ TL reines Vanilleextrakt

// Die Himbeeren und die Kokosmilch in einen Standmixer oder eine Küchenmaschine geben und fein pürieren.

// Das Püree mit einem Gummispatel durch ein feinmaschiges Sieb in eine Schüssel abseihen. Die im Sieb verbliebenen Kerne wegwerfen.

// Den Ahornsirup und das Vanilleextrakt mit dem Püree verrühren. Alles zudecken und für mindestens 1 Stunde in den Kühlschrank stellen.

// Dann diese Sorbetgrundlage für 4 bis 6 Stunden in die Tiefkühltruhe stellen, bis sie gefroren ist. Falls das Sorbet zu hart wird, vor dem Servieren im Kühlschrank etwas weich werden lassen.

// Mit einem Eisportionierer in Schalen füllen und servieren.

TIPP

Wenn du eine Eismaschine benutzt, fülle im vierten Schritt die gekühlte Sorbetgrundlage in die Maschine und folge den Anweisungen des Herstellers zur Sorbetproduktion.

FAZIT

DEIN GREENPRINT

Vielleicht hast du *Greenprint* zu lesen begonnen, um deine eigene Gesundheit und dein Wohlbefinden zu verbessern. Aber diesen Plan in die Tat umzusetzen bedeutet auch, dass du die Gesundheit des Planeten verbesserst.

Ich habe dich zu Beginn darum gebeten, eine Momentaufnahme deines Gesundheitszustands zu machen, bevor du mit dem Greenprint-Programm beginnst. Jetzt kannst du die Veränderung bewerten, die du während der Umsetzung des Programms bemerkt hast: Dinge wie Gewichtsabnahme, mehr Energie, Ausdauer und Kraft, verbesserte Gesundheitsmarker wie Blutdruck, Blutzucker und Cholesterinspiegel. Bewerte auch andere Faktoren wie Schlafqualität, Sexualtrieb und Gesamtenergie. So hast du es schwarz auf weiß, welche positiven Auswirkungen Greenprint auf dein Leben hat.

Ich bitte dich nun, einen Schritt weiterzugehen und deinen persönlichen Greenprint mit einem besonderen, von mir entwickelten Tool zu berechnen, das du auf 22daysnutrition.com findest (www.22daysnutrition.dom/pages/our-mission oder www.thegreenprintproject). Es liefert dir konkrete Beweise für die positive Auswirkung, die deine Entscheidungen bei der Wahl der Nahrungsmittel und dein Lebensstil auf den Planeten haben – von der Reduzierung deines CO_2-Fußabdrucks bis zur Bewahrung natürlicher Ressourcen wie Süßwasser. Du kannst Veränderungen bewirken, nicht nur für dich selbst, sondern für alle in deinem Umkreis – und für die Erde.

Das ist wichtig! Die Gesundheit der Weltbevölkerung verschlechtert sich. Das Klima unseres Planeten ändert sich. Es gibt eindeutig einen direkten Zusammenhang zwischen der Wahl der Lebensmittel, menschlichem Handeln, Zunahme von Treibhausgasen und Erderwärmung.

Es hat mehr als zwei Jahrzehnte gedauert, bis die Vorstellung, dass menschliche Tätigkeiten die Umwelt beeinflussen, von der Wissenschaft akzeptiert wurde. Inzwischen wissen die meisten, dass der Anstieg der CO_2-Emissionen in den letzten 30 Jahren direkt mit der Verfeuerung fossiler Brennstoffe zusammenhängt. Die globale Erwärmung ist ein evidenzbasiertes Modell, das den Einfluss des Menschen auf das Klima der Erde und das Gleichgewicht ihrer Ökosysteme widerspiegelt.

Deinen Greenprint zu verbessern bedeutet mehr als nur die Umstellung auf pflanzliche Ernährung, obwohl das der wichtigste Schritt für die Rettung des Planeten ist. Kaufe Lebensmittel aus der Umgebung. Das ist nicht nur ein Zugewinn für deine Gesundheit, sondern reduziert auch den Treibstoffverbrauch für den Transport. Baue dein Gemüse in einem Schrebergarten an, pflanze Bäume, recycele, kompostiere und kaufe nicht so viel verpackte Waren.

Wenn du deinen Greenprint berechnest, gewinnst du einen Einblick in die Art und Weise, wie deine alltäglichen Handlungen deine Gesundheit und den Planeten beeinflussen, und in die Möglichkeiten, die du hast, diesen Einfluss zu verändern.

Meine Mission besteht darin, dir einfache, umsetzbare Methoden aufzuzeigen, wie du dafür sorgen kannst, dass dein Greenprint zählt, angefangen mit der Entscheidung für eine rein pflanzliche Ernährung. Während du deine Gewohnheiten änderst, merkst du, wie ein Mensch – du – einen enormen Unterschied in der Welt machen kann. Ich werde meinen Teil tun, was die Vergrößerung meines Greenprints angeht, und ich hoffe, du machst das auch.

DANKSAGUNG

Ich bin unglaublich dankbar für die großartigen Menschen in meinem Leben und für all die wundervollen Menschen, die ich noch kennenlernen werde.

Ein aufrichtiger Dank gilt meinem lieben Freund Raymond Garcia, der es gewagt hat, mit mir zu träumen und an die Möglichkeiten zu glauben.

Diana Baroni und meinen Freunden bei der Crown Publishing Group: Ich danke euch für euren Weitblick und eure Kreativität.

Meiner Freundin Maggie Greenwood-Robinson: ein großes Dankeschön für all deine Unterstützung dabei, diese Idee in die Tat umzusetzen.

Meinem Agenten Byrd Leavell: Dein Enthusiasmus ist ansteckend, und deine Freundlichkeit ist inspirierend. Ich danke dir für dein Vertrauen und deine Freundschaft.

Jay und BB: Ich bin euch ewig dankbar für eure Liebenswürdigkeit und eure Freundschaft, und ich liebe euch ungeheuer dafur.

Mami, Angelo, Alfredo, Jennifer und der Rest meiner Familie: Ich genieße das Glück, mit euch zusammen diese Reise unternehmen zu dürfen, und liebe euch von ganzem Herzen.

Und zum Schluss Marilyn, Mila, Maximo, Mateo und Marco junior: Meine Liebe für euch ist grenzenlos, und das Leben mit euch ist so wunderschön.

QUELLEN

Es gibt so viele Informationen über vegane und pflanzliche Ernährung auf der Welt – so viele, dass es überwältigend sein kann. Ich habe diese Informationen auf ein paar besonders hilfreiche Quellen reduziert, damit sie für dich kein Klotz am Bein sind.

22 DAYS NUTRITION:
22daysnutrition.com

22 DAYS MEAL PLANNER:
mealplanner.22daysnutrition.com

BARNARD MEDICAL CENTER:
pcrm.org/barnard-medical-center

BLUE ZONES: bluezones.com

THE CHINA STUDY:
nutritionstudies.org/the-china-study

EAT DRINK VEGAN: eatdrinkvegan.com

DR. ESSELSTYN: dresselstyn.com/site

FARM SANCTUARY: farmsanctuary.org

KATHY FRESTON: kathyfreston.com

DR. FUHRMAN: drfuhrman.com/get-started

HAPPY COW: happycow.net

DR. JOEL KAHN: drjoelkahn.com

LIVE KINDLY: livekindly.co

MERCY FOR ANIMALS: mercyforanimals.org

NUTRITION FACTS: nutritionfacts.org

DR. DEAN ORNISH: ornish.com

PCRM: pcrm.org

PETA: peta.org

JULIE PIATT: srimati.com

PLANT-BASED NEWS: plantbasednews.org

RICH ROLL: richroll.com

SEED FOOD AND WINE FESTIVAL: seedfoodandwine.com

THRIVE MAGAZINE: mythrivemag.com

VEGNEWS: vegnews.com

AUSGEWÄHLTE REFERENZEN

Abdulla, M., et al. »Nutrient Intake and Health Status of Vegans. Chemical Analyses of Diets Using the Duplicate Portion Sampling Technique«. *American Journal of Clinical Nutrition* 34 (1981), S. 2464–2477.

Acito, M. und M. Maron. Holy Name Greenprint Study, Mai 2018.

Adan, A. »Cognitive Performance and Dehydration«. *Journal of the American College of Nutrition* 31 (2012), S. 71–78.

Afshin, A., et al. »Consumption of Nuts and Legumes and Risk of Incident Ischemic Heart Disease, Stroke, and Diabetes: A Systematic Review and Meta-Analysis«. *American Journal of Clinical Nutrition* 100 (2014), S. 278–288.

Arem, H., et al. »Leisure Time Physical Activity and Mortality: A Detailed Pooled Analysis of the Dose-Response Relationship«. *JAMA Internal Medicine* 175 (2015), S. 959–967.

Barnard, N. »Fiber Is the Key to Good Health«. *Dr. Barnard's Blog* (blog), Physician's Committee for Responsible Medicine (February 18, 2015); pcrm.org/nbBlog/index.php/fiber-is-the-key-to-good-health.

Baroni, L., et al. »Evaluating the Environmental Impact of Various Dietary Patterns Combined with Different Food Production Systems«. *European Journal of Clinical Nutrition* 61 (2007), S. 279–286.

Bhupathiraju, S. N., et al. »Quantity and Variety in Fruit and Vegetable Intake and Risk of Coronary Heart Disease«. *American Journal of Clinical Nutrition* 98 (2013), S. 1514–1523.

Boschmann, M., et al. »Water-Induced Thermogenesis«. *Journal of Clinical Endocrinology and Metabolism* 88 (2003), S. 6015–6019.

Darmadi-Blackberry, I., et al. »Legumes: The Most Important Dietary Predictor of Survival in Older People of Different Ethnicities«. *Asia Pacific Journal of Clinical Nutrition* 13 (2004), S. 217–220.

Devore, E. E., et al. »Dietary Fat Intake and Cognitive Decline in Women with Type 2 Diabetes«. *Diabetes Care* 32 (2009), S. 635–640.

Du, H., et al. »Fresh Fruit Consumption and Major Cardiovascular Disease in China«. *New England Journal of Medicine* 374 (2016), S. 1332–1343.

Esselstyn, C. B., et al. »A Way to Reverse CAD?«. *Journal of Family Practice* 63 (2014), S. 356–364b.

Fry, P. S. und D. L. Debats. »Perfectionism and the Five-Factor Personality Traits as Predictors of Mortality in Older Adults«. *Journal of Health Psychology* 14 (2009), S. 513–524.

Giem, P., W. L. Beeson und G. E. Fraser. »The Incidence of Dementia and Intake of Animal Products: Preliminary Findings from the Adventist Health Study«. *Neuroepidemiology* 12 (1993), S. 28–36.

Grant, W. B. »Using Multicountry Ecological and Observational Studies to Determine Dietary Risk Factors for Alzheimer's disease«. *Journal of the American College of Nutrition* 35 (2016), S. 476–489.

Hanson, A. J., et al. »Effect of Apolipoprotein E Genotype and Diet on Apolipoprotein E Lipidation and Amyloid Peptides: Randomized Clinical Trial«. *JAMA Neurology* 70 (2013), S. 972–980.

Hernando-Requejo, V. »Nutrition and Cognitive Impairment«. *Nutricion Hospitalaria* 33 (2016), S. 346.

Jacobs, D. R., et al. »Fiber from Whole Grains, But Not Refined Grains, Is Inversely Associated with All-Cause Mortality in Older Women: The Iowa Women's Health Study«. *Journal of the American College of Nutrition* 19 (2000), S. 326S–330S.

Jakse, B., et al. »Effects of an Ad Libitum Consumed Low-Fat Plant-Based Diet Supplemented with Plant-Based Meal Replacements on Body Composition Indices«. *BioMed Research International* 2017 (28. März 2017). doi.org/10.1155/2017/9626390.

Kaczmarczyk, M. M., M. J. Miller und G. G. Freund. »The Health Benefits of Dietary Fiber: Beyond the Usual Suspects of Type 2 Diabetes Mellitus, Cardiovascular Disease and Colon Cancer«. *Metabolism* 61 (2012), S. 1058–1066.

Kahn, H. S., L. M. Tatham und C. W. Heath Jr. »Contrasting Factors Associated with Abdominal and Peripheral Weight Gain Among Adult Women«. *International Journal of Obesity and Related Metabolic Disorders* 21 (1997), S. 903–911.

Kahn, J. »The Environmental Impact of Eating Vegan for Just One Day«. drjoelkahn.com, 19. Mai 2017.

Kleiner, S. M. »Water: An Essential but Overlooked Nutrient«. *Journal of the American Dietetic Association* 99 (1999), S. 200–206.

Kouvari, M., et al. »Exclusive Olive Oil Consumption and 10-Year (2004–2014) Acute Coronary Syndrome Incidence Among Cardiac Patients: The GREECS Observational Study«. *Journal of Human Nutrition and Dietetics* 29 (2016), S. 354–362.

Le, L. T. und J. Sabaté. »Beyond Meatless, the Health Effects of Vegan Diets: Findings from the Adventist Cohorts«. *Nutrients* 6 (2014), S. 2131–2147.

Mattson, M. P., V. D. Longo und M. Harvie. »Impact of Intermittent Fasting on Health and Disease Processes«. *Ageing Research Reviews* 39 (2017), S. 46–58.

McKeown, N. M., et al. »Whole-Grain Intake and Cereal Fiber Are Associated with Lower Abdominal Adiposity in Older Adults«. *Journal of Nutrition* 139 (2009), S. 1950–1955.

Messina, V. »Nutritional and Health Benefits of Dried Beans«. *American Journal of Clinical Nutrition* 100 (2014), S. 437S–442S.

Mishra, B. N. »Secret of Eternal Youth; Teaching from the Centenarian Hot Spots ('Blue Zones')«. *Indian Journal of Community Medicine* 34 (2009), S. 273–275.

Ogata, K., et al. »The Effectiveness of Cognitive Behavioral Therapy with Mindfulness and an Internet Intervention for Obesity: A Case Series«. *Frontiers in Nutrition* 5 (2018), S. 56.

O'Reilly, G. A., et al. »Mindfulness-Based Interventions for Obesity-Related Eating Behaviors: A Literature Review«. *Obesity Reviews* 15 (2014), S. 453–461.

Orlich, M. J. und G. E. Fraser. »Vegetarian Diets in the Adventist Health Study 2: A Review of Initial Published Findings«. *American Journal of Clinical Nutrition* 100 (2014), S. 353–358.

Rickman, J. C., D. M. Barrett und C. M. Bruhn. »Review – Nutritional Comparison of Fresh, Frozen and Canned Fruits and Vegetables. Part 1. Vitamins C and B and Phenolic Compounds«. *Journal of the Science of Food and Agriculture* 87 (2007), S. 930–944.

Rogerson, D. »Vegan Diets: Practical Advice for Athletes and Exercisers«. *Journal of the International Society of Sports Nutrition* 13 (2017), S. 14–36.

Rolls, B. J. »Dietary Strategies for Weight Management«. *Nestlé Nutrition Institute Workshop series* 73 (2012), S. 37–48.

Rosell, M., et al. »Weight Gain over 5 Years in 21,966 Meat-Eating, Fish-Eating, Vegetarian, and Vegan Men and Women in EPIC-Oxford«. *International Journal of Obesity* 30 (2006), S. 1389–1396.

Satija, A., et al. »Healthful and Unhealthful Plant-Based Diets and the Risk of Coronary Heart Disease in U.S. Adults«. *Journal of the American College of Cardiology* 70 (2017), S. 411–422.

Schmidt, J. A., et al. »Metabolic Profiles of Male Meat Eaters, Fish Eaters, Vegetarians, and Vegans From the EPIC-Oxford Cohort«. *American Journal of Clinical Nutrition* 102 (2015), S. 1518–1526.

Sears, M. E., K. J. Kerr und R. I. Bray. »Arsenic, Cadmium, Lead, and Mercury in Sweat: A Systematic Review«. *Journal of Environmental and Public Health* 2012 (22. Februar 2012). doi.org/10.1155/2012/184745.

Seimon, R. V., et al. »Do Intermittent Diets Provide Physiological Benefits Over Continuous Diets for Weight Loss? A Systematic Review of Clinical Trials«. *Molecular and Cellular Endocrinology* 418, part 2 (2015), S. 153–172.

Sin, N. L. »The Protective Role of Positive Well-Being in Cardiovascular Disease: Review of Current Evidence, Mechanisms, and Clinical Implications«. *Current Cardiology Reports* 18 (2016), S. 106.

Sinha, R., et al. »Meat Intake and Mortality: A Prospective Study of Over Half a Million People«. *Archives of Internal Medicine* 169 (2009), S. 562–571.

Smith-Splangler, C., et al. »Are Organic Foods Safer or Healthier Than Conventional Alternatives? A Systematic Review«. *Annals of Internal Medicine* 157 (2012), S. 348–366.

Song, M., et al. »Association of Animal and Plant Protein Intake with All-Cause and Cause-Specific Mortality«. *JAMA Internal Medicine* 176 (2016), S. 1453–1463.

Spence, J. D. »Controlling Resistant Hypertension«. *Stroke and Vascular Neurology* 24 (2018), S. 69–75.

Tripathi, V. »Organic Farming: A New Avenue for Rural Entrepreneurs for Sustainable Business«. *International Journal of Education and Management Studies*, #6:1 (2016), S. 8.

Turner-McGrievy, G. M., et al. »Comparative Effectiveness of Plant-Based Diets for Weight Loss: A Randomized Controlled Trial of Five Different Diets«. *Nutrition* 31 (2015), S. 350–358.

Zong, G., et al. »Whole Grain Intake and Mortality from All Causes, Cardiovascular Disease, and Cancer: A Meta-Analysis of Prospective Cohort Studies«. *Circulation* 133 (2016), S. 2370–2380.

REGISTER

ÜBER DEN AUTOR

MARCO BORGES ist Sportphysiologe, Gründer von 22 Days Nutrition, Bestsellerautor der *New York Times* und überzeugter Befürworter einer rein pflanzlichen Lebensweise. Da er mit Begeisterung Menschen dazu bringt, einen gesünderen Lebensstil einzuschlagen, hat er über 20 Jahre als Lifestyle-Coach die Welt bereist, um anderen zu maximalem Wohlbefinden zu verhelfen. Der Autor der Bücher *The 22-Day Revolution*, *The 22-Day Revolution Cookbook* und *Power Moves* lebt mit seiner Frau und vier Kindern – drei Söhnen und einer Tochter – in Miami.